食物養生大全

「食」による病気治しの考証

鶴見隆史〔著〕
Takafumi Tsurumi

評言社

まえがき――「生・老・健康長寿・死」

人間には絶対的なものはほとんどありませんが、「死」だけは絶対にやってきます。事故死を除くと、たいていの人は老化し病気をした後に、いつの日か死が訪れます。いわゆる「生・老・病・死」です。

この「生・老・病・死」の中で、避けて通れないのが生と老と死です。病だけは、もしかしたら避けられるのではないか？　私は昔からそう思えてなりませんでした。病気をせず老衰で死んでいけるのならばどんなによいだろうか。病気をしても苦しまなければよいだろうとも思いますが、そうはいかないから、なるべく病気はしたくありません。

そこで思うのは「生・老・病・死」のうち「病」を抜いた生き方です。しかも、長寿で死ねたら最高です。そんな生き方こそ「生・老・健康長寿・死」ではないでしょうか。死ぬ時はあたかも木が枯れるように眠っているうちに逝くというパターンです。

私は、それは十分可能であると考えています。その方法は、本文をお読みいただくとよくわかると思いますが、結論を言えば「健康や医療の真実」を知り、それに則した生き方を実践すればよいのです。真の病気予防や健康を意識した毎日を過ごせば、まずよほどのことがない限り病気から遠ざかります。問題は「真実」が真実でなく間違っている場合です。「健康の秘訣はこれだ！」などと大言壮語の健康法が、じつは全くの「偽物」などということは世の中にはよくあります。情報社会＝情報過多の時代に真実を知ることは大変難しいことですが、「間違ったままの常識」がはびこっている現実は看過できません。私が本書を執筆した動機のひとつはここにあります。

私の言う「真の予防法」「真の健康法」を一言で述べると、「抗酸化な生き方」に尽きるでしょう。科学の絶対の法則のひとつは「エントロピーの法則」です。万物は誕生すると同時に「酸化」に向かっていきます。人間もあらゆる動植物も、そして無機物でさえもエントロピーを増大させていく。つまり、酸化し錆びていくわけです。人体にとっての錆び＝酸化とは、老化し病気になっていくことを意味しています。逆に言えば、抗酸化な生き方をすれば病気から遠ざかるということです。

抗酸化な生き方をするためには、具体的には「食生活の内容をよくする」「ライフスタイルをよくする」「腸の状態をよくする」「抗酸化力のある食物やサプリメントを摂取する」「体を芯から温める」「思いをよくしてマイナス思考を少なくする」ことなどが挙げられます。

これらの具体的な対策は本文を参照していただければと思います。私が言う間違った健康法は、このような「抗酸化なやり方でない」健康法です。例えば、最近流行の「糖質抜きケトン体療法」のひとつとして「肉・卵・チーズ」をすすめている専門家と称する人（なかには医師も）がいます。「MEC療法」とかと言われるものです。ケトン体を体の中に出すことは大変よいことですが、しかし、その手段として「肉と卵とチーズを食べよう」というのは、どうかしているとしか思えません。この食事内容では「抗酸化栄養素」がほとんどないからです。アトキンスダイエットの延長としてこういったものが出てきたのでしょうが、これではかえって病気になったり、病気が進行したりするのです。

「マクロビオティック的やり方」もそうです。「玄米＋加熱菜食」が中心の食事法がこのやり方ですが、玄米食はよいとしても、野菜に火を通すと酵素もファイトケミカルも失われます。それゆえこれも「抗酸化なやり方」ではなく、かえって悪化します。このような酸化を促進する方法が良いはずもありません。

ＭＥＣをやったら「がんになった」とか、「脳卒中になった」「糖尿病が悪化した」「眼が悪くなった」「心筋梗塞を発症した」「腎不全になった」「生理不順になった」「突発性難病になった」、あるいは「小学校3年生男児に1年間やらせたら1センチも身長が伸びなかった」「子どものアトピーが悪化した」など、キリがないほどにいろんな病気や症状が噴出して、そうした患者さんが数多く私のクリニックに来るので驚きます。良かれと思ってやった結果がかえって悪くなったということは、世の中には多いのですが、その典型的な例です。

また、いわゆる西洋医療も「酸化するやり方」であり、「抗酸化なやり方」の正反対を行く方法です。西洋薬のほとんどは「ピュア（単純で無機質）な物質」であり、「化学構造式の塊」のようなものです。そのため人体に入ると異物となり、これに体が反応して酸化は免れません。

例えば、がんの三大療法（私自身は三悪療法と思っていますが）の1番目である「抗がん剤」。これはがん細胞のＤＮＡを活性酸素によって破壊する物質です。つまり、抗がん剤の本体そのものが「酸化剤」なのです。

2番目の「手術」の酸化も凄まじい。手術は体の中のどこかを切り開き切り取る作業です。体の中はそれまでは「真空的な場」であり、手術で切り取られた瞬間からいきなり空気が入るとともに酸化します。腹を開けたらそのせいで腸とくっつき癒着します。これは大変なことです。腸の自由な動き（蠕動）は悪くなり、活発なよい排便が失われたり、少なくなったりしかねないし、時にはイレウス（腸閉塞）を起こしたりします。また、免疫も大きく低下します。それゆえ、手術はよほどのことがない限りやりたくないし、手術をすれば、体は必ず酸化していると思わなくてはなりません。

そして、3番目の「放射線療法」も酸化という点ではこれらに匹敵します。「ホルミシス」（弱い放射線療法）の範ちゅうなら「抗酸化」でありむしろ好ましいと言えますが、強い放射線を浴びせるのが今の放射線療法です。何十億か何百億マイクロシーベルトを放射して患部を焼きます。放射線が照射したところは焼けただれたような状態になります。焼けこげています。焼けこげて炭化したら、そこに存在していたがん細胞も焼けて死ぬかもしれませんが、その時は「活性酸素」の塊になります。炭化したところは酸素も飛び、活性酸素の大好きな条件となっているからです。その場所のがん細胞は焼け死んだとしても、全身をうろうろと流れている眼に見えないがん細胞は、活性酸素を求めて少しずつそこに集まってきます。それゆえ、がん細胞を放射線で焼くことは、そのうちがん細胞がいつか大繁殖する可能性が高いのです。

放射線のみならず、陽子線も重粒子線も「細胞を焼却する」ということでは何ら変わりはないでしょう。通過するところがやられないというだけの話で、照射された部分はやはり炭化します。結局、三大療法のどれもが「抗酸化」の反対の治療なのです。

そこで代替医療が登場します。しかし、代替医療といっても本当にピンからキリまであります。どこまでが「抗酸化」を目指しているかがわからないからです。

「点滴で免疫を高める」という方法があります。「免疫リンパ球療法」とか「樹状細胞療法」「ヨード療法」「遺伝子療法」などです。しかし、私はこれらの医療で完治したという話を聞いたことがありません。私の耳に届いていないだけかもしれませんが、私の解釈としては、点滴で免疫などできないと思っています。なぜなら、小腸に70％、大腸に10％もの「腸管免疫」があるからです。そこを改善せず、点滴で免疫力などがつくはずがないのです。むしろ、点滴で免疫物質を入れたらかえって「そんなものは要らない」という逆の反応が小腸（回腸）で起こり、免疫抑制されてしまうのではないかとさえ思ってしまいます。しかもこういった「点滴による免疫療法」は、どれもこれも値段が高すぎます。病気で心身ともに弱っているうえに、経済的負担も大きいようでは、真の治療とは言えません。

さて、私の病気治しの基本は「ファスティングや食養生が中心の抗酸化な生き方」です。この抗酸化なやり方を徹底すれば、転移がんでも完治するケースが多々出てきています。糖尿病や高血圧などの生活習慣病や、リウマチなどの難病も健康的に治っていきます。

最近、「食道がんで50日後に手術」という人を診察しました。この患者さんには私の治療を徹底したのち、(他の病院で）手術に臨んでもらいました。さて手術当日、麻酔もかけたところで、担当の医師が内視鏡でがんの部位を再確認したところ、がん細胞が見あたりません。医師は眼を白黒させましたが、どこにもありません。結局その日は手術中止となりました。2か月後、再び内視鏡で確認しましたが、やはり同様に消えていました。その後6か月ほど経っても消えたままで、しかも患者さんはじつに健康になったのです。これこそが「抗酸化療法による成果」ではないでしょうか。ちなみに、この患者さんに対する〝私の治療〟とは、主にファスティング（断食）や食養生を中心とした抗酸化なことを行うことです。

私のところには乳がんの転移や、その他のがんの完治例が多々あります。食事の改良と抗酸化なサプリメント、温熱ホルミシス岩盤浴の組み合わせは、最良の効果をもたらしています。手術も抗がん剤も放射線治療なども必要とせず、ただこれだけで治っていく、あるいは術後の経過がすこぶるよくなっていく例が多いのです。

がん治療やその他の疾病治療としてだけでなく、日常生活に「抗酸化なこと」を取り入れていけば、人間は「病」にならずに、「生・老・健康長寿・死」を全うできると思うのです。

本書では、私のライフワークである「食による病気治し」＝「食養生」を網羅的に解説しています。医学だけでなく栄養学などその領域は広く、それだけ紙数も当初の予定よりも多くなりましたが、医療人を始めさまざまな専門のかたがたが食と健康、食と病気、治療方法などを検討していく際に、参考資料のひとつとして蔵書に加えていただけましたら、医療人としてこれにすぐる喜びはありません。

２０１７年４月

鶴見 隆史

目次

食物養生大全

第3章 食の間違いが病気を産生する

第4章　食の人体への作用とメカニズム

第5章 酵素栄養学〜ハウエル博士による食養生の科学

第1章

食物養生概論

1 東洋思想と食養生

⑴ 医食同源

「食物が人間の健康を左右する」というのは、大昔から中国では「医食同源」という言葉があるほどです。医食同源とは「食あやまてば病生じ、食正しければ病癒える、もって医食同源なり」ということです。

食物は、中国では大昔から病気になるか健康になるかを左右する因子とされており、これは近代社会にあっても連綿と続いている根本原理のようです。

日本では「食養生」という言葉がよく使われます。食養生というのは、食物で養生することの略です。そしてその方法、やり方を「食物養生法」または略して「食養法」と言います。

その食養法の創始者は、明治時代の石塚左玄《いしづかさげん》（１８５６～１９０９）とされます。

「身土不二」「一物全体食」「夫婦アルカリ論」などといったことを中心に人間を健康にする食事の方法を説いたのですが、志半ばで、53歳の若さで亡くなってしまいました。石塚左玄の影響を受け、彼の方法を発展させ、新たな発見まで加えたのが桜沢如一《さくらざわゆきかず》（１８９３～１９６６）でした。

桜沢は、中国の「陰陽論」を彼独自の考えと理論で洗い直し、新たな法則を見つけ、その陰陽論を元に、易経の考えなどから、宇宙や万物の成り立ちを直観し「無双原理」としてまとめ上げたのです。この無双原理は彼独自の宇宙観であり、ひとつの思想と言えるものでした。彼の陰陽論は後に詳述しますが、きわめて優れた内容として高く評価したいと思います。

(2) 桜沢式食物養生法

評論家の太田龍は『日本の食革命家たち』（柴田書店）の中で、桜沢如一について次のように書いています。

「桜沢如一は、一八九三年（明治36年）に生まれ、一九六六年（昭和41年）に死んでいる。彼は幼い頃大変な病弱で20歳まで生きられないだろうと医者に言われたが、石塚左玄の食養法を知り、それを実行することによって健康を取り戻した。彼はそのことを非常に感謝してこのような『食養』を、日本中に世界中に知らせたいという志をたて、それを実行した偉人である」

桜沢如一は石塚左玄の後をうけて、食養の考え方を独自のやり方で発展・展開させ、そして開花させた食養界の最重要人物と言ってよいでしょう。

独自のやり方とは、伝統にとらわれない発想から、中医学（中国医学）をベースに彼自身の考えで洗い直した点と、人間の病気と健康における最重要項目（大原因）を食事に置いた点にあります。中医学のベースを洗い直した点とは、「陰陽」の内容の見直しです。

それでは、この「陰陽」を少し解説しましょう。

2 食養生と陰陽

(1) 中医学の絶対的概念

「陰陽」とは、中医学のベースとなる思考原理です。古人（伏義と言われている）が自然現象を観察して帰納した自然観こそが「陰陽」で、伏義は永い間の観察から宇宙のあらゆる現象と存在、すなわち「質」と「能」が正反両面の相対性を有していることを見つけました。例えば、「天と地」「日と月」「昼と夜」「火と水」「上と下」「光と影」「左と右」「前と後」「男と女」「熱と寒」「表と裏」というように、相反するものを次々と見つけ出し、対立と統一の原理で一切の事物事象を解釈し、ふたつの相対立する力性に「陰」および「陽」という名を与えたのが「陰陽学説」です。

「陰陽なくして中医学は始まらない」と言ってよく、この陰陽を中医学で否定する者はそれ以来ひとりも出てはいないのです。つまり「陰陽」とは、中医学ではまさに絶対的概念なのです。

この陰陽説を過去に否定した中国人はひとりもいなかったのですが、それを否定した日本人が存在しました。それは江戸時代の漢方医吉益東洞《よしますとうどう》（１７０２～１７７３）です。しかし、今となってはこの吉益の考え方はあまりにも恣意的で、とても通用するものではないようです。

吉益東洞のことはさておき、桜沢如一はどうだったでしょうか。桜沢如一は当然、この陰陽を否定などしてはいませんが、陰陽の内容を、易の書物を多読することにより新たに再考し、自らの努力と直観によって科学的に整理し解釈し直したのです。

桜沢の業績を「観念的」あるいは「哲学的」という人もいますが、私はむしろ「科学的」として評価したいと思います。桜沢のやったことは、宇宙法則にぴったりと合致するところが多く、その意味では非常にスケールが大きく、未来に通ずる普遍性が認められます。そのスケールのわからない人には観念的、哲学的に思われたのでしょう。

彼の科学性は、陰陽を宇宙法則と照らし合わせ、また、ルネ・ド・ケイゼル氏やＪ・Ｍ・エデール博士らの分光スペクトル元素分類図をもとに、何が陰なのか何が陽なのかを、独自の考えで分析し構成した点です。そして、中医学でいう陰陽の内容でおかしいと思われる部分を訂正し、表現し直したのです。私のように中医学を長年やってきた人間は、じつはこの桜沢の陰陽と中医学の陰陽の表現の違いには、当初はとても驚き、反発をおぼえました。

しかし、世の中の医師達はほとんどが反発すらせず、桜沢の陰陽分類を黙視したり無視したり、または馬鹿にして一笑に付し、見向きもしなかったのではないでしょうか。実際のところ私も当初はそれに近かったのです。しかし、私の場合、頭では桜沢は観念的とは思っても、不思議といつのまにか桜沢の陰陽表を使い、食養の指導を桜沢式でやっていたのです。

たかが「食事の内容を変える」というだけで病気が治るなどということがあるのか――これが私の率直な疑問でした。ところがこの食養法を医療で用いてみると、実際によく治ったのです。やってみればわかるのですが、その効果は大いにあります（ただし、今の私は桜沢式のやり方は用いてはいません)。「食事を変えれば病気はよくなる」――私はそのことを桜沢式食養法を用いることによってはっきりと確信したのでした。

(2) 食物で病気を治す

「正食」という言葉があります。桜沢の創始したマクロビオティックの考えの中で、人間にとって健康になるであろう食物を称して正食といい、その後よく使われるようになった言葉です。確かに、医食同源からすれば、そういった言い方もあるかもしれないと思ってしまいます。

ただ、本質的には何が正しく何が間違いかというのはなく、各自の自由であることから、正食という言い方は不遜であると思えてならず、「健康になるであろう食事」「不健康になるであろう食事」くらいに表現したほうがいいとは思います(ただ、正食協会の活動は故岡田定三氏をはじめ信頼できる方々ばかりであることを申し添えておきます)。

ともかく食事の内容の改善は、やはり健康には欠かせない大きな要素であるということが、桜沢式を指導することによってはっきりしたのでした。

その桜沢式の食養生のキーポイントは、

○陰陽の食物の分類

○食物で病気治しを図る

この2点に尽きます。

中医学では、食物の陰陽分類はいまだに伝統的なままであり、それを誰も疑問にすら思っていないようです。そもそも中医学は、食物を改善して病気を治すというよりも、むしろ食物は二の次三の次であり、「漢方」「鍼」「気功」の3つが主体になり治療をする医学と言えます。しかも、漢方なら漢方を極めつくし一生終わるというように、その道を深めることにのみ全精力を使うことがこの医学の人達に多く見られます。確かに漢方に用いる生薬はものすごい数だし、生薬の組み合わせである漢方剤の数も大変な数字になるので、漢方だけを勉強するのに一生かかるというのもわからないではありません。気功も同様、「気」を出す修業に何十年とかかってしまうもののように思われます。

さて、桜沢如一は病気の大原因が「食物」であると直観し、その食物の質の改善に努力したのでした。彼が食物に着目したのは、今日の世界の趨勢（食事をベースとした健康・医療）を見ると大変な先見だと思います。

今でこそ食物は病気の大きな原因であることとして認められてきてはいます。しかし、意外かもしれませんが、当時はそれが健康に結びつくなどとは誰も思ってもみないことだったのです。現代においても、食と医を関係づけられない医師が多いことを考えると、桜沢が大正時代という昔にその改良に取り組んだというのは、刮目《かつもく》すべきことです。

桜沢が主張した「食が病気や健康に大いに関与している」というのは、何と言っても石塚左玄の影響があったということもありますし、もうひとつは、桜沢が医師でなかったということも大きく影響していると思われます。中医学では、桜沢のようにしっかりとした体系から食物を見直した人はいまだに出ていないことを思うと、彼のすばらしさが理解できるでしょう。

(3) 桜沢による「食物の陰陽」の再編

桜沢は独自の指標で、さまざまな物質の陰陽を洗い直しました。特に食物の陰陽はまさに彼独自のもので、中医学のそれとまったく正反対のものをいくつも見出すことができます。

その主なるものを列記してみます。この表を見ると、その違いは驚くべきもので、特に塩と砂糖、酢、香辛料、酒類の正反対には戸惑うばかりです。

桜沢が革命的なのは、独自の理論と研究でこれら「食物の陰陽」を再編成したことにあります。そのよりどころの理論とは、J・M・エデール博士とY・R・ヴァレンタ教授の共著『代表的スペクトル写真集』とルネ・ド・ケイゼル氏の「スペクトル表」により、すべての元素の特徴ある吸収スペクトルに相当する波長を求め、陰陽図に分類した「分類表」にあります。「分光学的分析による元素の陰陽分類表」がそれですが、左から右に可視光線が虹の色順に並びます。その赤や橙という温性の波長にナトリウムが存在し、塩が陽となり、紫という冷たい波長にカリウムが存在するのです。

例えば、砂糖はカリウムが存在しなくても組織につけるとその組織の元素が溶け出し、最後はカリウムだけが残ることにより相対的カリウムとなることを実験で見つけ出したのも桜沢です。つまり、スペクトル表により塩は陽であり砂糖は陰であるということを科学的に見つけ出したのでした。

陰陽理論という言わば東洋の神秘的思想が、初めて科学的に分析されたと言っても過言ではないすばらしい業績です。

	上昇	下降	臓 (肝・心・腎)	腑 (胆・小腸・膀胱)
食養 (桜沢)	陰	陽	陽	陰
中医学	陽	陰	陰	陽

	塩	砂糖	ハチミツ	酢	香辛料 (全て)
食養 (桜沢)	陽	陰	陰	陰	陰
中医学	陰	陽	陽	陽	陽

	ミカン	バナナ	ナシ	リンゴ	パイナップル
食養 (桜沢)	陰	陰	陰	陰	陰
中医学	陽	陰	陽	陽	陽

	ニンニク	ショウガ	大豆	酒類
食養 (桜沢)	陰	陰	陰	陰
中医学	陽	陽	陽	陽

	栗	ゴボウ	タコ	ハマグリ
食養 (桜沢)	陰	陽	陽	陽
中医学	陽	陰	陰	陰

陰陽比較表

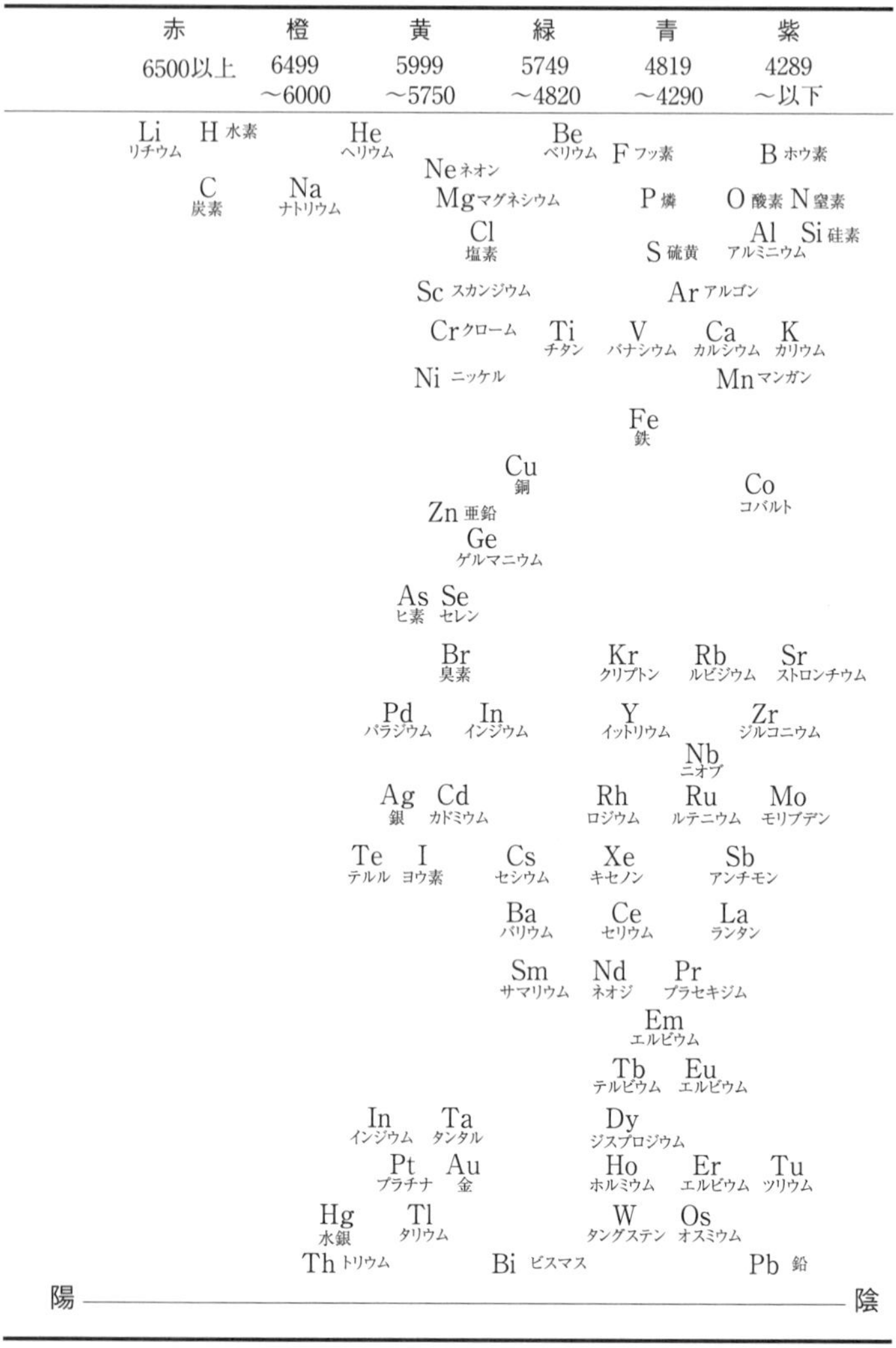
赤 6500以上
橙 6499～6000
黄 5999～5750
緑 5749～4820
青 4819～4290
紫 4289～以下
Li リチウム
H 水素
He ヘリウム
Be ベリウム
F フッ素
B ホウ素
Ne ネオン
C 炭素
Na ナトリウム
Mg マグネシウム
P 燐
O 酸素
N 窒素
Cl 塩素
Al アルミニウム
Si 硅素
S 硫黄
Sc スカンジウム
Ar アルゴン
Cr クローム
Ti チタン
V バナシウム
Ca カルシウム
K カリウム
Ni ニッケル
Mn マンガン
Fe 鉄
Cu 銅
Co コバルト
Zn 亜鉛
Ge ゲルマニウム
As ヒ素
Se セレン
Br 臭素
Kr クリプトン
Rb ルビジウム
Sr ストロンチウム
Pd パラジウム
In インジウム
Y イットリウム
Zr ジルコニウム
Nb ニオブ
Ag 銀
Cd カドミウム
Rh ロジウム
Ru ルテニウム
Mo モリブデン
Te テルル
I ヨウ素
Cs セシウム
Xe キセノン
Sb アンチモン
Ba バリウム
Ce セリウム
La ランタン
Sm サマリウム
Nd ネオジ
Pr プラセキジム
Em エルビウム
Tb テルビウム
Eu エルビウム
In インジウム
Ta タンタル
Dy ジスプロジウム
Pt プラチナ
Au 金
Ho ホルミウム
Er エルビウム
Tu ツリウム
Hg 水銀
Tl タリウム
W タングステン
Os オスミウム
Th トリウム
Bi ビスマス
Pb 鉛
陽
陰

分光学的分析による元素の陰陽分類表

出所：桜沢如一『無双原理・易』（日本 CI 協会）

⑷ 宇宙エネルギーの陰陽

桜沢のもうひとつの根拠は、宇宙を大きくながめ観察することから直観した「陰陽の見方」です。例えば宇宙空間を観察すると、その無の空間は「広がり」という特性であり、それを「陰」としてみると、星のような固体は「凝縮」という特性が認められ、それは「陽」と表現されるという考えです。

その解説を鈴木英鷹の『食養手当て法』（清風堂）から引用すると、次のようになります。

何故、地球がある一定の大きさを保って存在することができるのかを考えてみよう。無限の彼方から地球の中心に注ぎ込まれる求心性のエネルギーと地球の中心から無限の彼方に放たれる遠心性のエネルギー、この２つのエネルギーが存在するからこそ、地球がある一定の大きさを保って存在する、ということを認めなければならない。

もし、求心性のエネルギーしか存在しないのであれば、地球はピンポン玉の大きさになってしまうかもしれない。また、もし、遠心性のエネルギーしか存在しないのであれば、地球は爆発して影も形もなくなってしまうことだろう。

そこで、桜沢先生はこの無限の彼方から地球（物）の中心に注ぎこまれる求心性のエネルギーのことを陽性なエネルギー（力）とし、地球（物）の中心から無限の彼方に放たれる遠心性のエネルギーのことを陰性なエネルギー（力）と呼ぶこととした。

この考え方や発想は「宇宙秩序」からのものです。陰と陽の考え方は、このように非常に理屈に合ったものとして物質を規定することに成功したのです。

それではいったいなぜ、中医学では桜沢の科学的な陰陽解釈と違ったところが多々あるのでしょうか。

伝説の聖人・伏義が陰陽の存在を直観した当初は、じつは桜沢の陰陽の見方とほぼ一致していたのではないかという説があります。最初の陰陽の分類は、桜沢ほど何でもかんでももの分類ではなかったはずですが、考え方の基本線は一致していたというのです。ところが、後世の周易および孔子易で陰陽の位置づけが逆になってしまったと桜沢は言っています。この時代に陰陽の位置づけが逆になってしまったため、訳のわからぬ陰陽が今の今まではびこることになってしまったと桜沢は言うのです。それがなぜひっくり返ったのか、その理由は周易の権力におもねた（迎合した）結果のようです。

本来、空間は陰であり膨張し広がるものと位置づけられるのですが、空間は別の言い方をすれば上空であり「天」なのです。この天という上にある高いものが陰であってはいけないのです。権力者にとって空間とは上空であり、天なのであり、そこにこそ陽が当たっていなくては困るのです。そういったことから自然に「天＝上空＝空間」が陽に改められたようなのです。こういったことから何の科学性も持たずひっくり返された結果、陰陽の内容のかなりの部分がひっくり返り、そのまままずるずると今日まで引きずってきたのが中医学の陰陽分類と言ってよいかもしれません。桜沢はそれを正したわけです。

⑸ 桜沢式陰陽の普遍性

こういったこととは別に、もうひとつ中医学の陰陽分類で発想の違いによる見方の違いというものもあるようです。

どう違うか――それは「過程を見るか」「結果を見るか」の違いです。過程を見たのが中医学で、結果を見たのが桜沢式です。例えば、酒を飲んだらどうか。最初はカーッとなり、温かくというか熱くなるのが普通です。その過程を見たのが中医学で、そこなら確かに陽であり、熱が出ると言えるでしょう。ところが、さらにしばらく飲み続けているとガタガタと寒くなります。飲んで帰るときの身体の悪寒はかなりのもので、そのような体験をした人もいるでしょう。その「結果の状態」をとらえたのが桜沢式ということです。

酒を飲めば最初は熱くなる	→	中医学	→	熱＝陽
後でガタガタ震え寒くなる	→	桜沢式	→	寒＝陰

これはとらえ方の違いです。つまり、陰陽の見方が一概に周時代の権力によるものだけとは限らないということは言えそうで、中医学独特の感覚的判断（過程重視）による分類もあったと思われます。

ともあれ、こういったことで中医学と桜沢式食養法の陰陽分類はかなりのところで正反対を示しました。そして、桜沢式陰陽が使われて80年以上になるのですが、この陰陽分類はけっして廃れたり中医学に席巻されることなく、日本ではこれが当たり前のこととして使われることが多くなってきているのです。

実際、日本で食物の陰陽を説明する時、桜沢の提唱した陰陽が使われているようです。それは、中医学の陰陽が本質的に陰陽を表に出さず、熱寒分類を用いること、また本質的に食物を重視していないことが挙げられると思われます。つまり、桜沢の陰陽分類は普遍性を獲得しつつあると言ってよいのです。これは大変なことではないでしょうか。日本人が中医学の長い歴史に真実の一石を投じているということになるのですから。このように桜沢は陰陽に光を与え、陰陽の真実を見出したということができ、そのことだけでも大変な業績として評価に値します。彼はこの陰陽をもとに、食物による養生法や健康法を考え、それを人々に広め実践させたのです。

陰陽についてもう少し詳しく言及します。

中医学としての基本原理としての陰陽の考え方は次のようになります。

「陰と陽は相反するものであるが、それゆえに互いに引き合い補い合って、そこからあらゆる現象が生まれる。例えば昼と夜、四季のめぐりといったもの。つまり、陰と陽とはすべての変化の生みの親であり、生と死の源であり、この世の創造者の仮の姿である。それゆえ病気を治すにも陰陽の原理を基本にしなければならない」(『マクロビオティック栄養学』ヘルマン相原著)。

この世の中、宇宙は何もかも陰と陽で成り立っているということです。そして陰の力を遠心力といい、陽の力を求心力としたわけです。つまり「拡散(陰)」対「収斂(陽)」です。そこからさまざまなことが芋づる式に導かれます。そこで一般的な陰陽特性度を表にすると、次頁の表のようになります。

陰陽の一般的特性はこのようです。そして、こういった基本的特性、基本的性格をもとに、ありとあらゆる事物事象が陰陽で表されることになります。ただ、対極に立つもの（「寒と熱」や「気体と固体」など）を除き、陰陽は相対的に位置づけられるものです。例えば、本州は九州に比べ北（寒）だから陰である（九州はこの場合は陽）。しかし、本州は北海道に比べ陽となり、北海道はこ

（陽）							（陰）
赤	橙	黄	白	緑	青	藍	紫
求心力							遠心力
固体							気体
重い							軽い
活動的							静止的
収縮							膨張崩壊
凝集圧縮							拡散分離
凝縮							弛緩
下降							上昇
丸い							四角い
短い							長い
厚い							薄い
太い							細い
火		地		水			風
時							空
長波							短波
Na							K
陽子＜原子＞							電子
明							暗
熱温							寒冷

一般的な陰陽特性度

の場合は陰。対極以外すべて相対的であるということがここでわかってきます。

(6) 食物の陰陽

さてここで、肝心な食物の陰陽について説明します。

食物の陰陽とは、まず人間があって初めて、食物の何が陰で何が陽かということになります。人間という動物（その他の動物もそうですが）は、北方民族であろうが赤道直下に住んでいる人であろうが、一般的に温血動物として一定の体質的基準を持っています。つまり、体温は36℃台、呼吸数は16～20回／分、脈拍は70回／分前後というように。こういった人間の基準値に対し、冷やすもの、弛めるもの、膨張するもの、破壊するもの、動作が鈍くなるもの、筋肉が柔らかくなるもの、といったものこそ「陰」であり、それをつかさどる元素がK（カリウム）ということになります。

このカリウムが増えると（すなわち陰性が強くなると）、組織はどうなるかを考えてみると理解が早くなります。カリウムは細胞内に多い元素です。カリウムが増加すると、バランスをとるため水分は細胞外から細胞内に浸透してきます。そして細胞は非常に膨化し太ってきます。この現象こそ陰そのものの現象です。

一方、この人間の基準値に対し、温めるもの、収縮するもの、筋肉が硬くなるもの、動作が早くなり活動的になるものといった作用こそ「陽」であり、それをつかさどる元素はNa（ナトリウム）ということになります。このナトリウムが増えると（すなわち陽性が強くなると）、組織はどうなるかを考えてみます。

ナトリウムは細胞外液として一般に存在します。このナトリウムが増加すると、バランスをとるため、水分は細胞内から細胞外に浸透せざるを得なくなります。その結果、細胞は小さく収縮します。細胞を中心に考えると（人間は細胞の塊ですから当然細胞中心は正しい）、カリウムは膨化、ナトリウムは収縮ということであり、まさに科学的に当然起こる現象なのです。食物の陰陽分類というのは、人間を基準に考えると、ある種絶対的なものと言えます。

それが次頁の「食物の陰陽と一般的特性」です。

こういった陰陽論をふまえて、桜沢は健康になる食物の摂り方を食養法として提示したのでした。桜沢の唱えた食事の基本的な考え方は次のようなものです。

○玄米、粟、ひえ、きび、そば、葛を主食とする
○おかずは、ゴボウ、人参、レンコン、ネギ、玉ネギ、ごま塩など（主食の4分の1以下）
○味付けは塩と油が一番よい。油はごま油、菜種油。塩は自然塩。味噌・醤油は天然醸造のもの
○加工食品をなるべく食べない（佃煮、福神漬、缶詰、かまぼこ等）
○小用1日4回以下に水分を控える
○一口（10ｇ）を少なくとも30回噛むこと（病気のある人は50回以上100回でも200回でもよい）
○1日2食。少食。体を動かす

桜沢はこれを「基本食」としました。そして、この基本食を1か月続ければ、次のような生理的変化が必ず起こると強調したのです。

陽（ナトリウムの多いもの）	陰（カリウムの多いもの）
・求心力の強く働いているもの	・遠心力の強く働いているもの
・寒い、涼しい土地、気候にとれるもの	・暑い、暖かい土地、気候にとれるもの
・ゆっくり育つもの	・早く育つもの
・小さいもの	・大きいもの
・背丈の低いもの	・背丈の高いもの
・水分の少ないもの	・水分の多いもの
・固いもの	・軟らかいもの
・地下でまっすぐ下にのびるもの	・地上でまっすぐ上にのびるもの
・地下で横に這うもの	・地上で横に這うもの
・小さい葉、ギザギザのある葉	・広い葉、ギザギザのない葉
・煮るのに時間のかかるもの	・早く煮えるもの
・熱すると固くなるもの	・熱すると軟らかになるもの
・体を温めるもの、締めるもの	・体を冷やすもの、ゆるめるもの
・気が短くなるもの	・気が長くなるもの
・動作が早くなる	・動作がのろくなる
・睡眠時間が短くなる	・睡眠時間が長くなる

食物の陰陽と一般的特性

○頭がすっきりしてくる。記憶力がウンと冴えてくる
○疲れがなくなり、風邪をひかなくなる。根気がよくなる

○夢を見なくなる。朝早く目がさめ、居眠りをしなくなる
○睡眠時間は６時間で充分になる
○判断が早くなる。実行力が大きくなる。作業能率がグンと上がる

桜沢の基本食は、玄米を中心とした精白しない穀類が50％、豆類と海藻15％、野菜が30％、味噌汁が５％。これが大まかな目安ということのようです。

肉類は一切不可で、魚も原則として不可ですが、時として小魚は可。醤油、味噌等調味料は原材料が無農薬のもので当然無添加となります。こういった内容がマクロビオティック（正食）の基本とされました。

もちろん、体質に応じて、また病気に応じて陰陽表をもとに適宜細かいメニュー、食箋が作成され、病気治療の指導も行われていたのです。

これらはあくまで桜沢の打ち出したやり方です。桜沢の基本的理念には同調しつつも、私の現在のやり方はこの方法とは大きく変わっていますので、そのことは申し上げておきます。

⑺ 中医学における陰陽の活用

こういった陰陽論は、実際にはどのように「治療」や「健康法」として用いられ、役立たせることができるのでしょうか。中医学は相反傾向を設定した分類法として、まず陰陽思想を採用し、すべてをそこに当てはめ、そこから展開させていきました。

陽→→太極＝中心＝健康←←陰

熱 対 寒（熱寒）
実 対 虚（実虚）
燥 対 湿（燥湿）
昇 対 降（昇降）
散 対 集（散集）
表 対 裏（表裏）

まず、基本的に完全にバランスのとれた人間を設定し、それを健康体とするとき、その状態を「太極」と呼びました。その太極こそ中心であり、中庸であり、調和のとれた状態で、その太極を中心として右か左かすなわち陰か陽かに分けていったのです。

しかし、中医学では、陰陽はむしろ総称としての包括された言語になっており、診断法としては中医学ではあまり表立っては使われず、今では総括としてたまに使われる程度となっています。

具体的な相対する基礎的な体質分類法は、上記のようになります。

一般に中医学の体質分類はこれらで行うということです。そして、健康体という中心（太極）に対して、熱のタイプ（熱証）なのか寒のタイプ（寒証）なのか、虚のタイプ（虚証）なのか実のタイプ（実証）なのか、と次々と分類していき、診断がついたとき（弁証）、初めてその反対へ向かう薬剤が処方されるというわけです。これを弁証といい、その方法を「弁証法」と呼びます。例えば、ある病人が「寒・虚・湿」の証であったとすると、

寒に対して「温熱薬」が必要とされ、
虚に対して「補の薬」でなければならず、
湿に対して「去湿薬」（湿をとる薬）が必要となります。

そして、この3つの条件に叶った薬がまず選ばれるというわけです。こういった細かい弁証法の中で最も重要な分類は、「熱と寒」です。

「熱証」というのは、機能異常亢進的、亢奮的、炎症的な病の性質をいい、「寒証」というのは、機能異常衰退的、萎縮的、アトニー（弛緩）的な病性を示します。症状的には口渇があれば必ず熱証を考え、

○口渇がないとき、熱いものを欲しがるときは「寒証」

○口渇があるとき、熱いものを飲みたいときは「熱証」

つまり、口渇があれば、それだけで熱証ということです。

その他、熱感（身体が熱く火照る）、煩躁（手の火照りなど）、尿が黄色く少量のときは「熱証」。嘔吐、下痢、四肢冷で身体が寒く、尿が透明で多いときは「寒証」と判断され分類されます。

これらは中医学の定義なのです。そして、この見方（弁証法）は、私は大変有効なもの、すばらしい診断法と高く評価し、実際の診断でもしっかりと活用しています。

⑻ 桜沢式陰陽活用法

桜沢式食養法はどういった分類を用いたかと言えば、総括としての陰陽を全面に立たせたのでした。その体質的分類は次頁の表の通りです。この表で一応の陰陽分類を用いたのち、陰のタイプ（陰性）には陽性の食物や陽性のお茶を摂ることを指導、陽のタイプ（陽性）には陰性の食物や陰性のお茶等を指導、というやり方を食養法における基礎的な考え方として示しました。

	〈陽性型〉	〈陰性型〉
体格	・ずんぐり型で首が短い	・ひょろ長型
身長	・低い	・高い
胸幅	・広く厚い	・狭い、薄い
足	・身長に比べて短い、O脚	・身長に比べて長い、X脚
指・爪	・太く短い、爪が丸い	・細く長い、爪が細長い
顔	・丸い、角類	・細長い、逆三角形
目	・細く小さい、眼が垂れている	・丸く大きい、切れ長、つっている
耳	・横にはりついている、耳が良い	・横に張っている、耳が遠い
鼻	・丸い、低い	・高い
口	・小さい、唇が薄い	・大きい、唇が厚い
歯	・歯は小さく、歯並びが良い	・大きく、歯並びが悪い
髪	・はげる、カッパはげが多い	・白髪、前額はげが多い
顔色	・赤みが強い、赤黒い	・白っぽい、青白い、顔の毛細血管が浮き出て赤い
太り方	・固めに太る、又は締まっている	・水太り、又は貧血である
筋肉	・弾力があって固い、筋肉質	・柔らかくぶよぶよして、水太り
胃部	・胃部が出っ張っている	・下腹部が出っ張っている
体温	・高め	・低め
血液	・多血型	・貧血型
便	・固い、太い、便秘がち、褐色	・細い、柔らかい、下痢気味、緑便又は陰性な便秘
小便	・遠い	・近い
冷汗	・かかない	・かく
声	・大きい、はきはき、よく笑う	・小さい、グズグズ、笑わない
睡眠	・短い	・長い
行動	・積極的、社交的	・消極的、自閉的

■体質の陰陽分類

これは中医学に比べるとじつに簡単でわかりやすい分類です。結局、食物を食すというのは、薬を飲むという作業に比し、もっと日常的で基本的な作業であるからこそ、いろいろな弁証をする必要はないという考えです。表を元におおざっぱにどちらかを決め（陰証か陽証か）、玄米（中性）を主体、味噌汁と漬物、海藻は不動とし、浄血食である野菜やお茶を陰陽で分類し、陰性のタイプなら温野菜ないし温性のお茶を摂るというのが、食養の基本的な方法としました。

⑼ 陰陽と酸・アルカリ

すべての食物は中医学や桜沢式食養では陰陽に分類され、また、西洋科学では酸性とアルカリ性とに分けられます。その両方の考えを組み合わせると次のようになり、それぞれにすべての食物があてはまります。

次ページの表は、『子どもたちの子どもたちの子どもたちへ』（須永晃仁著、博進堂）より引用したものに、私が独自に手を加えたものです。病気あるいは体調不良の時は、×印は摂らないほうがよく、本来、日本の風土ではなくてもよいものです。また、トウガラシ、カラシ、キムチは桜沢式では陰性ですが、私の経験からあえて陽性に入れました。

⑽ 陰陽と酸性食品・アルカリ性食品のバランス

陰陽と酸性食品・アルカリ性食品を組み合わせると、欠点を補い合ってバランスよく中和され、身体によい効果をもたらす、あるいは害が少なくてすみます。具体的には以下の組み合わせです。

身体を酸性にして陰性な食物

陰

極陰　強陰　中陰　弱陰

×化学薬品の入った食品、×精神昂揚薬剤、×麻薬、薬剤、
×白砂糖、×清涼飲料水、×キャンディ、ソフトドリンク、×チョコ
ココア、×アイスクリーム、×シャーベット、×化学合成甘味料
×サッカリン、コーンオイル、オリーブ油、植物油、ハチミツ、三温糖、
×ウオッカ、ウィスキー、酒、ビール、みりん、黒砂糖、米（麦）アメ
アスパラガス、うどん、
カシューナッツ、ピーナッツ、牛乳
ソーメン、甘酒、クルミ、白米、インゲン豆、冷麦
中華麺、バター、小麦、天然酵母パン、トウモロコシ
マカロニ、スパゲッティ、麺類、人乳
×マーガリン、チーズ

身体を酸性にして陽性な食物

陽

弱陽　中陽　強陽　極陽

五分づき米、七分づき米（無精白穀物を主食（50%以上）でとる）
玄米
はだか麦、ライ麦、
貝類、鰻、鯉、白身の魚、甲殻類
粟、黍、稗、
植物油
リブレフラワー、魚卵、鳥肉、四つ足の肉、赤身の魚（マグロ等）
ブラックジンガー玄米、卵、×煮干し、カツオブシ、干物、ジャコ

身体をアルカリ性にして陰性な食物

陰：極陰 → 強陰 → 中陰 → 弱陰

自然醸造ブドー酒（ワイン）、自然醸造の酒、酢
熱帯産の果物（バナナ、パパイア、マンゴ、メロン、キウイ、オレンジ、パイナップル他）
×コーラ、ジャガイモ、ゼンマイ、生椎茸、ワラビ、ナス、トマト、ピーマン、キノコ類、ワサビ、ショウガ、クワイ
カレー、コショウ、みょうが、西瓜、夏みかん、竹の子、コーヒー、ミネラル水、ソーダ水、ぶどう、みかん、
大豆、エンドウ、モヤシ、セロリ、パセリ、カリフラワー、豆腐、胡瓜、ブロッコリー、ミツバ、白菜、春菊、里芋、さつま芋、コンニャク、柿、マッシュルーム、苦瓜、セリ、小松菜、
井戸水、イチゴ、リンゴ、黒酢、アロエベラ、
納豆、ワケギ、モロヘイヤ、干し椎茸、ナズナ、かぶら、大根、大根の葉、トウガン、高野豆腐、ネギ、玉葱、ヒマワリの種、ごま

身体をアルカリ性にして陽性な食物

陽：弱陽 → 中陽 → 強陽 → 極陽

葛（クズ）、スギナ茶、ヨモギ茶、海藻全て、昆布、小芋、タクアン、長芋、レンコン、人参、
カボチャ、カボチャの種、キクラゲ、キクイモ、人参葉
梅醤番茶、タンポポ茶、穀物コーヒー、ゴボウ、キナコゲン、ハトミクロン、タンポポの根、ヤンノー、アズキーノ、ごま塩、トウガラシ、カラシ
梅酢、味噌、梅干し、そば、浜納豆、梅醤タンポポ茶、ブラックジンガー黒大豆、葛、醤油、
鉄火味噌、漬物、キムチ
朝鮮人参、自然塩

陰陽と酸、アルカリ

①陽性の酸性食品と陰性のアルカリ性食品の組み合わせ

陽性で酸性食品には、陰性でアルカリ性食品を用いるとバランスがとれます。例えば「肉ジャガ」という食べ物がありますが、これなども肉という極陽性とジャガイモという極陰性との組み合わせであり、しかも酸性とアルカリ性であり、じつにバランスのよい料理と言えます（ただ、肉もジャガイモもどちらも邪因としての性格を持ったもの同士なので、これを毎日食すと後々問題は出てきます）。

陽性の酸性食品		陰性のアルカリ食品
焼き魚	↔	大根おろし
生魚・・・かつお	↔	しょうが、わさび
マグロ、トロ	↔	わさび
サバ	↔	酢
獣肉・・・牛肉	↔	おろし生姜とネギ、ニンニク
豚、トリ	↔	〃　〃
穀物	↔	野菜すべて

②陰性の酸性食品と陽性のアルカリ性食品の組み合わせ

陰性の酸性食品と陽性のアルカリ食品は組み合わせとしてはうまくいくはずなのに、不思議と一般に使われないようです。

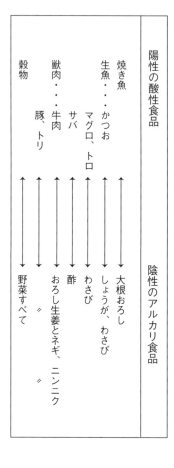

なぜなら、陰性の酸性食品の白砂糖や西洋薬剤の一部または麻薬などはあまりにも陰性かつ強酸性で毒性が強く、バランスがほとんどとれないので、もはやこの組み合わせを使っても効力が発揮できないからです。

人間の身体を温めるには「陽性の食物を摂るとよい」とよく言われますが、本当にそうでしょうか？　私は、それはまったく間違いであると思います。

「陽性のものばかり食べ続けるとかえってひどく冷える」これが真実です。なぜでしょうか。

その答えは、陽のものばかり摂ると血液がルロー（赤血球連銭形成）となり、手先足先の毛細血管に血が行かなくなるからです。血が通わなくては当然冷えることになります。もちろん、陰性食

陰性の酸性食品	陽性のアルカリ食品
白砂糖 アルコール飲料 大方の化学薬品、麻薬 放射能（食品ではないが）	ブラックジンガー黒大豆 梅醤タンポポ茶、梅醤番茶 味噌汁（ただし一年以上の醸造味噌を使ったもの） 梅醤番茶＋ブラックジンガー玄米 梅醤タンポポ茶＋ブラックジンガー黒大豆 長く（二年以上）醸造した赤味噌 自然塩

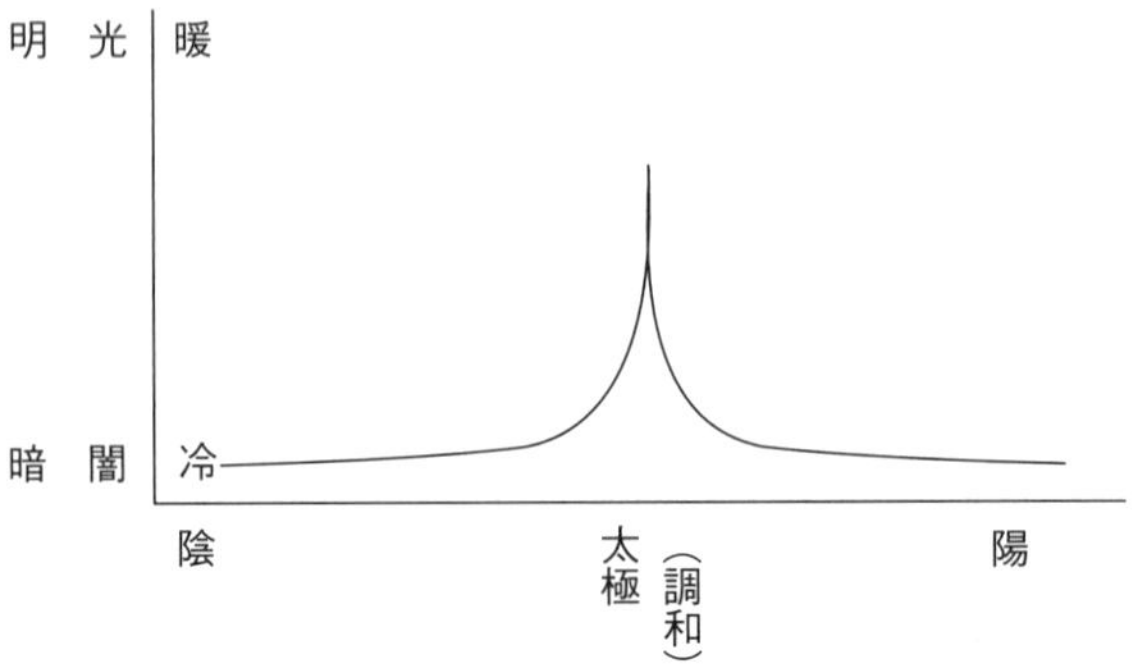

ばかりでも冷えると思います。では、いったいどこが最も温まるのでしょうか。それは、陰陽の中間でど真ん中、つまり太極と言われる部分です。その部分が最も温まるのです。

電池を見るとよくわかります。子どもの頃、小学校で電池に電線をあてて豆電球を光らせる実験をしたことがあります。ここで光るのは陰極と陽極のバランスが50％ずつ、つまり1対1だからではないでしょうか。もしこれが8対2なら光るでしょうか。当然光りません。光るということは、「温かい」につながります。結局、バランスこそ最大の温かい地点ということがわかります。

陽ばかりの食品を食べていれば酵素（陰性食物に多い）がまったく摂取できず、早晩病気になってしまいます。陰ばかりのほうがまだましのようですが、それでも栄養的に問題が出てきます。

「邪のない陽と邪のない陰のトータルなバランス」

これこそが、最高の食養生法と言ってよいでしょう。

例えば、生野菜（陰性食物）を食べるとき、温まる陽性のドレッシングを摂るとよいとなります。陽のドレッシングは、フラックス油によい塩、よい醤油、すりゴマなどです。このようにうまくバランスを考えて食生活を組み立てればよいのです。

3 桜沢式食養生法の問題点と支持される点

桜沢の打ち出した「陰陽の考え」「陰陽法の確立」「食養法の確立」は、大変評価されるべきことと思います。

問題は、彼の食養法の内容です。桜沢の食養法の特徴を一言で言うと「玄米加熱菜食」であり、「動物性食物排除」です。「人間は陰性に傾くと冷え、ゆるみ、組織が崩壊するから、陽性体質にしなければならない」と桜沢は考えました。そこまではよいと思います。問題は、陽性の体にする目的が強すぎて、食物まですべて「陽性の食物一辺倒」にしたことです。

これは科学知識の進展と桜沢が食養を推奨した時代のずれというか、当時はまだ酵素のことがよく知られておらず、酵素が52℃で失活することもわかっていませんでした。桜沢の時代はそんなことは想像だにしなかったでしょう。桜沢の影響もあったかもしれませんが、１９６５年頃から「生野菜は冷えるし、食物繊維が摂れにくいから、茹でたり煮たりして、かさを増やして食べよう」と言われるようになりました。

このことは今にして思うと、「病気産生の元」となることでした。桜沢のミスは、とにかく体を陽性にするために加熱食オンリーになってしまったことです。

また、玄米を炊くと何でもよくなるとして、玄米食を過度に推奨しました。しかし、玄米は炊き方によって大変問題があるのです（後述）。玄米食は確かによいところがたくさんあるものの、炊き方、浸水の方法で、その効用は天地の差があります。

〔桜沢式の問題点〕

○玄米至上主義（玄米自体にも問題がある）
○水を陰性とし、水分摂取を極力少なくさせた点
○タバコ礼讃（彼はヘビースモーカー）
○陽性食の過多（いくら何でも塩気が過剰であること）
○意識より食物による健康法を重視した点（桜沢は無双原理という思想を打ち出した。結果的にこの傾向が強い）
○やや油が過多（桜沢が述べたというより、今のマクロビオティック指導法がこうなった）
○「生食は避けるまたは生食は少なく」の欠点（果物と生野菜を忌み嫌った）……つまり酵素抜きの食。このことが最大の欠点であった

〔桜沢式の支持される点〕

○一物全体食（ホール・フード）の考え方
○陰陽の調和こそ健康とする点
○食物は精製せず自然のもの

○身土不二の考え方
○朝食を少なくまたは摂らず、１日２食の考え方
○穀物・野菜中心の食生活
○食物が健康の基礎
○腸管造血説の支持

桜沢は「マクロビオティック」という言葉をよく用いていました。彼の考え方を「マクロビオティックの教え」と言いますが、マクロビオティックとはどういう意味でしょうか。桜沢は、『ゼン・マクロビオティック』（日本ＣＩ協会）でこの言葉を初めて解説しています。すなわち、マクロというのはギリシャ語で「大きい」の意、ビオティックスというのは「生命に関する」という意味で、すなわち、「マクロビオティックス」というのは「偉大なる生命」という意味のようです。そしてこの意味に波及して偉大なる生命を正しく導く食物に目が向けられています。

最近ではマクロビオティックと言えば、すなわち「正食」と考えられているのもそのあたりからでしょうか。その正しい食物の摂り方は宇宙法則や自然観をベースとしたものであり、その点については、私なども大変共鳴し受け入れることができるところです。

さて、問題となる点が先に列記した７項目です。桜沢の歴史に残る業績は承知で、しかし、彼の食養のやり方をそっくりまねて食養をやるとうまくいかないことも多いので、これらの何が問題なのかを指摘しておかなければなりません。

これは「食養療法」の創始者の日野厚医師の考えに代表されます。『食養療法』（長岡由憲著　PHP研究所）によると、

「日野医師は、桜沢如一の指導を忠実に実行し体力の回復に奏効したのですが、それを続けるうちに逆に健康を害することになってしまいました。それでどこかに問題があると気づき、食養の研究を独自に始めたのです」

つまり、日野医師は自分の患者さんに対して、最初は桜沢式食養生のやり方でうまくいったが、後に再び悪化することが多かったと言います。そこから独自の道に入った人でした。こういう人は大変多いようです。桜沢式を徹底するとほとんどうまくいかない。そこに桜沢式のやり方の問題点があるのです。

酵素やファイトケミカルという栄養素がわかってきた現代では、桜沢の理論はほとんど価値のないものになりそうです。ただ、食事の重要性を説いたという点と独自の陰陽論の2点に関しては大きく評価に値します。彼のやったことは啓蒙であり最初のステップです。後世の我々は、人々が幸せになれる真の食物養生法を編み出していかなくてはなりません。

4 玄米食の欠点と利点

桜沢如一はじめ多くの食養家は玄米食を推奨していますし、玄米食はマクロビオティックの１丁目１番地とも言うべき食品です。しかし、玄米食は多くの利点がある一方で、健康を害すほどの欠点も少なくないのです。

日々健康のために玄米食を続けている人が多いことを考えると、正しい知識をもって玄米食に取り組んでほしいと思いますし、食養生を指導する人たちも、玄米についてしっかりとした知識を持ってほしいと思います。少し長くなりますが、玄米食の欠点と利点について歴史的な視点も含め解説していきます。

(1) 穀物が人間の主食になった理由

人間は穀物菜食型もしくは果食型の動物です。人間の主食と言えば穀物です。それは人類発達の歴史を見るとよく理解されます。大昔、バビロニア、エジプト、ギリシャ、ローマは、小麦、大麦、キビの栽培によって、また、インド、中国、日本の古代文化は稲作を中心に、インカ、マヤ、アステカ（南アメリカ）の人々はコーンを主食に生活してきました。つまり、これら古代文明を支えた食物は穀物であったということです。

穀物が主食ということは生理学的にも納得がいきます。まず、人間の歯形の六割が臼歯であり（28本中16本）、穀物を噛むのに適していること。次に、タンパク質、脂肪を主食とすると不都合であること。人間の腸は長くて草食動物に近いこと（山羊や羊に似ている）。精神面で飢えと味覚を真に満足させられる内容であること。他のどの食品よりもエネルギーが高いこと。そして、長期間にわたって保存ができることから、穀物こそ主食の中の主食でありました。

代表的な穀物として、次のようなものが挙げられます。

米、麦、ヒエ、アワ、豆（以上五穀）、キビ、ソバ、イモ類その他です。こういった穀物やイモ類は、80〜90％がデンプン（複合炭水化物）で占められています。デンプンは胃腸に無理なくゆっくりと消化吸収され、解毒排泄されていく食物の最たるものであり、そのためデンプンの多い食事はコレステロールや飽和脂肪を低く抑え、動脈硬化や脂質異常症になることを防いだり、糖尿病を予防したりすると言われ、まさに健康保持に適した内容なのです。

事実、穀物中心の食生活の民族はどこもかしこも健康かつ長寿です。かつて日本の長寿村として有名になった棡原《ゆずりはら》村（現山梨県上野原市）しかり、中国のチワン自治区馬邑村しかり、フンザ、グルジア、コーカサス、ビルカバンバといった長寿郷もすべて穀物中心（食事の6〜7割が穀物）です。その他ニューギニアのパプア族などは、何と食事の96％がイモであるにもかかわらず非常に健康な民族として知られていますし、アフリカのバンツー族もこのパプア族に近い食事内容であり、このバンツー族の人たちも健康かつ長生きなのです。

⑵ 玄米は高エネルギー食品

穀物はどれもこれもエネルギーが高い食物ですが、なぜエネルギーが高いのかというと、何と言っても太陽の恵みをきわめて多く受けているからです。穀物は太陽エネルギーの活用物質と言えます。植物は二酸化炭素と太陽のエネルギーと水により、デンプンその他の有機物を合成し、太陽のエネルギーを植物体内に固定する代わりに酸素を放出し（光合成）、そのおかげで人間や動物は生きて

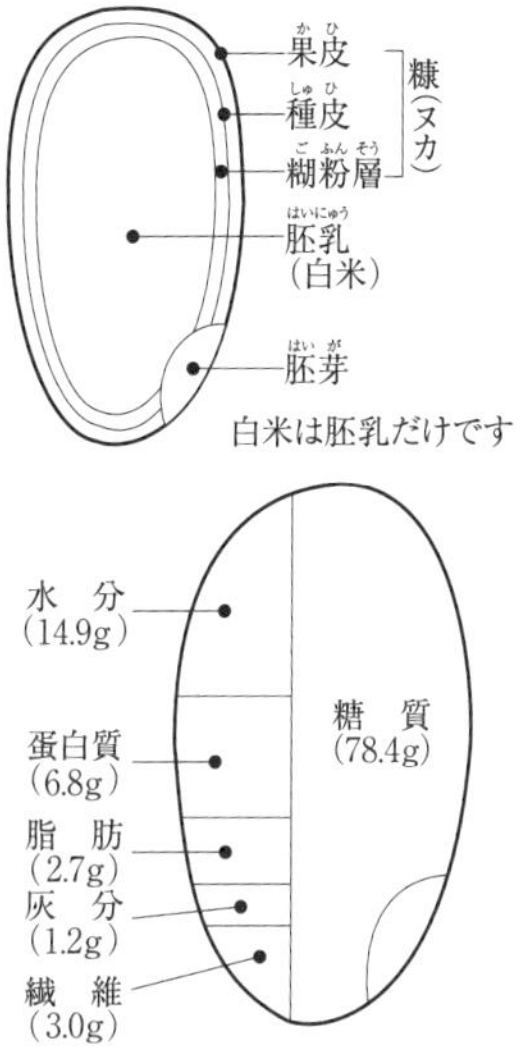

玄米の構造

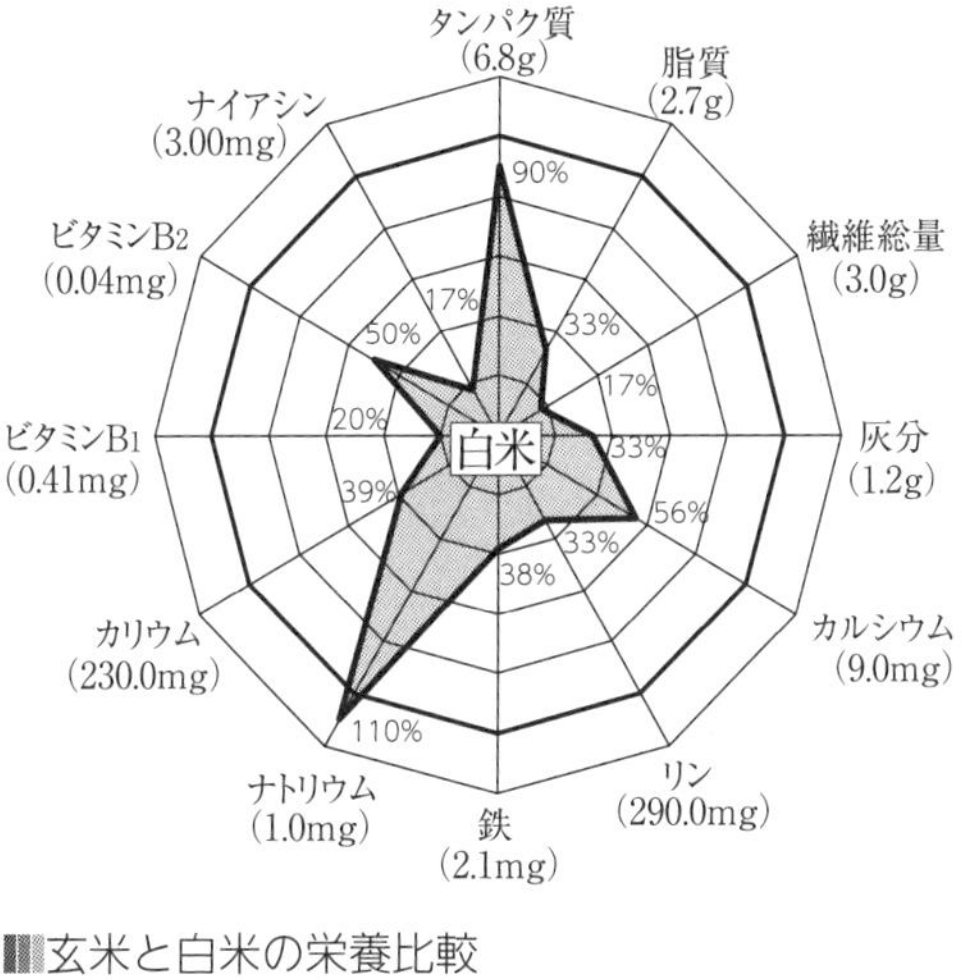

玄米と白米の栄養比較

栄養成分＼穀物名		米（玄米）	米（白米）	国産小麦（玄穀）	小麦粉（薄力粉）	粟（精白粒）	大麦（米粒麦）	黍（精白粒）	トウモロコシ（玄穀）	稗（精白粒）	ライ麦（全粒粉）
エネルギー	(kcal)	353	358	337	367	367	343	363	350	366	334
水分	(g)	14.9	14.9	12.5	14.0	13.3	14.0	13.8	14.5	12.9	12.5
タンパク質	(g)	6.8	6.1	10.6	8.3	11.2	7.0	11.3	8.6	9.4	12.7
脂質	(g)	2.7	0.9	3.1	1.5	4.4	2.1	3.3	5.0	3.3	2.7
炭水化物	糖質 (g)	78.4	83.1	72.2	80.3	69.6	68.8	71.5	70.6	77.9	61.2
	繊維総量 (g)	3.0	0.5	10.8	2.5	3.3	8.7	1.6	9.0	4.3	13.3
灰分	(g)	1.2	0.4	1.6	0.4	1.4	0.7	0.7	1.3	1.3	1.4
無機質	カルシウム (mg)	9	5	26	20	14	17	9	75	7	31
	リン (mg)	290	95	350	60	280	140	160	270	280	290
	鉄 (mg)	2.1	0.8	3.2	0.5	4.8	1.2	2.1	1.9	1.6	3.5
	ナトリウム (g)	1	1	2	—	1	2	2	3	6	1
	カリウム (mg)	230	89	470	160	300	170	200	290	240	400
ビタミン	B1 (mg)	0.41	0.08	0.41	0.11	0.56	0.19	0.34	0.30	0.25	0.47
	B2 (mg)	0.04	0.02	0.09	0.03	0.07	0.05	0.09	0.10	0.02	0.20
	ナイアシン (mg)	6.3	1.2	6.3	0.6	2.9	2.3	3.7	2.0	0.4	1.7

■日本食品標準成分表（7訂）（可食部100 g中）

いけるのであり、人間はこの植物を食して植物のエネルギーをもらいます。この太陽エネルギーがたっぷりと存在している食物は植物（穀物を含む）しかありません。この植物の中で最も太陽エネルギーの恩恵を受けているのは、夏にさんさんと降り注ぐ太陽のエネルギーを光合成で蓄えた米、つまり玄米です。

小麦は、太陽の光の少ない冬に咲く植物です。エネルギーがどれだけ違うかはこれだけでもわかるというものです。すべての動植物はエネルギーなくして生きることは全く不可能ですが、そのほとんどが太陽エネルギーの恩恵を受けて生きています。太陽エネルギーの力を最も保持している物質は植物であり、その植物の中で最も強いのは穀物であり、その中でも玄米は最も高エネルギーであり、ミネラルやビタミンも豊富です。

(3) 稲作の起源

さて、「玄米は白米に比べて、比較にならないほどに栄養がある」と述べてきましたが、それは確かにそうなのですが、では、実際に玄米はいつ頃から食べられていたかを検討してみたいと思います。

玄米は稲を脱穀したものです。白米はその玄米を搗《つ》いたものです。玄米・白米の元である稲——人類はいつ頃から栽培していたのでしょうか。『タネをまく縄文人』（小畑弘己著、吉川弘文館刊）によると、次のように書かれています。

（イネは）およそ一万年前に、中国の華北地方では野生のキビやアワの利用が始まり、九〇〇〇年～七〇〇〇年前には仰韶《ヤンシャオ》文化に代表される本格的な農耕を基盤とする社会が成立する。同じく長江の下流域でもおよそ一万年前に野生イネの利用が始まり、中流域では八四〇〇～七三〇〇年前、下流域では七二〇〇～六三〇〇年前に本格的な稲作社会へ突入する。長江下流域にある河姆渡《ヘムドゥ》遺跡（紀元前七三〇〇～五八〇〇年cal.BP）は、かつては稲作に基づく成熟した農耕経済に達していたと評価されてきたが、近隣にあるほぼ同時期の田羅山《ティアンローシャン》遺跡における炭化イネの穂軸基部などの詳細な研究によって、脱粒性野生種が高い比率を占めており、この時期にはまだイネの栽培化は最高潮に達していなかったことが明らかになった。本地域で本格的な農耕を基盤とする社会が成立するのは、良渚《リャンツー》文化といわれる。

この良渚文化は紀元前5000年頃です。ともかく「稲」が栽培されるのはおよそ9000年前のようです。「米」が主食となったのは5000年ぐらい前であることがわかります。つまり、いつ頃では、古代の人々はこの「稲」をどのようにして食べていたのでしょうか？　さらに「白米」はいつ頃から「脱穀」をし、「玄米」を食べていたのでしょうか？　いつ頃から食べられていたのでしょうか？

⑷ 食べていたのは最初から白米だった！

9000年ぐらい前に稲が出現したのは間違いないようですが、当然、稲はそのままではとても食べられません。まず脱穀して玄米にしなければ食べられませんから、玄米として食べられたのは稲作の出現とほぼ同じ時期だったと推定できます。

となると、９０００年前の中国の人々は玄米を食べていた、ということになりますが、それがそうではなかったのです。信じられないかもしれませんが、そんな大昔でも、人々は玄米を搗いて「白米」にして食べていたようなのです。このことはっきりとした証拠はありませんが、まず間違いないようです。なぜなら、遺跡の洞窟の壁に「米を搗く」様子がはっきりと描かれているのです。９０００年前に「稲」→「脱穀」（玄米）→「搗く」（白米）→「炊く」（飯）ということをやっていたのです。

では、中国から朝鮮半島を経て日本にも伝来した米作ですが、日本でも稲作当初から白米として食べられていたようです。

わが国への稲作の伝来は約３０００年前、縄文時代後期とされています。稲と稲を栽培する人間がやってきたということです。したがって、大陸での食べられ方がそのまま伝わったと考えられるのが自然です。

時代がずっと下った平安時代、宮中の女性の顔は下ぶくれの「おかめ顔」です。これが当時の美人顔とされていました。もし、当時の女性が玄米を食べていたとしたら、こんな顔にはなりません。白米よりも固く消化しにくい玄米を食べていれば、噛み砕く力が顎に備わりますから、今よりもがっちりした顔形になるはずです。

白米を主食にしていたのは公家や上級武士などの支配者階級です。百姓をはじめ庶民は、米は年貢として上納しますから、自分達の口に入るのは少量になります。日々の食事は、この少量の白米にヒエやアワ、野菜などをまぜて粥状にして炊いて食べていたようです。この食事は「糧飯《かてめし》」と呼ばれていました。支配者階級はごく少数で、人口の95%はいわゆる「下々の民」です。彼らが食べていた糧飯の利点は脚気にならないことです。脚気というビタミン不足による病気になっていたのは、主に支配者階級でした。

いずれにしても、大陸からの稲作伝来当初から白米が食べられていたのは事実のようです。では、なぜ玄米でなく、白米が食べられていたのでしょうか？

⑸ 玄米飯には毒（アブシシン酸）がある

その理由は――科学的に最近わかってきたことですが――玄米の糠のところには「毒」が存在するからでした。その毒とは酵素阻害剤となるもので、「アブシシン酸（ABA）」と呼ばれています。このアブシシン酸が残留する炊き方をした玄米飯を食べると、「消化不良」や「下痢」はもとより、早晩病気になり、結果として短命になることは、アメリカの酵素栄養学の世界ではよく知られていることです。それほどに毒性が強い物質ということです。

体に入って酵素を阻害する物質を食すことは、とても危険なことなのです。大昔の人にそんなことはわかるはずもありませんが、経験的に、玄米飯を食べれば体調が悪くなる＝玄米飯には毒がある、ということに気づいたはずです。やがて、搗けば美味しく食べられる、やわらかくて消化にいい、体調もいい――毒が消えている――というように、経験的に強烈な酵素阻害剤であるAB

Aを除去する方法を発見し、以来、玄米でなく白米を食べるようになったのだと推測できます。

食物に毒性物質があるかどうかはすぐにわからずとも、現代人でもすぐに体験的にわかるのは、その食物が「消化にいいかどうか」「美味しいかどうか」でしょう。それからすると、白米はきわめて消化によい食べ物です。ご飯で食べても、お粥で食べても消化にいい。重湯にすれば病人や赤ちゃんの離乳食にはもってこいの食物です。

そして、白米ご飯は「銀シャリ」と称されるように、あまりにも旨い。オニギリはそれ自体完結した食品で、少量の塩か漬物だけで美味しく食べられ、しかも消化によい、ということになれば、時に下痢をしたりするほど消化が悪い玄米飯は定着せず、人々は白米を食べるようになります。

玄米飯をその毒を消して食べるためには、長時間（17時間以上）水に浸して発芽させてから炊く必要がある、ということがわかってきたのは最近になってからのことです（ただし、まだまだ多くの人はこのことを知りませんが）。

⑹ 脚気は白米飯に原因があった

白米飯の欠点のひとつは、それだけを食べているとビタミンB群が不足して脚気になり、重傷化すると死に至ることです。

江戸時代後期に「江戸患い」というものがありました。これは現代で言う「脚気」です。明治時代になっても状況は改善されず、日清・日露戦争で陸軍の戦死者は多数に上りましたが、その70〜80％は戦死でなく脚気であったというから驚きです。その原因は、陸軍軍医総監・森林太郎（後の森鴎外）のとった対策が最悪だったからです。彼は「脚気は脚気菌が原因」とし、兵士には「銀シャリでなくてはならぬ」と言って白米飯ばかりを食べさせました。一方海軍は、海軍軍医総監・高木兼寛がイギリスでの留学経験から「栄養的に白米飯に原因があるのではないか？」と考え、海軍兵の主食を麦飯にしたり、動物性タンパク質をおかずに加えたりしたことによって、脚気死はほとんど出なかったのです。

1910年に鈴木梅太郎が、1911年にイギリスのカシマー・フンクが脚気の原因を突き止めました。玄米の糠部分にあるビタミンB_1の不足によって起こることが判明したのです。そんなことから、陸軍で多くの犠牲者を出したことで森鴎外はその責任を厳しく追及されましたが、いろいろ言い逃れをして、そのうち嫌気がさして作家に転身したのは有名な話です。

ともあれ、脚気の原因が白米飯にあったことが判明した以上、白米飯は普及せず玄米飯が普及してもよさそうですが、そうはなりませんでした。

⑺ 種に酵素阻害剤があるのはなぜか

玄米は稲の種ですが、植物の種には多かれ少なかれ酵素阻害作用があります。なぜ種にはそんな作用があるのでしょうか。それは、種の寿命を可能な限り無限に保つためです。具体的には、種子が簡単に酸化しないような働き＝酵素阻害作用を持つ必要があったからです。植物なりの種の保存本能としてそういう機能が備わったのでしょう。多くの植物の種は、暗い中で乾燥していれば、ほぼ半永久的に腐りません。酵素阻害剤が種の内側にある胚乳の外側を取り囲み、酸化しないようにしているからです。私達がふだん食べる缶詰も同じような構造になっています。酸素を含む空気や水が一切入ってきませんから、缶詰の中の食品は長期間変質しません。

では、その種の寿命はというと、半永久的と述べましたが、条件が整っていれば、永久に酸化せず生き続けていける物質なのです。神は、人類だけでなくすべての動物が生き続けていくための食糧として、不老不死の種を世に送り込んでくれたようです。この不老不死の種は、必要な時に上手に酵素阻害作用を解除して、動物たちの食糧となります。実際には発芽すると初めて酵素阻害作用が消失して食べられるようになるわけです。

⑻ なぜ玄米が根づかなかったのか

第２次世界大戦後、明治の食養家・石塚左弦の影響もあって、明治生まれの桜沢如一が玄米食を根づかせようとしました。彼のマクロビオティック理論は多くの支持を得て「玄米菜食」という言葉が出現し定着したほどです。また、１９６５年（昭和40年）になると圧力鍋が開発され、玄米は簡単に炊けるようになりました。

桜沢の玄米菜食運動は地底を這うように少しずつブーム化していきました。２０１７年（平成29年）現在でも、マクロビオティックを続けている人は一定数いるようです。日本の人口１億２６００万人のうちどのくらいの人がマクロビをやっているかというと、確かな調査ではありませんが、１０００人のうち１人か２人、およそ０・１～０・２％程度はいるのではないかと思います。すると、15万～25万人ぐらいということになります。

「江戸患い」や「日清・日露での多数の死者」を出した脚気のおそれがあっても、玄米食は根づかなかった。その理由は4つほどあると思います。

〔玄米飯の欠点〕

(ア)酵素阻害剤（ABA）による強い消化不良と悪い反応の出現

(イ)フィチン酸がミネラルを吸着して便に出るためミネラル不足となる

(ウ)発芽させる場合に出現する「発芽毒」を棄てないで炊くと大変な毒素を摂取することになる

(エ)圧力鍋で炊くとABAは消えるが、糖化の最悪物質であるアクリルアミドが出現する

この4つのことは、その内容を科学的に知らなくても、食せば嫌な反応となって出現してきます。たとえ発芽させて上手に炊いても胃もたれがするのです。玄米飯が根づかなかった最大の理由は、玄米が根本的に持つ消化不良が人々に無意識に拒否反応を起こさせたからではないでしょうか。玄米食は基本的には「人間には合わない」と考えておかしくなかったのです。

(9) 玄米飯の欠点を解除する方法

玄米飯の欠点を4つほど挙げましたが、その解決法もなくはありません。

(ア)ABAの毒の解除法…これに関しては、玄米の浸水しか方法がありません（ピーナッツやナッツならばローストなどの加熱でよい）。玄米は17時間以上の浸水が必要です。

(イ)フィチン酸の解除法…フィチン酸の存在は昔から指摘されていました。亜鉛や銅、マンガン、鉄といった重要なミネラルを吸着して排泄させる悪い作用を及ぼす物質ですが、これも玄米を

17時間以上浸水させると解除できます。フィチン酸はいったんはミネラルとくっつきますが、17時間の浸水でミネラルから離れていくことがわかっているのです。その結果、ミネラルは小腸から十全に吸収できるし、フィチン酸は食物繊維様の作用をして便を多くする力となります。したがって浸水による発芽は一石二鳥の効果をもたらすのです。

(ウ)発芽毒の解除法…玄米を17時間浸した水は棄てて、新たな水を入れることが必要です。できれば、17時間の間にこれを2回やりたい。玄米は浸水して発芽する段階で〝ウンコをする〟ように発芽毒を排出するようです。だから水を入れ替える必要があります。

(エ)圧力鍋によるアクリルアミド（糖化物）の解除法…まず、圧力鍋を使わないことです。普通の炊飯ジャーか土鍋、第４章で後述する磁性鍋を使えばよいし、糖化しない圧力鍋もありますから（１１７℃以下の圧力鍋調理器というものがいろんなメーカーから出ている）、これらを使えばよいでしょう。ただ、そこまでしてわざわざ圧力鍋を使う必要があるのかと思いますが。

日本人は昔から白米飯を食べていたし、現代の日本人のほとんどは白米飯が主食です（近年はパン食が多くなりましたが）。それでも、江戸患いや日清・日露のときのような脚気にならないためには、ビタミンB_1群を摂取すればよいことになります。したがって、白米飯が中心だとしても、白米に粉寒天や棒寒天、昆布、干し椎茸、アマランサス、ヒエ、アワ、キビ、梅干しなどを混ぜて炊けば、ビタミンB_1群を摂取することができます。また、これらの食品は、玄米を17時間以上浸水して炊いたときにも加えたいものです。当然、白米に混ぜて炊く以外に、おかずの質をよくしてビタミンB_1を補うのもいいでしょう。

○白米＋雑穀や海草類など
○おかずの質をよくする
これらをやれば、まず脚気になることはありません。

⑽ 焙煎玄米粉について

玄米の欠点を解消し、かつ多くの利点を活かして、薬効食品として活用する方法があります。それは、よくないとされる玄米の粉を独特の方法により焙煎したもので、古くは「玄神」「黒焼き」と呼ばれ、現代では「焙煎玄米粉」と呼ばれているものです。

玄米そのものにはアブシジン酸などの毒がありますが、焙煎することによってこれらの毒は消えると同時に抗酸化な物質に変わっていきます。すると、毒素吸着、抗菌効果、遠赤外線効果、ミネラルやフィチン酸などの効果が期待でき、薬効食品として大変すぐれたものになります。

これはしかし、独特の製法があって、だれでも簡単に製造できるものではないようです。

⑾ 酵素阻害剤はなぜ人間や動物にとって毒なのか

酵素阻害剤があるからこそ種は永久的に保存されるのですが、酵素阻害作用を解除しないまま食べると毒になるのは間違いありません。特に膵臓がんをはじめ多くのがん、あるいは難病に罹患してしまいます。それぐらい酵素阻害剤のＡＢＡは毒性が強い物質です。種は体内に入ると基質（タンパク質、脂質、炭水化物）のフリをして酵素にからみついて、酵素をがんじがらめにして失活させるのです。

では、人間や動物は、なぜ酵素が阻害されると病気になるのでしょうか。逆に言えば、人間や動物は酵素がなければ生きられないということです。人間も動物も生まれた時に無数の酵素が体内に存在しています。しかし、この酵素は徐々に減っていきます。それが半減した時、死を迎えます。最近の寿命説で最も信憑性があるのは「酵素寿命説」です。人間や動物の寿命は、体内にどれだけの酵素が残っているかということです。

人間の体の中では、細胞の核の中にあるＤＮＡで酵素が毎日生産されています。しかし、加齢とともに時間の経過とともに生産量は少しずつ減っていきます。その結果、代謝が弱まり（活力がなくなり）、結果として病気になり、やがて死を迎えます。つまり酵素は人間や動物の生命活動や生死に直結しており、その働きを阻害する物質の存在は病気産生のもととなるわけです。酵素が減ってきたり、酵素の働きが阻害されれば、病気→短命化となるのは当然なのです。

5 現代における食養生の意義

食養生というものをざっと俯瞰《ふかん》して見てきましたが、古来から受け継がれてきている知恵や伝統も、その効果や科学的実証によって少しずつ変化してきていることがわかります。

科学は日進月歩で、医療界で昨日までは「タブー」であったものが今日においては「常識」になっていることがあるのは日常茶飯事です。長い間玄米菜食は最高にすばらしい食養生とされていましたが、前述のようにデメリットが少なくないものであることがわかります。しかし、研究開発を進めていくと、玄米の新しい形態物によって、すばらしい効果が期待できるようになりました。このように玄米ひとつとってみても、その時代の生活様式や科学技術の発達状況で「よい食物」にも「悪い食物」にもなっていくわけです。

かつての食養生は現実の「観察」と「経験知」から来る知恵によって体系づけられていました。いわゆる栄養学が世の中に出てきたのは１８００年代後半になってからです。「人間の体にとって必要なものは何か？」という観点から、必須の栄養素というものが欧米で少しずつ発見され、研究されていきました。

見つかった栄養素は、その発見当時はそればかりが取り沙汰され注目される大変未熟なものでした。時代が進むにつれてわかってきたことは、すべての栄養素の必要性でした。すべての栄養素が鎖のようにつながり、有機的に絡み合い、人間の生命を維持していくとわかってきたのです。

ロジャー・ウイリアムス博士の言う「生命の鎖」とはこのことでした。病気と栄養素の関係はじつに深いものがありました。食事の内容が悪ければ必ず病気になるというほどのものだったのです。しかし、このことが本当にごくごく最近になってわかってきたと言ったら驚くことでしょう。

昭和42年（１９６７年）頃の栄養学は最悪でした。当時の栄養学の本が手元にありますが、ただただビックリする内容です。「トマトやキュウリ、セロリ、キャベツは何の栄養もない。言ってみればただの水にしか過ぎず、カスとしか言えない」。そして、プロテイン（タンパク質）の重要性について多く記述されています。この頃の日本の栄養学というのはこの程度のレベルだったのです。

現在は生野菜こそ、酵素、ファイトケミカル、ビタミン、ミネラルが多く含まれており、優れた「抗酸化栄養素」の塊のような食物であるとされます。このことを否定する人はいないでしょう。

昭和42年当時の栄養学は、タンパク質を中心としたカロリー計算の栄養学でした。そして、このカロリー計算主体の栄養学を学んできているのが栄養士や管理栄養士であるということです。女子栄養大学のように抗酸化栄養素を教えている素晴らしい大学もありますが、一般的に栄養士は、いまだにカロリー計算による栄養指導をしているのが実態です。

それが悪く影響しているのが病院食ですからじつに困ります。食事の内容は､特に入院患者にとって大きな意味を持ちます。症状が悪化したり治癒したりする大きな因子であるにもかかわらず、献立の内容は「やたらと消化のよい食べ物」､そして「カロリー計算」によるのです。その内容を見ると、食物繊維はきわめて少なく、牛乳や乳脂製品、動物性タンパク質は少なくありません。ムースやプリン、アイスクリームをデザートに付けている場合もあります。これらはどんな病人に対しても毒的食べ物でしかありません。

つまり、栄養士や管理栄養士は、「食が病気あるいは健康の元になっている」ということを知らず、病気を治していく医師にはその意識すらありません。こんな実態では、入院しても病気は治らず、かえって悪化してしまうのです。

現代は栄養学が本当に進んでいます。欧米の先進的な調査や研究では、すでに「病気は薬では治らない」「病気は食事によって治すことができる」という結論に達しています。いまだに昔の栄養学を引きずっている日本の実態を見ると、医療関係者や栄養関係者が「真実の栄養学」を知るということがとても重要なことであると思うのです。

東洋には古来から「医食同源」「食物養生法」という知恵がありました。それは現代でも活用されていますし、効果も上げています。これに加えて、最新の栄養学によってさまざまなこと（真実）が明らかになってきました。われわれはこれらの知恵や知識を医療やアンチエイジング、そして多くの人の命と健康に役立てていかなければなりません。

第2章

新西洋医療事情

1 病気と食べ物についての原体験

私は幼少期の頃、中程度の喘息患者でした。夜になるとヒューヒューと喘鳴がして、時折ひどい発作が出て一晩中眠れないこともありました。

しかし、当時はステロイドを使わない時代だったおかげで、私の喘息は完治まで持っていけました（今の時代だったらステロイドを飲まされて相当悪化していただろうと思います）。

私の祖母はいつもラジオを聞いていました。当時、わが家にはテレビはまだありませんでした。小学4年の夏（昭和33年）のある日、祖母は「ラジオで誰かが、『僕の咳はキャベツをいっぱい食べたら治った』と言っていた」と、私に朝夕山盛りの生キャベツを出すようになりました。ソースをかけると意外に旨かったので、食いしん坊の私はバリバリと生キャベツを食べるようになりました。もちろん他の食べ物も食べていますが、そんな食事を続けていたら、不思議なことに私の喘息の発作はいつしか全く出なくなっていました。

父と母は「小児喘息なんてそんなものだよ」と言っていました。今にして思えば、キャベツの抗酸化物質であるスルフォラファンやビタミン、ミネラルのおかげだったということがわかります。

しかし当時は、そんなことは知る由もありませんでした。少年の私は喘息も治って運動もできるようになりました。

ところが、昭和39年、高校生になると喘息が再発しました。外科医であった父はこの時「食った物が悪い」と断言しました。私には強く思い当たる食べ物が３つありました。マーガリンを塗ったトースト、ハム入りインスタントラーメン、チョコレートです。

そのどれもこれも、食べた後しばらくするとひどい喘息が起こりました。父の言うことは正しいと思いました。東京オリンピックがこの年の秋にあり、ちょうどこの頃インスタント食品が出始めました。また、バターよりマーガリンのほうがよいと言われ（後に真っ赤な嘘だということが判明しましたが）、新しいチョコレート菓子が次々と出てきました。そして、私はこれらを食べると喘息発作が出ました。ところが、これらを食べないで、祖母にすすめられた生キャベツその他生野菜を食べると治ったのでした。そこで、私の頭には次のことが強くインプットされました。

「悪い食物を食べると喘息は起きるが、よい食物を食べると治る」

このことはそのうちに次のことにつながりました。

「悪い食物を食べると病気になるが、よい食物を食べると治る」

私はこの感覚を抱いたまま医学部に進んでしまったからたまりません。今でもそうですが、西洋医療の分野では「病気と食物は関係ない」「出てきた現象（症状）を薬で治すことが医療」と教えてきたからです。これではロボットを修理するやり方ではないか――そんな疑問を抱いたものです。私はそれでもいちおう医学部を卒業して医者になりました。しかし、次第に西洋医学から遠ざかり、食物や食生活を重視するようになっていったのです。やがて薬は一切出さなくなりました。

2 西洋医療が主流である理由――ふたつの長所

医療界において20世紀は西洋医療が中心となった世紀です。この西洋医療は100年前から今も続く世界の主流の医療です。いろいろと欠点を指摘される西洋医療ですが、何かよいところがなくてはこんなにも長く主流であり続けられるはずがありません。必ず長所があるはずです。

主流であり続けられる第1の長所は、何と言っても病名診断がしっかりと付けられるということ。採血のラボデータ、レントゲン、CT、エコー、MRI、PET、細胞診、組織診、骨シンチといった検査によって、確実に、今どこにどんな病気があるかを突き止めることができます。

今どこが悪いのだろうと誰しもが思うのは、人間が「なぜ?」とか「どこが?」とかを知りたがる唯一の動物だからです。その本能に的確に答えてくれる医療なのだから重宝されてあたり前です。

次に救急病や急性病に強いことが挙げられます。交通事故で足を折った時とか、意識がなくなった時などに「何とかしてくれる」のがこの医療です。また、高熱を出したり、脳出血や心不全になったり脱水した時のような急性病にも対応でき、ひどい貧血の時には輸血で命が助かる場合も少なくありません。

西洋医療は、まずこの2点の長所が存在しています。私のように西洋医療の嫌いな人間でも、この2点は高く評価していることです。また清潔区域がしっかりしていることも評価すべきことです。

そもそも、西洋医療が主流となった最初のきっかけは、１９２７年、フレミングという医学者が抗生物質（ペニシリン）を発見したことによります。この抗生物質の発見は強烈で、当時、不潔な地域や戦争などで感染した人に使って、特効的に効いたことが発端です。このペニシリンの威力により、薬ひとつで何でも治るという風潮が世界的に広まったのでした。これを「魔法の弾丸」とすら呼んだのでした。

その後、世界の医科学者は薬の開発に躍起となり、薬開発に奔走するようになったし、医者は薬を多用して病気を治そうとするようになりました。つまり、急性病に効いたからと、慢性病にまで手を広げ「病名診断」即「薬」の図式を仕立て上げたわけです。抗生物質の効能にともない、「病名診断」即「薬」という図式がルーチン化され、このスタイルが確立されて、西洋医学は押しも押されぬ大横綱の地位を獲得していったのです。

しかし同時に、このことが悲劇を生みました。診断までは西洋医学は必要だし、救急病や急性病でも、この医療は欠かせないでしょう。しかし、問題は慢性疾患に対しての治療です。

わが国においては、昭和30年代から始まった国民皆保険による診療はこの図式による治療を助長させました。その結果、「病名がわかれば薬を処方」という図式の医療が当然と考えるようになりました。ところが、この医療方式は、じつは人間を健康にすることなど全くない方法でした。むしろ、この方式に基づいて治療などされようものなら、後になって元より悪い状態になる可能性がおおいに出てきたのです。

3 西洋医療の致命的な欠点

昔、私はある地方で開業していました。そこで、ある患者さんに次のように言われました。

「わしの病気は何ですか?」

「○○です」と私が答えると、その患者さんは「ならば、くどくど説明せずにさっさと薬を出せ」と言いました。私は、タバコを吸い、肉を食べまくるこの患者の生活態度を改めるべく指導をしたことでこのように怒鳴られたのです。

だが、ほとんどの患者が基本的にこの人と同じでした。患者は「病名診断」即「薬」という図式に完全に踊らされていて、病気の原因など少しも考えない人だらけになっていたのです。

保険が使えて、薬が安く手に入るようになったことで、人は医療を「考えなくなった」のです。原因からよくしようという私の医療者としての親切心は全く通じませんでした。「薬を出せ」というのは、どんな患者さんでもそうでした。しかし、「出せ」と言われても、出せば出すだけどんどん悪くなることが私にはわかっていました。

「病名診断」即「薬」という治療法は、急性病や救急病には適しているかもしれませんが、ほとんどの慢性病や難病には大変問題があるのです。もちろん、この図式で完治するなら一向に問題はありません。しかし、よほどの例外を除いて完治など全くありえないのが薬医療です。

例えば「高血圧症」——多くの医師は、血圧を下げたほうが疾病リスクが低くなるので一生薬を飲むことをすすめます。医師が患者にすすめることは半ば強要みたいなものです。

「止めてはいけません。もし、止めたら大変なことになりますよ」と脅しまでかけます。止めてはいけないという言葉の裏には、「絶対完治はしませんよ」と言っていることになります。このことは高血圧のみならずあらゆる病気疾患にあてはまります。高血圧の薬は、高血圧症を治すのではありません（この種の薬で治った例はない）。血圧を下げるだけの働きをするだけです。完治はないので、一生その薬を飲み続けなければならないのがこの医療なのです。その薬による害が出ないのならよいでしょうが、問題は、副作用に加え、余病（新しい病気）が必ず出ることです。

西洋医療で人格崩壊してしまった私の叔父夫婦の例を紹介しましょう。

私の叔父夫婦は西洋医療を信奉して多くの薬を飲み続けました。もちろん、かかりつけの開業医の処方であったのですが、この叔父夫婦は私の反対意見など全く聞く耳を持ちませんでした。そして、さまざまな薬を大量に飲み続けていました。叔父は55歳から、叔母は54歳から飲み始め、その結果ふたりとも5年もしないうちにボケ始め、10年で完全にボケてしまいました。まだ60歳代でした。一人息子の私の従弟は怒って、そのクリニックへ行くのを止めて、薬を一切止めさせたのでした。

従弟が言うには、すべての薬を中止しても元の病気は悪化することなど全くありませんでした。更年期も、胃腸病も、高血圧も、動脈硬化も、尿の出も、心臓も、眼も、前立腺も、子宮も、脳も、とにかく「悪い」と言われて薬を出されていた病気は、これらの薬を止めても、よくなりこそすれ、悪くなることはなかったのです。結局、薬で現れた変化は、アルツハイマーが進行することだけでした。

薬（化学薬剤）を常用している人は、誰もが何らかの副作用や余病にさいなまれていることは間違いないようです。

一般社団法人日本在宅薬学会（理事長・狭間研至）では、在宅で療養する要介護の高齢者の服薬状況などを調査研究していますが、いろんな症状を訴える患者（高齢者）が服薬している薬を調べたところ、まさに毎食茶碗一杯ほどの薬を飲んでいたケースが少なくないというのです。どうしてこうなるかというと、高齢者ですから、抱えている病気や症状はひとつふたつではありません。かかる診療科も複数になります。そして、それぞれの診療科で適切と思われる薬が処方されます。医師は「今、どんな薬を飲んでいますか？」と問診しますが、持参していない限りきちんと答えられる高齢者はいません。かくして複数の診療科でそれぞれ薬効があるだろうという薬を処方され、調剤薬局で購入します。ここでも、薬剤師が「薬の重複がないか」「薬と薬の禁忌はないか」などのチェックがなされるようになっているそうですが、現実はそうでもないのが実状です。

日本在宅薬学会会員のある薬剤師が、さまざまな症状を訴える在宅の高齢者の薬を調べ、医師と相談しながら薬を減らしたところ、なんとそれまで飲んでいた薬の5分の1でもよいことがわかりました。そして、8割の薬をカットして数日後に再訪したら、ひとつの症状を除いて、あとの症状はすべて消えたというのです。つまり、その8割の薬が病気をもたらしていた、ということになります。こうなると「薬原病」とも言えるような社会現象が起きていることになります。医療関係者は笑えないブラックジョークでしょう。

4 薬（西洋薬）が体に毒である理由

前述のように薬の害は確かにありますが、では薬はなぜ人体に対してよくないのでしょうか。第1に西洋の薬はどんなものでも無機的な化学構造式の塊であるということです。西洋医学による化学薬剤は、まさに化学的な構造式であり、それ以上分解しないピュアな物質が多い。しかし、人間という生き物は（動物も）ピュアな物質は受けつけないようにできています。なぜ受けつけないかといえば、ピュアな物質（すなわち化学物質）は、無機的な存在であり、有機的な物しか受けつけない人間には「毒的存在」になるからです。それゆえ、人間は化学薬剤を異物とみなすため、長く飲んでいると副作用が出るし、余病が出現するのです。

第2の理由としては、西洋薬はかなりが「酵素阻害剤」であるということです。人間の体には酵素が無数に存在していますが、その酵素の働きを阻害すると大変です。ちょっとでも必要な酵素がどんどん減ってくると、そのことは後々大変な病気につながっていきます。

(1) スモン病は典型的な薬害

スモン病という病気がありました。1946年頃に始まり、その原因がキノホルムという下痢止めと完全に同定され、製造中止となった1978年まで32年間もこの薬害は続きました。

当初、原因は全く不明でした。症状は手足のしびれとしゃべりにくさ、強い下肢痛・上肢痛、手足の麻痺、視力障害と多々ありました。ひどくなると眼が見えなくなる人も出ました。そして死んでいきます。

1978年頃に尿が緑色化していることから、血中の銅を計測したところ、血清銅がゼロに近いことから、銅が薬とキレートして（くっつき）出てしまうことがわかりました。そのうち、亜鉛も少ないことがわかりました。そして、スモン病の患者さん全員がキノホルムという下痢止めを飲んでいたことが判明したのです。このキノホルムという薬が銅や亜鉛を吸収し、排泄し、血中からほとんどなくすことからこの病気になることがわかってきました。

スモン病はウイルスでも細菌でもなく、なんと「薬害」だったのです。

しかし、スモン病のような例はひとつの典型でしかありません。薬はどんなものでも元来人には合わない異物であり毒物であるのです。まず、このことに対する認識をしっかり持っておくことです。効く薬も効かない薬も、人体にとっては「異物」「毒物」的な物質であるのです。

⑵ 抗がん剤はなぜ副作用が強いのか

西洋薬は構造式がピュア（これ以上分解できない形）であり、それが体に入ると異物となり、体内に悪い反応（副作用）が強く出ます。体のある部位だけは薬剤効果によっていったんよくなるかもしれませんが、全身的には飲み続けていくうちにどんどん悪くなるのが普通です。

そういった特徴を持つ薬の中で最も性質（タチ）が悪く副作用が強いのが「抗がん剤」です。抗がん剤は副作用のみならずおそろしい余病が出るから本当にこわいものです。がんで死なずに「抗がん剤で死んだ」ケースのほうが多いくらいです。

抗がん剤による余病には次のようなものがあります。

○腎不全
○肺炎
○再生不良性貧血
○胃腸病
○新しいがん
○脳卒中
○心不全
○多臓器不全

こういった病気のどれかあるいは複数が出現します。がん細胞の多くは死ぬかもしれませんが、けっして全滅するわけではありません。生き残ったがん細胞はＡＤＧ(アンチ・ドラッグ・ジーン)といって、耐性を持ち、強くなって大繁殖し、かえって人体に悪さをします。その結果、体の細胞は急速に侵され破壊されていきます。

また、余病の前に出現する副作用は強烈です。顔は土気色になり、髪は抜け落ち、爪はもろくなり、胃腸はとことんやられ下痢と便秘を繰り返し、歩行もできないくらいの状態となり、ものすごく老化します。こんなおそろしい副作用の後に余病（新しい病気）が出てくるから患者は本当にたまりません。こんなひどい毒物を使った治療などやらないほうがよいのです。

そもそも抗がん剤の大元は毒ガス（神経ガス）です。このガスを吸い込むと細胞の機能が失われ、全身がマヒして死に至るのです。したがって、抗がん剤を使えば、がん細胞も死ぬが正常細胞も死んでしまいます。

(3) 覚醒剤もピュア物質

覚醒剤が薬というより、毒物であり禁止薬物であることは誰もが知っているでしょう。しかし、それにもかかわらず闇取り引きされ、売られているのはなぜか——その効果が強烈だからです。

覚醒剤を服用すると、一時的に頭が冴え、なんでもできるほどの意識と力が出てきます。例えば、陸上競技の短距離選手がこれを服用すると、途端にいつもより速く走れて優勝したりします。疲れなくなったりもするので病みつきになります。これで副作用がなく健康になるなら問題ないのですが、大変な副作用と余病が待っています。

おそろしいのは脳が次第に破壊されることです。そのため、いつかは廃人になって死んでいきます。覚醒剤は健康を害するどころではないおそろしさが出るため禁止されているのです。そして、覚醒剤は化学合成されたピュアな物質なのです。

⑷ 薬は酵素阻害作用を利用したものが多い

人間は体の中に無数の酵素が存在しています。この無数の酵素のおかげで生きていられます。全身のあらゆる代謝と消化は化学反応なしで行われますが、その化学反応の介添人こそ酵素にほかなりません。

その無数の酵素も年齢とともに少しずつ減っていきます。その結果、老化していったり病気になったりします。どんなに健康に気をつけても、やはり体内の酵素は毎日少しずつ減っていきます（酵素寿命説）。

もし、酵素が大幅に急速に無駄使いされたらどうでしょうか。そういう場合は大変病的な状態が起こるのですが、こういうことが起こる筆頭は「酵素阻害剤」を口にした場合です。酵素阻害剤を人間が口にすると大変なことになります。体の酵素が奪われ、あっという間に死ぬこともあるほどです。

例えば、最も悪い酵素阻害剤は「サリン」です。オウム真理教事件で有名になったこの毒ガス・サリンは、有機リン系殺虫剤を開発する過程で発見された物質だそうで、毒性があまりに強いため、実際には人を殺すための化学兵器以外の用途はないとされます。

サリンはどのように人を殺すのか。それはアセチルコリントランスフェラーゼという酵素の阻害にあります。サリンはアセチルコリントランスフェラーゼの活性部位に不可逆的に結合し、アセチルコリンの生成を阻害して急速に死に至らしめます。アセチルコリンという化学伝達物質が産生されないと血管が一気に収縮し、窒息するため、すぐに死に至るのです。

サリンほど速効性はありませんが、「農薬」も大変な毒物です。これも酵素阻害剤として働きます。自殺目的で農薬（例えばスミチオン）などを飲めば確実に死にます。

昔、病院勤務医だった時、私は農薬自殺者を何人も診ましたが、全員数日後に亡くなりました。昔の有機化学の農薬は強烈な酵素阻害剤だったため、サリンほどではないにしても体の酵素は働かなくなって死に至るのです。今は有機リン系に代わり、ネオニコチノイド系を使用しているものがほとんどですが、これも酵素阻害剤の一種です。アセチルコリン受容体に結合し、神経伝達を阻害するという点では同じなのです。最悪なのは、サリンと農薬です。

このふたつほどおそろしくはありませんが、次のものもほとんどが酵素阻害剤です。

○重金属
○生の種（例外はある）
○動物性タンパク質の発酵食品と乳脂製品
○白砂糖やグラニュー糖およびこれらを使った菓子
○西洋薬
○加工肉や卵白

薬はすべてではありませんが、酵素阻害作用を利用して薬物効果を発揮するものが多い。例えば血圧を下げる「降圧剤」。有害なのは「アンジオテンシン変換酵素阻害剤」です。これは、高血圧治療薬として最も多く使われている薬品ですが、アンジオテンシンを変換する酵素を阻害する作用があり、名前からしても酵素阻害剤であることがわかります。

また、ペニシリンなどの抗生物質や抗がん剤も酵素を阻害して薬効効果を発揮するものが多いことから、後々大変なことになります。酵素阻害作用を持たない薬とされていても、結局異物であることに変わりはなく、間接的には体内酵素を阻害することは間違いありません。それゆえ、どんな薬であっても体内酵素を大幅に無駄づかいし、ホメオスターシスを大きく乱すことからも、後々信じられないような余病や副作用が出てきたりするのです。

(5) 副腎皮質ステロイド剤の恐怖

抗がん剤もこわいし抗生物質もこわいけれど、致命的になるのはステロイド剤の多用です。現代の医療は不思議なほどこのステロイド剤を多用しています。

〈喘息患者（40歳代、男性）の例〉

この人は30歳代で喘息が出現しました。たくさんの薬を病院で処方されていましたが、彼はステロイド剤だけは飲まずに捨てていました。彼の喘息はよくも悪くもならず一進一退でしたが、日常生活はできていました。

45歳の時、鶴見クリニックを受診。水素サプリメントを多用し、食事内容を大幅に変える指導をしたところ、症状は急速に改善。1年もしないうちに完治しました。

この患者さんは次のように証言しました。

「病院の外来で知り合った仲間が5人いました。全員喘息患者で、メールをやり取りして励まし合っていました。彼らはみんなステロイド剤を飲み続けていましたが、この5年以内に5人とも死にました。全員40歳代の若さでした。自分はステロイドを飲まずにいて助かった」

ステロイドを多用し続けると副作用がいろいろ出てきます。最悪の副作用は脳症、骨粗鬆症、胃潰瘍、白内障、そして急死することもあります。

〔多発性硬化症患者（30歳代、女性）の例〕

私は多発性硬化症の患者を3人完治させています。もちろん薬を一切使わずにです。最近は最高の水素サプリメント（抗酸化作用がある）が出てきたので、比較的早く治るようになったのは嬉しい限りです。

3人の多発性硬化症の患者さんは、大学病院で薬漬けにされて、眼も見えにくくなっていたほどでしたが、私のところでよくなり、完治するまで持っていけました。実際の治療法「断食」→「食養生」→「適切なサプリメント」＋「ホルミシス遠赤岩盤浴」の威力はすごいと実感しています。

一方、若いうちから大学病院でステロイドを含む免疫抑制剤を多用され、副作用だらけになってやって来た多発性硬化症の女性患者は悲惨でした。まだ30歳代前半だったにもかかわらず、大腿骨頭壊死により車いすで私のところに来たのです。眼は白内障になっており、近々手術する予定だと言います。大腿骨も手術予定で、胃潰瘍にもなり、薬で治したそうです。これはすべてステロイド剤の副作用です。

しかし、「もう薬を止められない」と彼女は言いました。また家族もこの方針で〝良し〟としていたので、私の治療は全くやらないということで帰ってもらったのでした。

ここまで来るともう薬漬けでやってもらうしかありませんが、病気というより、薬で悪化させていることは誰の目にも明らかです。この人のその後は知りませんが、もう生きていないかもしれません。しかし、こういった人でも、もっと早ければ、しかも副作用が出る前なら、どこまでもよくなっただろうと思います。

私は膠原病科や神経内科の「ステロイド漬け治療」に大きな疑問を持っています。ステロイド剤を多用され、若くして急死しているケースが多いからです。こういった病気はそれこそ「腸」から治せば完治にまで持っていけるのにとつくづく思います。喘息も同様です。

5 アメリカ人の最近の死因と薬のおそろしさ

薬がどんな種類のものであっても、じつは人間には大変におそろしい物質だということを認識している人は少ないでしょう。短期間ならまだしも、長期の服用は大変なことになるのですが、そのことはアメリカ人の死因が如実に物語っています。

次頁の表でわかるのは、アメリカ人の死因の第3位が「医療」となっていることです。これはパロディではありません。「医療ミス」での死が第3位なのです。これは驚きです。25年間ずっとこの有り様だそうです。しかも「少なく見積もって」というただし書きがあります（訴えない場合には数字として計上されないので）。

さらなる驚きは、その医療ミスの中で最も多く死んでいるのが「薬の投与」によってであり、しかも常用量での死が最も多いことです。要は、薬はどんなものでもいかにおそろしいものであるかということが非常によくわかります。

『医者を見限る勇気』（ヴァーノン・コールマン著、日本語版は2014年9月に神宮館で刊行）という本があります。著者のコールマン医師は同書で次のように述べています。

「薬でものすごい数の人が亡くなっている。ヘロインやコカインではなく普通の薬で死ぬ人の方がはるかに多い。医者が市民の健康を脅かす可能性は、今ではびっくりするほど高い」

まさにその通りかもしれません。「薬」と「毒」は表裏なのです。

死　因	死亡者数
心臓病	710,760
悪性新生物	563,091
医療	225,400
脳卒中（脳血管疾患）	167,661
慢性下部呼吸器疾患	122,009
事故	97,900
糖尿病	69,301
インフルエンザ、肺炎	65,313
アルツハイマー病	49,558

■主な死因別死亡者数（年間）

注：アメリカ人の死亡原因として、医療によるものが、がん、心臓病に次いで第3位（年間22万5,400人）になっており、世界一を誇る医療制度が機能していないことを示している。

出典：『チャイナ・スタディー合本版』T・コリン・キャンベル／トーマス・M・キャンベル著、松田麻美子訳（グスコー出版）

原　因	件　数
投薬誤用	7,400
不必要な手術	12,000
病院内でのそのほかの予防可能な過失	20,000
院内感染	80,000
薬物による副作用	106,000

■ヘルスケア（医療）による死亡者数（年間）

注：医療を受けたことによってもたらされる年間の死亡者のうち、入院患者への薬物投与（通常量）による副作用死が最多となっている。

出典：同上

6 デジタル医療ではアナログの人間に対処できない

西洋医療の最大の特徴は、人間をロボットのように考え、部品交換のごとく部品（パーツ）を修理する医療であるということです。

例えば、白内障になれば水晶体を落として見えるようにしたり、狭心症になればバイパス手術をするとか冠動脈拡張剤を投与するとかカテーテルでステントを入れたり、不整脈が出たらアブレーションを行い、正常化したりして部品修理を行って治療します。

このような西洋医療の治療法は、部品修理や取り換えでよくなる場合もあるので、それはそれで価値はあります。特に救急に強いのはこのやり方だからです。つまり、西洋医療の特徴は、デジタル医療（ロボット医療）であり、「対症療法」「対処療法」なのです。

(1) 人間の体はアナログにできている

これに対して人間の体はアナログにできています。食物を食べ、胃や腸で消化された栄養素を腸壁から吸収し、一度肝臓に蓄えた後に血球に取り込み、全身に運び、あらゆる代謝をして生きています。有機的でアナログ的な生き物なのです。けっして部品の寄せ集めではありません。「食べた物が血となり肉となる」という言葉がありますが、まさにその通りです。

食物→胃→腸→肝臓→血液→組織というように、生理的に順番に出来上がった存在が肉体なのです。この根本的な生命活動のサイクルをよくせずに、慢性病は治るはずもないと考えるのは当然ではないでしょうか。

(2) 慢性病を治せない西洋医療

西洋医療が慢性病の治療にからきし弱いのは、アナログの人間に対処できないという特徴があるがゆえにです。

どんな病気でもその病気を生み出す原因があって生じています。ところが、目先治療の西洋医療をやると、大元の原因はそのままのため、いくら修理してもまた新たに症状が出現したり、かえって悪化したりします。西洋医療は原因追究よりも、結果（出現した症状）をどうこうする医療なのです。これでは慢性的な病気は治りません。

シロアリが食って崩れた壁をいくら修理しても、土台に巣食うシロアリを退治しなくては元の木阿弥で、やがて再びシロアリの攻撃が起こります。根本から解決しなくては何にもなりません。

西洋医療は、これまで述べたことから、その要点は次のように導き出されます。

〔西洋医療の長所〕
○検査や分析にすぐれている
○救急疾患に強い

○急性病にも比較的強い
○薬漬け治療である
○部品修理に強く、必要な場合威力を発揮する
○清潔区域がしっかりしていて、殺菌した場を作っている（殺菌に気をつかう）
○病名診断は得意
○対症療法に強い
〔西洋医療の短所〕
○慢性病に弱い
○西洋薬は長く飲み続けると、むしろ毒となって病気は悪化する
○副作用が必ず出現する
○手術は必要な場合もあるが、欠点も多い
○放射線など物理的化学療法も欠点は多い
○薬漬けで必ず致命的な余病（新たな病気）を発症する
○がんの三大医療では寿命が短縮する
○西洋薬そのもので寿命は短縮する

7 欧米における病因探究の動き

１９７１年、当時の米大統領だったリチャード・ニクソンは「がん対策法」を制定しました。建国２００年にあたる１９７７年を目標に、国策として「がん撲滅」を掲げたのです。しかし、莫大な予算を投じた割には少しも成果は上がりませんでした。薬(抗がん剤)の開発にばかり予算を使ったからです。薬などでは、がんは一向に減少しなかったのです。

１９７５年、ニクソンの後を受け継いだフォード大統領は次のように述べました。

「アメリカは医療の先進国だ。医療の発展のために莫大な金をかけているのだから、患者が減ってもよさそうなものだが、患者も医療費も増え続けている。何かが間違っているのではないか。この問題を解決しなければアメリカの未来はない。上院に栄養問題特別委員会を設置し、国家的な大調査をして原因を追求しようではないか」

今にして思えば、フォード大統領の提言は的を射たものでした。この提言を受け、１９７５年に上院が動きました。「上院栄養問題特別委員会」が設置されたのです。長い名称だったことから、後に委員長のジョージ・マクガバン氏の名前をとって「マクガバン報告」と呼ばれるようになります。

マクガバン氏は、１９６１年のケネディ大統領時代に「平和のための食事計画」の責任者を務めた経歴があり、1972年には民主党の大統領候補にもなった人でした。この特別委員会にはマクガバン氏を筆頭に、パーシー、ドール、エドワード・ケネディといった大物議員が名を連ねていました。調査は約2年にわたり、アメリカらしく徹底したものでした。世界中から3000名を超える医学者や栄養学者ほかの学者を集め、過去150年間にわたる資料をもとに調査と考察を行いました。

その内容は、当時の「薬で病気を治す」というやり方（今でもそうですが）とは正反対の画期的なものであったため、草案段階でこのレポートを読んだ議員の多くから「こんなものを出したら大変なことになる」と反対意見が続出し、議会が大騒動となりました。

「書き直して出せ！」とか「出すな！」とか、多くの邪魔が入ったのです。しかし、委員長のマクガバン氏は「書き直しなどできない」と言って全く訂正せず、そのまま発表したのでした。1977年1月のことでした。

(1) マクガバン報告の要旨

マクガバン報告は5000ページにも及ぶ膨大なものでした。その要旨は次のごとくです。

○がん・心臓病・脳卒中など、主要な死因となっている病気の原因は間違った食事である。つまり、病気は「食原病」である。

○特に高タンパク質、高脂肪に偏る肉食中心の食生活が間違っている。

○先進国ほど不自然でひどい食事を摂っている。

○アメリカ人は野菜の摂取が少なすぎる。また、加工食品の多食により、ビタミン、ミネラル、食物繊維が不足している。
○アメリカ人は砂糖を摂りすぎている。
○薬（西洋薬）で病気は治らない。

「マクガバン報告」を支えたのは当然マクガバン氏ですが、上院議員の大物議員たちも協力を惜しみませんでした。そのひとり、パーシー上院議員は食生活を正してとても健康になっていました。

「私は10年前にフンザ（パキスタンの北西部）を訪ねてから、食生活をアメリカ的でないものに変えて以来、健康そのものだ。肥満などとは縁がない。諸君も見習ったらどうだ」

パーシー議員は、当時「ミスター栄養委員会」と呼ばれていました。非常に健康だったからです。

⑵トロウェル博士によるアフリカの疾病調査

マクガバン報告の中にはイギリスのトロウェル博士の調査報告もありました。トロウェル博士は１９４０年にアフリカの田舎に行き、ウガンダなどで30年以上も医療顧問として現地の病気をつぶさに見てきた医師でした。このトロウェル博

系　統	病　名
消化器系	便秘、盲腸炎（虫垂炎）、大腸憩室症、痔、大腸炎、潰瘍性大腸炎、大腸がん、大腸ポリープ、裂孔ヘルニア
代謝および心臓血管系	肥満、糖尿病、心臓病、脚部動脈硬化、アンギーナ、整脈瘤、整脈血栓症、肺動脈血栓症、胆石、痛風、腎臓結石、脳卒中、高血圧
内分泌系	甲状腺中毒症、粘液乳腫、橋本病（リンパ腫性甲状腺腫）、アジソン氏病（副腎皮質分泌不全症）、低血糖症、リウマチ性関節炎、多発性硬化症、骨多孔症、変形性骨炎、悪性貧血、亜急性結合変性（脊柱の変性）、乳がん

1960年までアフリカにはなかった病気
出典：トロウェル博士による米上院栄養問題特別委への提出資料より

士の出した報告書では、1960年までのアフリカには表にある病気はなかったそうです。

ところが、1961年頃から徐々に増加していくことになります。その原因は、ヨーロッパやアメリカから、大量の悪い食物がどっとなだれ込んだからです。乳脂製品、肉、卵、白砂糖、チョコレート……。こういった食品はそれまでのアフリカにはなく、入ってきて初めていろいろな病気が出てきたというのです。

⑶ 20世紀に急増した生活習慣病

19世紀のアメリカはがんや心臓病はないに等しいほど少なかったようです。19世紀の病気は、結核や感染症（肺炎、チフス、他）といった病気による死者ばかりで、信じられないことですが、がんや心臓病、脳卒中などの病気はほとんどなかったのです。

なぜ、がんや心臓病、脳卒中が増加したのか。それこそ、いわゆる「飽食」「美食」の時代が到来したからです。1900年、つまり20世紀になって先進国は豊かになり、飽食の時代になってきました。その結果、次のことが出現しました。
○高タンパク質（特に動物性）
○高カロリー（過食）
○高脂肪
○高精白食（パン・ラーメン・パスタ、他）
○低繊維

がんや心臓病、脳卒中、糖尿病といった病気は、当時の日本では「成人病」と呼ばれていました。この「マクガバン報告」を受けて、「食物とライフスタイルの悪さが病気の原因だ」となり、「生活習慣病」に変わったのは記憶に新しいことです。

マクガバン報告の中に結論的に書かれていたのは次のことです。

「薬や手術に頼りすぎた医学を、健康との関係に留意した医学につくり換える必要がある」

この結論は、それまでの近代医学が見落としていた事実でした。それまでの近代医学は「病気は薬で抑えたり治したりするものである」でした。

「病気を治したり病気に負けない根本は、体が持っている本来の修復力（免疫力）である」

⑷　悪の動き

１９７７年1月に発表された「マクガバン報告」で、アメリカは大変なショックを受けました。しかし、「これが世の中に出ると大変なことになる」と議員たちが言ったように、報告の内容に対立する勢力が大変な妨害を始めました。ひとつは、巨大製薬企業、もうひとつは畜産業界です。薬を用いないで治そうとか、動物性タンパク質を極力減らそう、そしてフルーツや野菜、雑穀パン、雑穀米にしよう、というマクガバン報告は、直接利害の影響を受ける製薬会社と畜産業界によって、同報告は中傷と非難の的となりました。それはすさまじかったそうです。

１９８０年頃、米国栄養学界の内部に作られたのが「公衆栄養情報委員会」でした。リーダー格は3人で全員大学教授。トップはオルソンという人で、メンバーは18人の教授や学者でした。この中で、リベラルで真実を言う人はただひとり、T・コリン・キャンベル博士のみで、あとの17人は全員製薬業界支持派でした。この者たちは巨大企業から恩恵を与えられ続けました。彼らにはコンサルタント料がどんどん入り、見返りに「マクガバン報告」の非難、批判を報導しました。そして彼らは、肉のたっぷり入ったアメリカ風の食事を食べまくったのです。

オルソンはテレビに出演し、肉の多い脂肪たっぷりの食習慣を褒めそやし、「アメリカ人の食生活はすべてよい」と語りました。さらに「マクドナルドのハンバーガーは栄養的に申し分ない」とも言ったのです。人々はこういった動きからやがて「マクガバン報告」を忘れ、肉中心の食事はなかなか改められることはありませんでした。肉がよいとする話は、最近の日本でも出てきています。

(5) マクガバン氏のその後

1977年に提出された「上院栄養問題特別委員会報告（マクガバン報告）」では、畜産業界と製薬業界からすさまじい反発がありました。そして、1980年の上院議員選挙では、マクガバン氏やリベラル派議員5人は中傷の矢面に立たされ、そろって落選してしまったのでした。

マクガバン氏はその後20年間政治的にはまったく不遇な日々を送りました。しかし、彼の人道主義の生き方やリベラルな思想は、アメリカ東部の知識人や文化人には根強く支持されました。そして1998年にクリントン大統領は、彼を国連食糧農業機関（FAO）のアメリカ大使に任命します。その後は彼の業績が讃えられ、数々の賞が与えられるようになりました。

2000年に「大統領自由勲章」、国連世界食糧計画（WFP）の「生命のための食糧援助賞」受賞。

２００２年、ＷＦＰで世界の飢える子どもたちへの支援として、世界学校給食計画「1日19セントキャンペーン」を開始。２００８年には、世界中の数百万人の貧困な子どもたちに通学と栄養価の高い食事を提供した功績から「世界食糧賞」が授与されました。

マクガバン氏は、２０１２年12月21日、惜しまれてこの世を去りました。享年90歳。彼はいつも「何があっても自分の良心は捨ててはならぬ」と言っていたそうです。ＦＡＯ事務局長のグラジアーノ・ダ・シルバ氏はマクガバン氏について次のように語っています。

「脆弱な立場の女性や子どもたちが必要な栄養を摂取できるよう、アメリカの法律を起草し、アメリカおよび海外において学校給食プログラムを強く提唱し、これらにより世界中の数百万人の貧困家庭の子どもたちに学校および日常生活で成功するために必要な栄養を与えることを支援した偉人」

⑹アメリカのその後の動き

製薬業界などから「マクガバン報告」がインチキ呼ばわりされている頃、『アメリカ医師会ジャーナル』(医師会の情報誌)は、ノー・スモーキング運動に対抗して「タバコのよさ」を書き始めました。アメリカの医師会が「タバコがよい」という記事を書いたのだから驚きます。

いやはや１９８０年頃のアメリカはすごいものです。利権のためなら人の健康などかまわず（どこかの国もそっくりですが）、自らの機関誌にタバコの利点を連載し続けたのだからおそれ入ります。しかし、アメリカはそれでも「ノー・スモーキング運動」を開始します。ここがこの国のすごいところです。悪玉派もいれば善玉派もいるのです。

8 「マクガバン報告」以降の食の運動

(1) ヘルシー・ピープル

1977年のマクガバン報告の後、アメリカはいろいろと手を打ち始めました。1979年から、保健社会福祉局により、今後10年間にわたる米国民の健康づくり指針「ヘルシー・ピープル」が始まりました。直近では2010年に「ヘルシー・ピープル 2020」が公表されています。

政府当局や専門家らの議論を重ね、乳児、子ども、未成年、成人、高齢者の5つのライフステージ別に具体的な目標を設定しています。ヘルシー・ピープルは、アメリカ国民の健康、寿命、生活の質を向上させるうえでのロードマップのような役目を果たしているとされていますが、なかなかその目標に到達していないのが実状のようです（2010年での達成率は19％）。しかし、国が率先してこうした目標を掲げることは重要で、同時にそのための具体的な方法なども提示しているのです。

(2) がんの外的原因の調査研究

1981年、アメリカ国立衛生研究所は世界的に有名な疫学者であるイギリスのリチャード・ドー

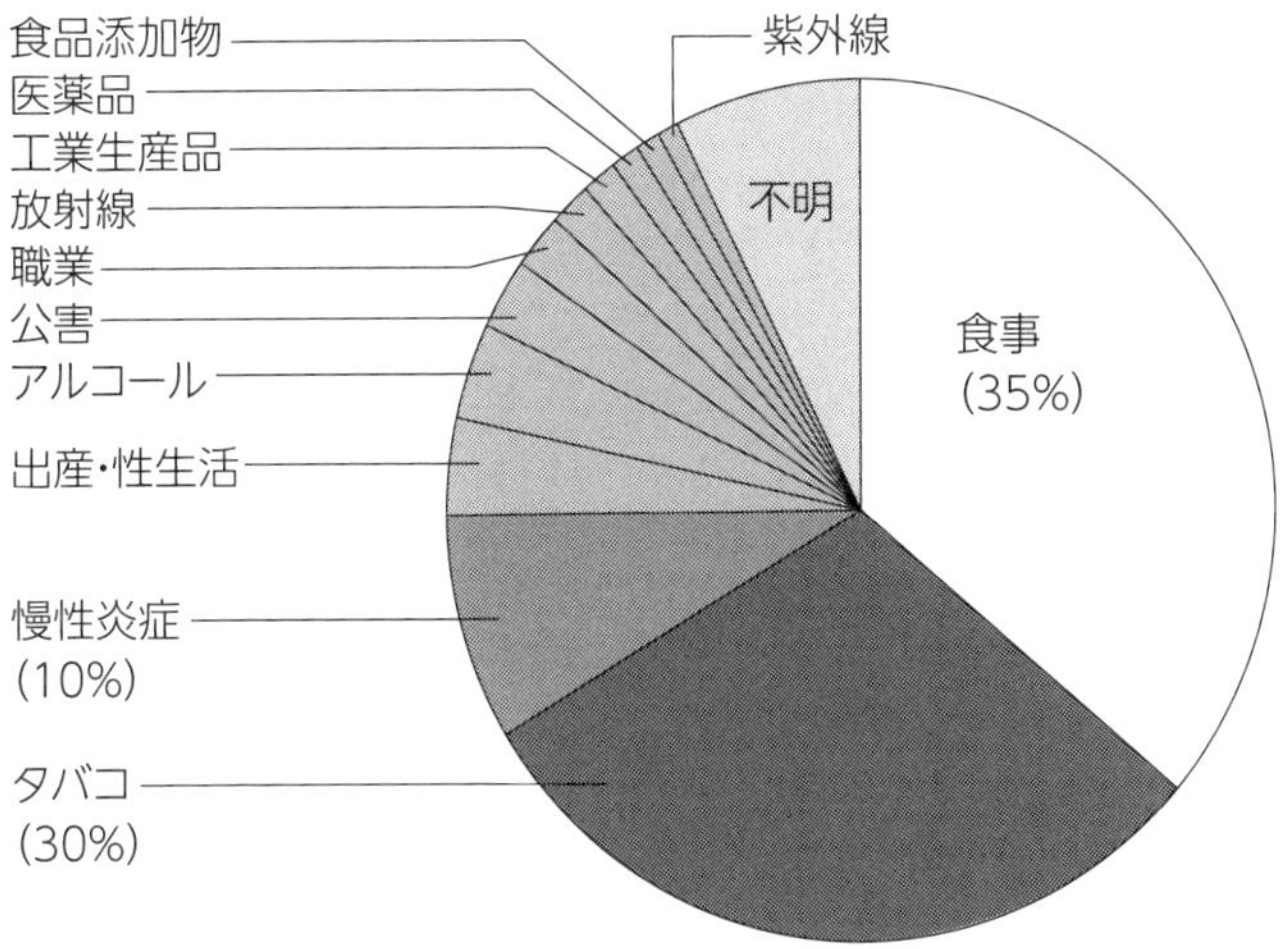

がんの外的発生要因病気
出典：米国立がん研究所「ドール博士のレポート」より

ル博士とリチャード・ピート博士に、「がんの発生要因」を疫学的に明確にしてほしいと依頼しました。その結果が次の図です。

この結果のすばらしいところは、「食事」と「タバコ」のふたつが、がんの原因の65％と言い切ったことです。それまでの医療界の主流は「突然変異のウイルス」でしたが、両博士の報告にはそれは全く入っていません。ストレスも入っていません。ウイルスだとか細菌だとかいったものは現象であり、根本原因ではないのです。

この頃のアメリカ人の中には、「がんの原因」として、食事が悪いこととタバコが意識されていたことがわかります。

一方、日本人の意識はというと、1位がなんと「ウイルスか細菌」と答え、食の悪さは8位です。ウイルス、細菌は現象であり原因ではないことを全く認識できていません。これは、人々がどのようなところから情報を得ているかによるのですが、医療や健康に関することは、政府の公式発表と医療者（医師）からの情報の影響を受けます。つまり、当時の日本の政府と医療者にはその程度の認識しかなかったということです。

(3)『がんの病因学』──食と栄養とがん

１９８５年、リチャード・ドール博士らのがん原因報告を受けて、アメリカ国立がん研究所（ＮＣＩ）は『がんの病因学』という何千ページにもわたる膨大なレポートを作成しました。副題は「食と栄養とがん」です。

この報告書で特筆すべきことは、がんの原因のほとんどが食の間違い（タバコ含む）としたことでした。がん学会にとっては同学会の常識を覆す発表であり、驚天動地の内容であったため、反発もかなりあったそうです。

アメリカは、１９８０年代半ばから次のふたつの運動を開始しました。

○ノー・スモーキング運動

○ベジタリアン運動

（タバコ業界に支援された）医師会がその機関誌を使って、タバコのよさを書き続けたのに対し、アメリカ政府は真実を堂々と訴えたのです。

米国	1	偏った食生活
	2	タバコ
日本	1	ウイルスか細菌
	2	タバコ
	3	ストレス
	4	環境ホルモン
	：	
	：	
	8	偏った食生活

日米のがんの原因に関する意識

出典：厚生労働省研究班による「健康とがんに関する国民意識調査」（日本の状況は、国立がんセンター予防研究部長・金津昌一郎氏の調査による）

ＮＣＩが発表した『がんの病因学』で注目すべきは、「抗がん剤は有害である」と断定したことです。

１９８８年、ＮＣＩ所長のデヴィタ博士は、医師だけを集めた公聴会（講演会）を開きました。その中で博士は「抗がん剤はむしろ増がん剤だ」と発表し、世界中を驚かせました。

デヴィタ博士は「分子生物学的にみても、抗がん剤ががんを治せないことは理論的にはっきりした。がん細胞は自らのＡＤＧ（アンチ・ドラッグ・ジーン）の力により抗がん剤の効き目を打ち消す」と述べたのです。

⑷ ピッツバーグ大学・フィッシャー医師の発表

１９８６年、バーナード・フィッシャー医師は１７００人の乳がん患者の追跡調査結果を発表しました。「根治乳房切除した患者と部分切除した患者では、生存面では全く差はなかった」と。

これがきっかけになって、他の臓器の手術も「縮小手術」へと向かうようになりました。「リンパ節転移の確率は5～15％しかない」とも発表したのです。拡大手術でがん細胞ほかをガバッと切除することは、患者に痛ましい苦しみを与えるだけだったのです。「がん細胞を取れば治る」とした時代は終わりました。……しかし、日本はなぜか「がん＝手術による切除」「(周囲の細胞も）全摘出する手術」がいまだに医療界の主流なのです。

⑸ デザイナー・フーズ計画

１９９０年代に入ると、ＮＣＩは「デザイナー・フーズ計画」を立ち上げました。食品および食品成分の約40種類を研究して、がん予防に効果的な食品ピラミッド図を作成して啓発したのです。

(6) ファイブ・ア・デイ・キャンペーン

1991年にはアメリカがん協会の呼びかけで、「ファイブ・ア・デイ・キャンペーン（運動）」が始まりました。

「1日5皿（品目）以上の野菜と果物」を摂るという運動で、350gの野菜と200gのフルーツを食べようというものです。この運動は、抗酸化栄養素（ファイトケミカル、ビタミン、ミネラル、酵素）をしっかり摂ろうと呼びかけた運動であり、ファイトケミカルと抗酸化物質が注目されました。そして、食生活の悪さやタバコで生じた体の中の活性酸素を排除することが健康への道としたのです。「活性酸素（酸化）が病気の直接原因」とアメリカ（政府）が認めた最初の報告でした。

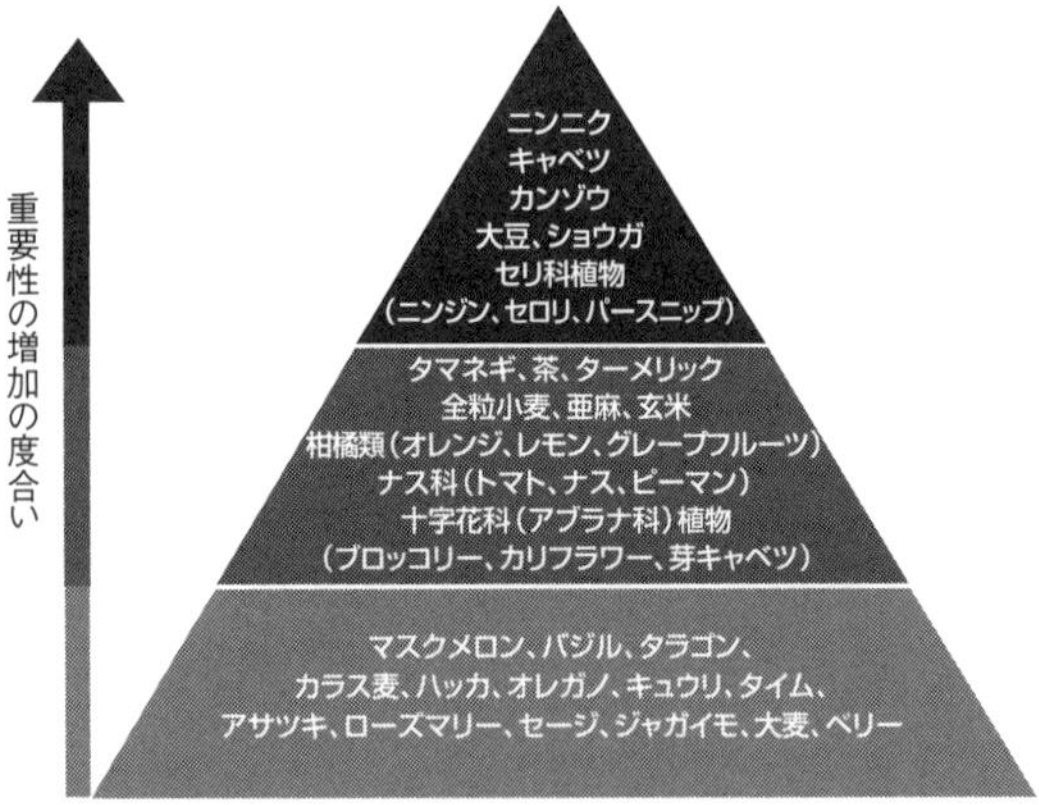

■デザイナー・フーズ・ピラミッド
出典：アメリカ国立がん研究所「デザイナー・フーズ」より

9 史上最大の疫学調査「チャイナ・ヘルス・スタディ」

1983年に始まり1994年に発表（実質的研究は7年）された「チャイナ・ヘルス・スタディ」は、マクガバン報告に優るとも劣らぬ画期的な報告でした。

コーネル大学のT・コリン・キャンベル教授が呼びかけ、その弟子たちやオックスフォード大学、中国医療科学研究院、中国衛生部などが合同で行った史上最大の疫学調査です。テーマは「マクガバン報告の『食原病』という結論は中国で証明されるか」でした。

要は、病気は「食事」や「ライフスタイル」と関連性があるのかないのかという視点で調査が行われたのでした。その結果は、マクガバン報告を100％後押しする内容でした。

『The China Study』としてまとめられたこの調査研究結果では、がん、心臓病、糖尿病、肥満など生活習慣病と言われる疾患は、間違いなく食に影響されていることが証明されました。調査は「中国での疫学調査」と「ネズミによる実験」によって行われました。

(1) 中国の疫学調査

この調査でわかったことのひとつに、アメリカ人男性の心臓麻痺（心臓病）死亡率は中国男性の

17倍にもなっていることがあります。この原因は、アメリカ人男性の肉食過剰にありました。なお、心臓麻痺の原因は「心筋梗塞」と「狭心症」がほとんどで、心筋梗塞が大半を占めていました。また、アメリカ人女性の乳がん死亡率は、中国人女性の5倍でした。これまた、アメリカ人女性の肉食過剰、砂糖菓子過剰摂取が原因と考えられました。

アメリカ人のタンパク質摂取量の割合は、15〜20％と多く、このタンパク質摂取も80％以上が肉でした。一方、中国の田舎の人のタンパク質摂取量はだいたい10％前後で、しかもこのうち90％は植物性のタンパク質（大豆食品）を摂っていました。貧しい中国の田舎の人々は、いわゆるぜいたく病に罹る率が劇的に低かったということです。

例えば、中国では次のような病気は少なかった。糖尿病、がん、悪性リンパ腫、心臓病、多発性硬化症、脳卒中、膠原病、白血病などです。

中国において、がんやぜいたく病が高率で発症するのは、田舎より豊かな都会の地域でした。こうした地域では、収入とライフスタイル上の要因から脂質、肉類、その他の動物性タンパク質をより多く摂取していました。さらに、がんや他の病気の高い発症率は、血中のコレステロールや尿素窒素（BUN）の値に直結していました。高いコレステロール値やBUNは一貫してさまざまながんに関係していました。チャイナ・プロジェクトの調査データでは次のことが明らかになりました。

○コレステロール値と尿素窒素値が共に上がると、がん、心臓病、糖尿病の発症率も上がる
○食事中のわずかな量の動物性食品でさえ疾病率を大きく上げる
○多くの植物性食品を含んだ食事を摂っている人ほど疾病率は低い

この中国を舞台にした疫学調査で浮き彫りになったのは、総じて「動物性食品」が疾病率を高めているということです。

⑵ネズミによる実験

T・コリン・キャンベル教授たちは同時にネズミでも実験を行いました。

ネズミの動物実験では、全摂取カロリーに占めるタンパク質の割合を10〜20%にしただけで、がんが11倍にも増加しました。

この実験で使った動物性タンパク質は最悪と思われます。肉や卵ではなく、さらに悪い質のタンパク質を使いました。その最悪の動物性タンパク質は「カゼインタンパク質」でした。カゼインタンパク質は、牛乳、チーズ、（牛乳の）ヨーグルトに存在するタンパク質です。肉や卵のタンパク質も悪いけれども、それ以上の悪さをするのがカゼインタンパク質です。

その実験結果にキャンベル教授と弟子達は「到底信じられない」と何度も述懐しました。彼らは、中国での調査結果ならびにネズミによる実験の後、「**動物性タンパク質こそが最悪の発がん物質だ**」という結論に達します。

カゼインは牛乳のタンパク質の87%を占める物質です。カゼインタンパク質は「ニカワ」状のタンパク質です。ニカワは木工用接着剤に使われるほどの粘着性がきわめて強い物質です。つまり、カゼインタンパク質は濃い糊、あるいは薄めたボンドのような物質です。分子が非常に大きく、牛にはよいけれども人間にはきわめて不適当なものです。

20％もカゼインタンパクを入れた餌を食べさせられたネズミががんになるのも当然なのです。ちなみに、5％程度のカゼインタンパクの餌群のネズミは、肌は大変光沢があり、活発に動き回っていて健康でした。カゼインタンパク質は少しなら問題はありませんが、20％入れた餌を食べさせたネズミは、実験終了時にはすべてが肝臓がんで死ぬか、死にかけていました。5％のほうはゼロなので、カゼインタンパクが多めに入るだけでスコアとしては0対100です。こうした実験ではそれはありえないので、いかにカゼインが猛毒なものかがよくわかります。

⑶ チャイナ・ヘルス・スタディの結論

この画期的なチャイナ・ヘルス・スタディの結論は次のごとくです。

「プラント・フード・ベース（植物性食品中心）のホール・フード（未精白、未加工の全体食）で構成された食事を摂ると健康になる」

「ローフードのプラント・フードがベスト」

つまり「生野菜やフルーツを多食しなさい。それが健康への道ですよ」ということです。

このすばらしい調査や実験結果も、肉食業者や乳脂肪製品業者、製薬会社などによってものすごく非難、中傷されました。それゆえ、このチャイナ・ヘルス・スタディによる報告のことを、最近では「第2のマクガバン報告」と呼ぶようになりました。

それにしても、この膨大なレポートを勇気をもって日本語に翻訳した松田麻美子氏には心から敬意を表したいと思います。同時に、このチャイナ・スタディを『葬り去られた第二のマクガバン報告』という副題をつけて出版してくれた、グスコー出版社長・佐藤八郎氏にも心から感謝の念を表したいと思います。

「チャイナ・ヘルス・スタディ」に興味を持たれた方はぜひご一読してほしいと思います。全3巻の膨大なものですが、800ページにもおよぶ合本版『チャイナスタディー』も同社から出版されています（2016年1月）。

(4) アメリカの変貌

マクガバン報告やチャイナ・ヘルス・スタディなど、国家プロジェクトとして、あるいは史上最大の疫学調査等により、病気の主因が明らかになりつつあります。

利害が対立する製薬業界の政治ロビー活動などでこれらの画期的な報告は葬り去られようとしていますが、それでも各種の活動などでアメリカ社会にその真実の知識は広まりつつあるようです。

日米の野菜摂取量を比較してみると、野菜の摂取量は、1995年以降はアメリカが上回っています。そして、この差は開く一方です。野菜が増えるということは食物繊維も増えるということです。食物繊維が増えるとがんは減るし、心疾患も脳血管疾患も改善していることがわかります。

1970年当時、アメリカは人口10万人当たり362人が心疾患、163人ががん、102人が脳血管疾患で死亡していました。しかし、アメリカはいくつもの運動のおかげで少しずつ改善していったことは驚きです。

キャンベル教授らのチャイナ・ヘルス・スタディでもわかるように、1993年当時のアメリカ

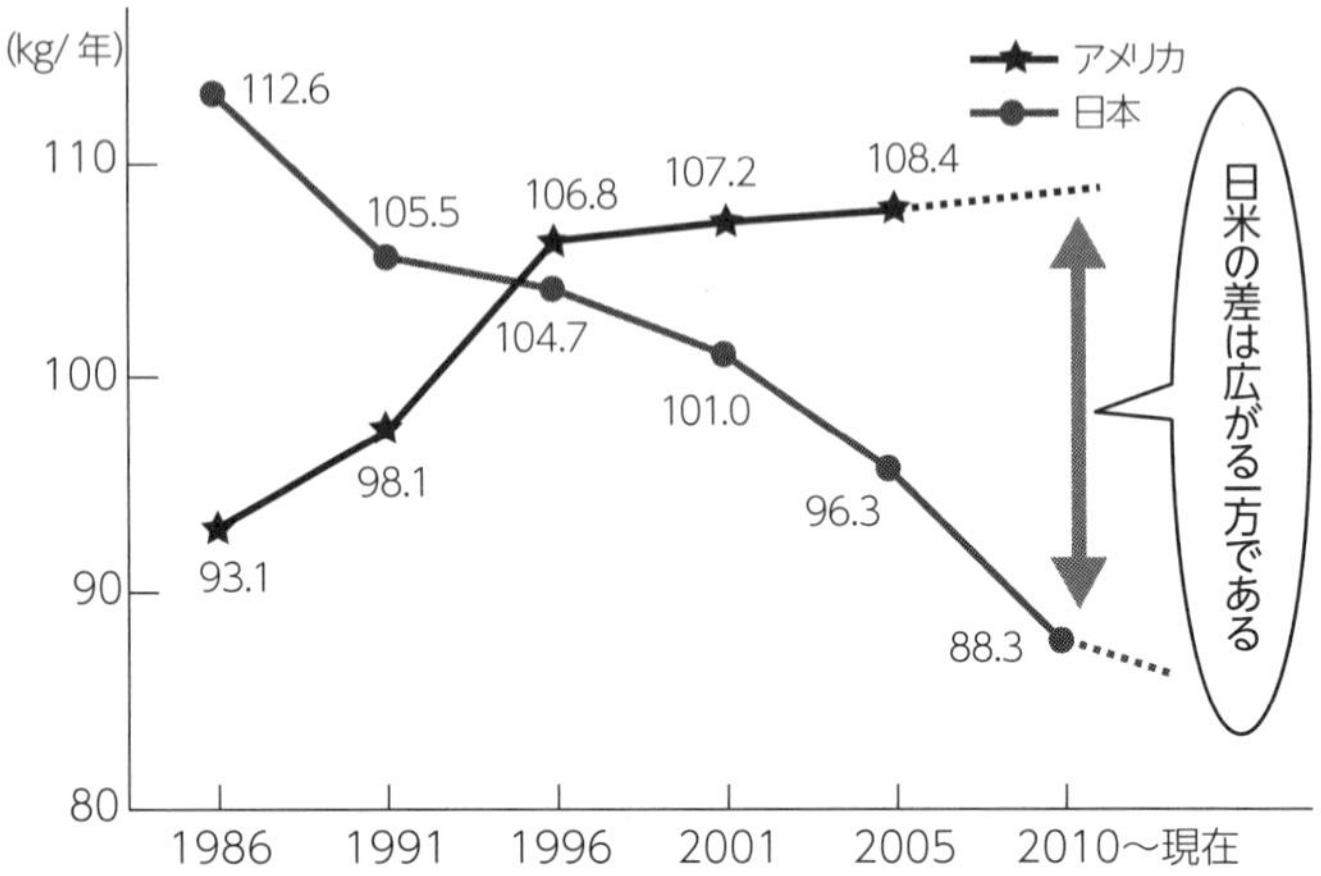

■日米の１人当たりの野菜摂取量
出典：農林水産省「食料需給表」、FAO「Food Balance Seet」

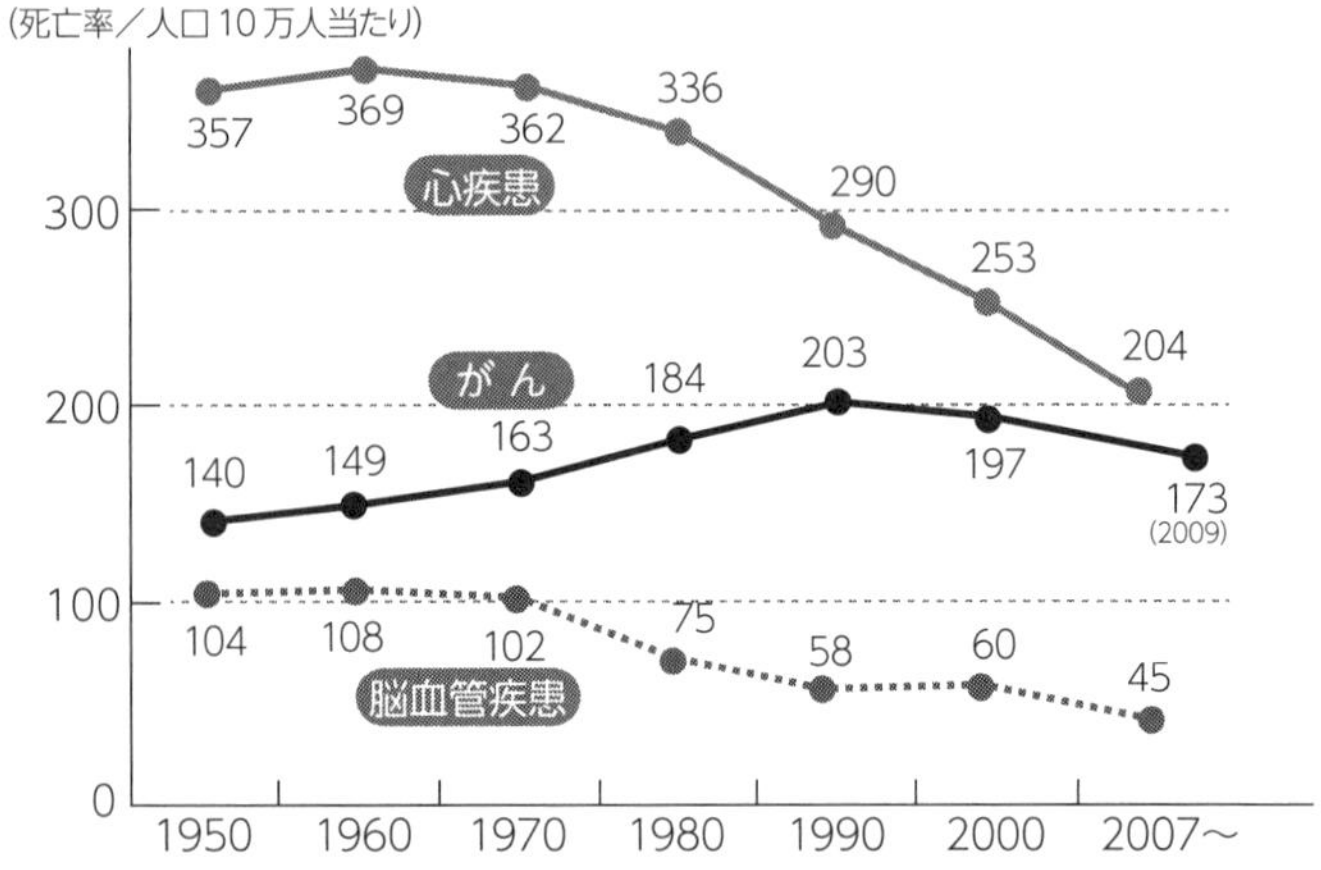

■アメリカにおける死因と人口10万人当たりの死亡率の推移
出典：アメリカ商務省「Statistical Abstract of United States」

がんの部位	食品	
	野菜	果物
口腔	◎	◎
咽頭	◎	◎
喉頭	○	○
食道	◎	◎
肺	◎	◎
胃	◎	◎
膵臓	○	○
肝臓	△	
大腸	◎	
乳房	○	○
卵巣	△	△
子宮体部	△	△
子宮頸部	△	△
前立腺	△	
甲状腺	△	△
腎臓	△	
膀胱	○	○

■野菜・果物のがん予防効果

◎効果が大きい
○効果が期待できる
△予防する可能性がある
出典：世界がん研究基金とアメリカがん研究協会の発表より

人男性は、まだまだかなりの肉食であったことは間違いありません。にもかかわらず、三大疾患（脳神経疾患、心疾患、悪性腫瘍）が改善していったのは、生野菜とフルーツを食べる量が急激に増えていったことが第1の要因です。

1995年には、野菜の摂取量が日本人より多くなりました。日本人は、1986年頃から野菜の摂取量が激減し、逆にアメリカ人はどんどん増えていったことがこのグラフから明確にわかります。その結果が、アメリカにおける心疾患と脳血管疾患の激減に結びついているのです。ただ、がんについては1950年時よりも増えていますが、日本はよりひどい状況です。日本の大病院では相変わらず抗がん剤の使用はすさまじいようです。抗がん剤は近年になればなるほど、高額なものが増えているので、国民の医療費はものすごい額です。２０１４年度の日本の国民医療費は40兆８０７１億円（１人当たり32万円）でした。これでは健康保険制度も破綻してしまうでしょうし、国民負担や公費負担も限界にきています。年間３千万円以上もかかる新抗がん剤がどんどん使われるようになれば、健康保険制度のみならず安価で良質な医療を目指すことが根本から崩れてしまいます。

アメリカはこうなることを予測していました。１９７５年にフォード大統領が「この問題を解決しなければアメリカの未来はない」「アメリカは戦争ならどこにも負けないが、自国民の病気で滅んでしまうだろう」と訴え、上院に栄養問題特別委員会（マクガバン委員会）を設置したのは、医療で国が破綻してしまうことを予測していたからです。いかにもアメリカらしく戦略的に物事を考えるところがすごいところです。

こうして徐々に国民の栄養摂取の内容が変わってきたのです。しかしながら、アメリカでもまだ西洋医療界の力は強く、「薬医療こそが医療」とする風潮は健在です。現在も薬剤業界は驚くほど政治的に強い立場だし、西洋医療が主流であることに変わりありません。大統領選挙のときには共和党にも民主党にも莫大な政治資金を提供して、どちらの陣営が大統領ポストを獲得しても、自分たちの権益は死守しようとします。これも企業戦略というものです。このように既得権益勢力からの抵抗はなかなか強力ですが、それでも、真実の知識が葬り去られたり廃れることはなく、少しずつ確実に、人々に広まりつつあるというのが現状のようです。

第3章

食の間違いが病気を産生する

現代社会はかつてないほど科学技術が高度化し、医療分野においては、物理系、工学系、分子工学系、化学系および生物学、生理学などの最先端技術が導入され、日々新しい医療機器、医薬品が開発されています。また、医療を支える人的資源は、医師、歯科医師、薬剤師、看護師、各種医療関係技師なども大量に輩出され、さらに、世界も注目する国民皆保険制度や公衆衛生環境の整備など、わが国の医療体制は世界をリードしているかのように見えます。

しかし、医療を支えるこれだけの物的・人的・社会的資源が供給されているにもかかわらず、病気（人）が増え続けているのはなぜでしょうか。医療サービス供給体制が十分に整えば、必然的に病気は治っていき、病人は減っていくものです。

それがどうも、わが国においては、病気が増えていく別の〝病巣〟がありそうです。

1 病気（人）が増え続けている

この20年で見ると、糖尿病、脂質異常症、高血圧症、悪性新生物（がん）の患者数が一貫して増え続けています。これらは、いわゆる「生活習慣病」とされるものです。

もっと長期間で見ると、１９５５年（昭和30年）と比べて現在は、例えば前立腺がんは５００倍、糖尿病は４００倍、潰瘍性大腸炎は４００倍、大腸がんは10倍にも増えているそうです。「人口が

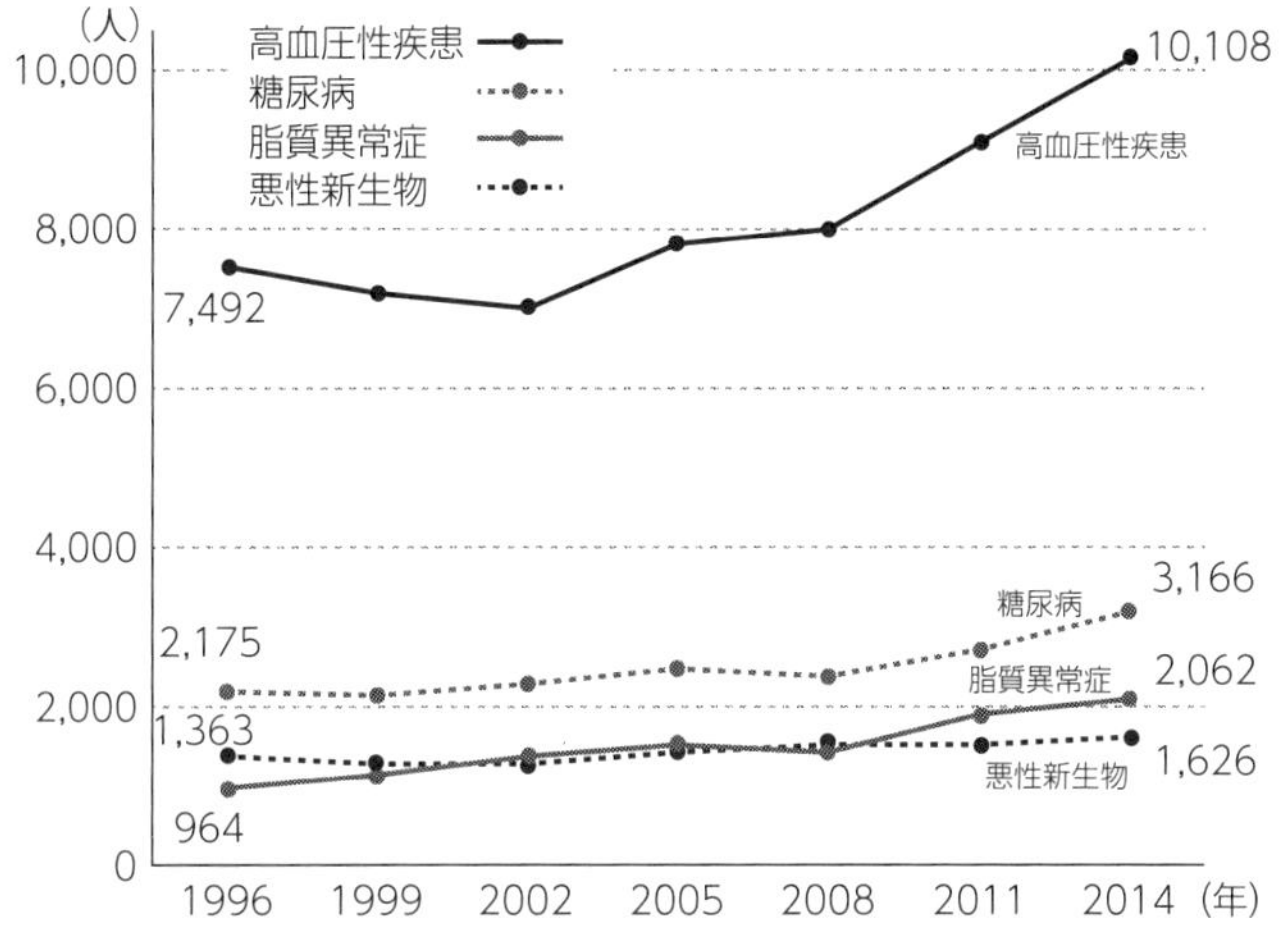

日本人の生活習慣病患者数の推移
出典：厚生労働省「患者調査」より作成

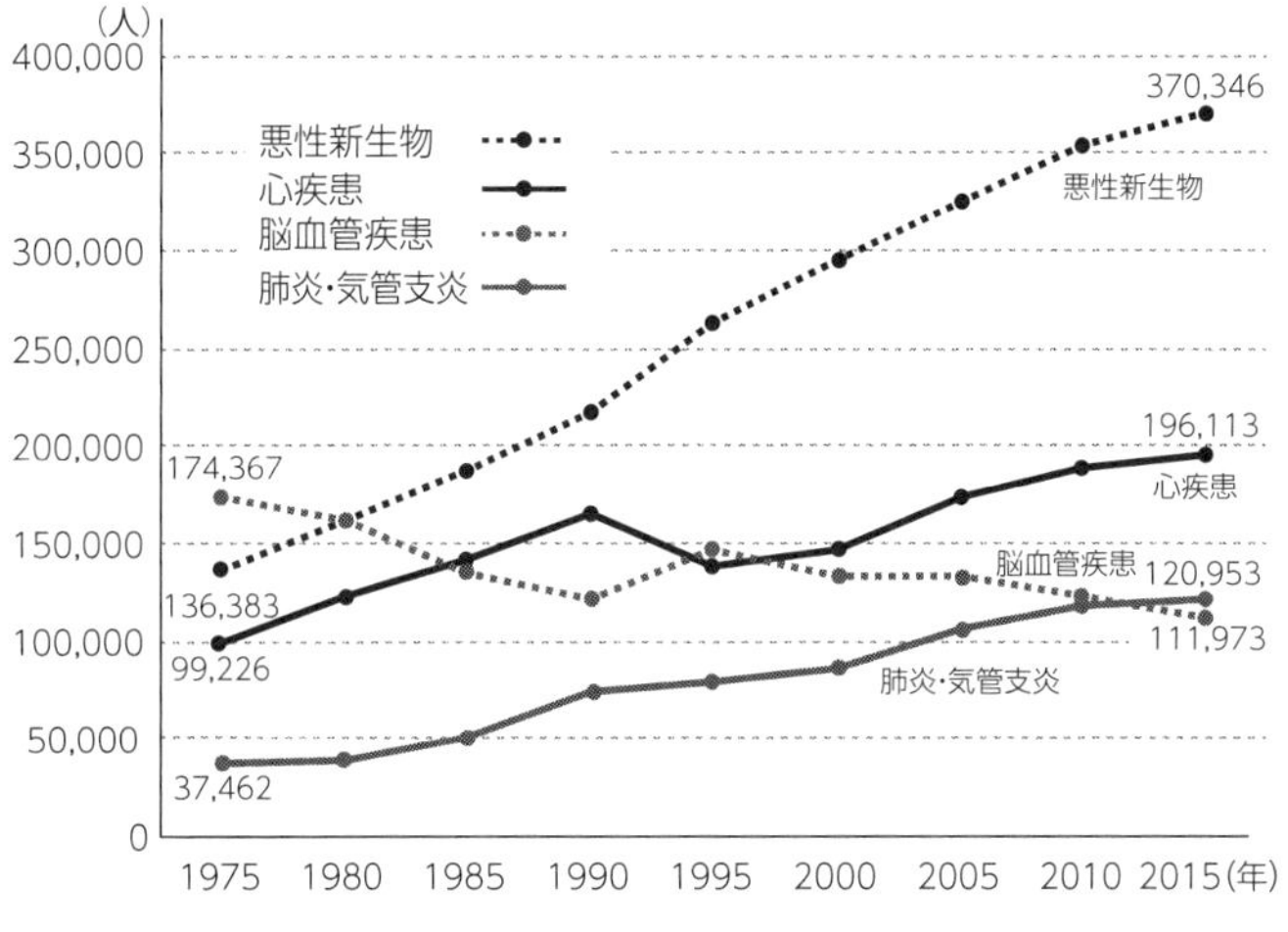

日本人の主要死因の推移
出典：厚生労働省「平成27年人口動態統計」より作成

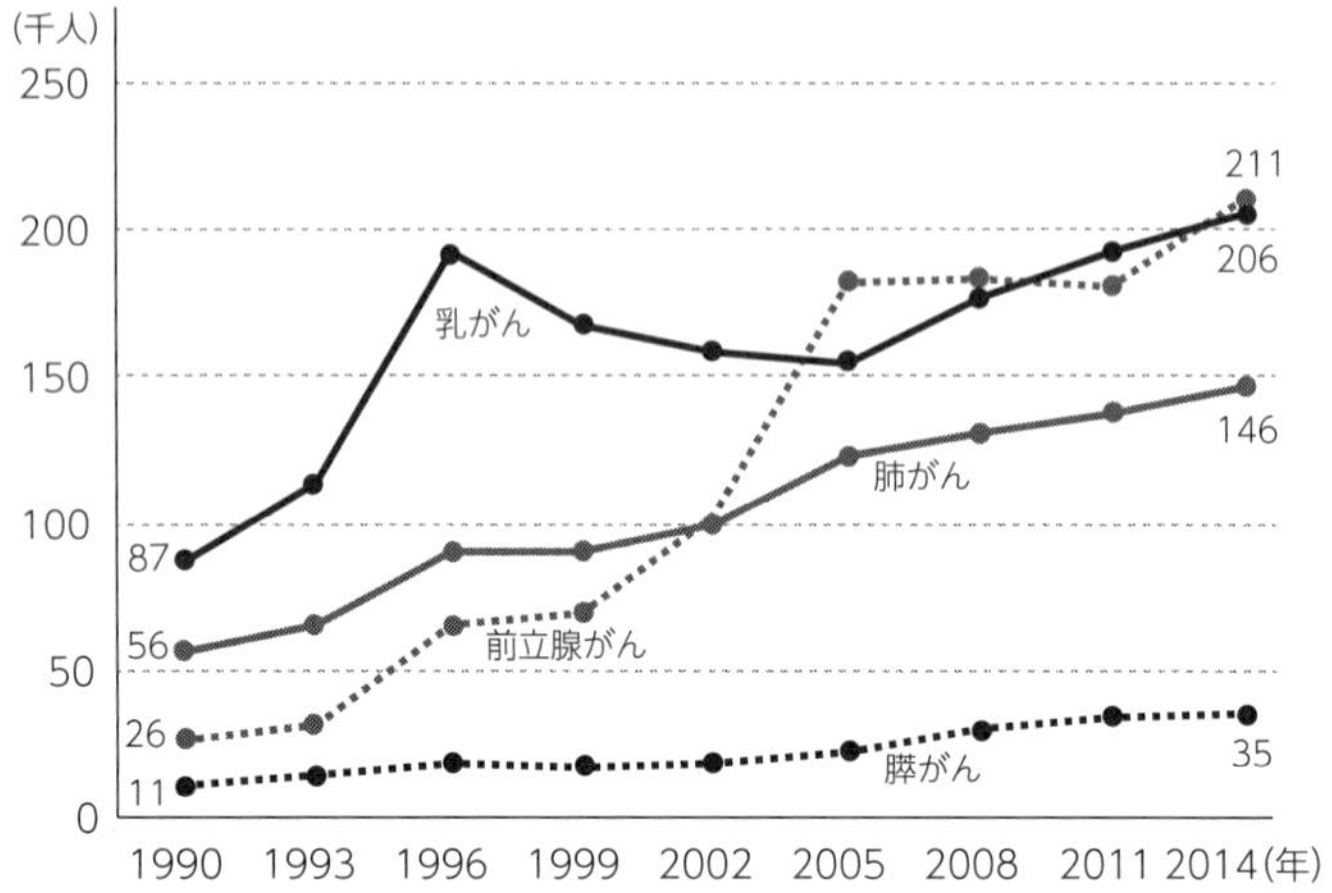

日本で増え続けている主ながん
出典：厚生労働省「人口動態統計」

増えたからではないか」などというのはとんでもない誤りです。人口は昭和25年と比べても1・5倍ぐらいしか増えていないのです。この5年（平成22年〜27年の国勢調査）では、日本の人口はすでに減少に転じています。

生活習慣病がかくも増えた原因は、いかに「食事内容」が悪くなったかに尽きます。医師の数、医療機関、医療機器・医薬品の発達など医療環境は間違いなくよくなっているからです。

これらの疾病のうち、最も深刻なのは死亡率が高い「がん」でしょう。１９８０年以降今日に至るも、日本人の死因の第1位を占めています。がんはまた、最近話題になった高額抗がん剤（年間数千万円もする新薬もある）で象徴されるように、治療費が非常に高額になります。

最も多額の国民健康保険費を使っているのは「がん」です。そこで国は２００６年に「がん基本対策法」を成立させ、早期発見の推進や医

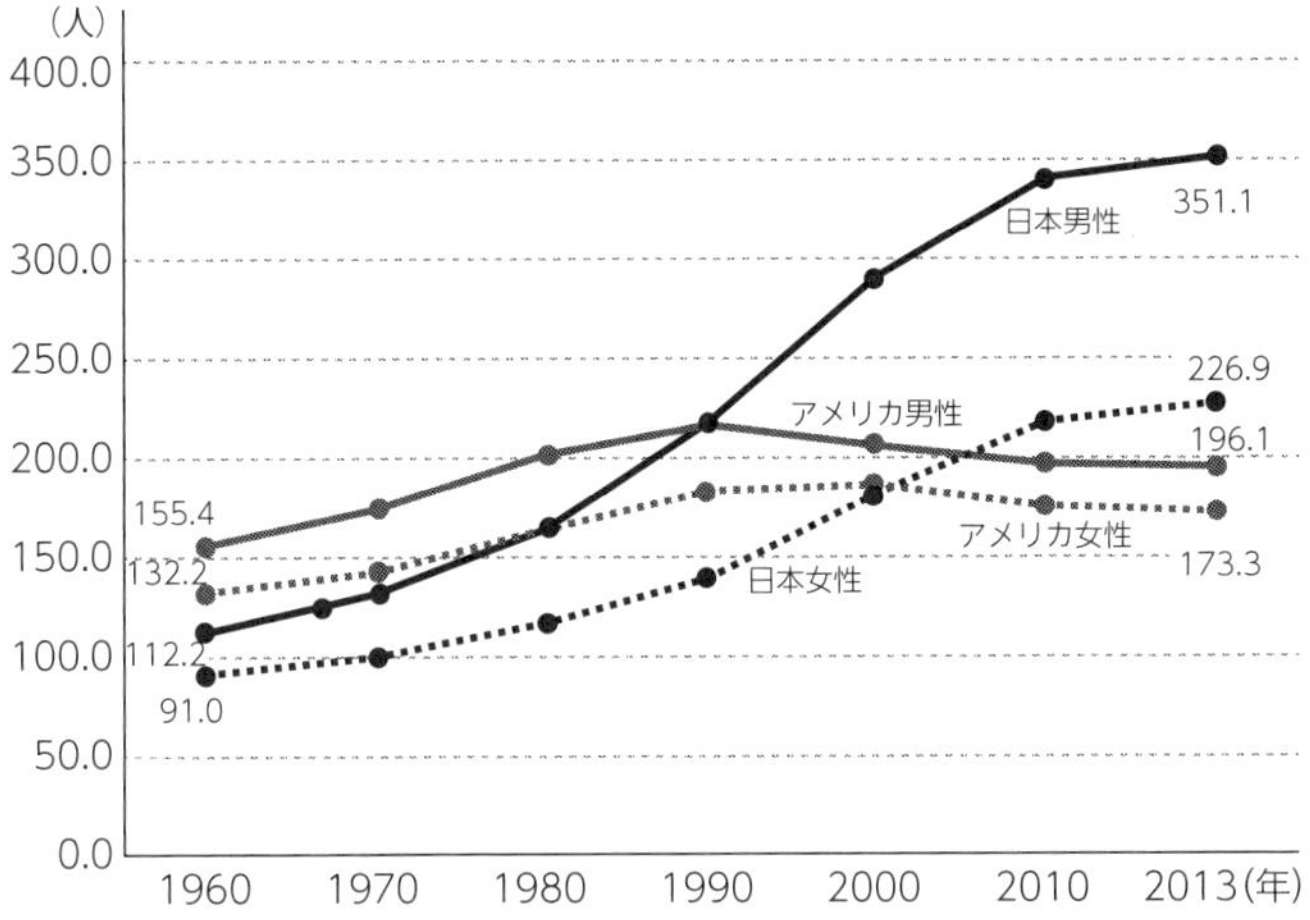

■日米のがん死亡率推移
※人口10万人当たりの死亡者数
出典：WHO「Cancer　Mortality Database」より作成

療機関の整備、研究（薬や放射線治療）の促進などに力を入れてきました。しかし、驚くべきことにがんによる死亡者数は減るどころかこの30年間で約2倍も増えています。

(1) がんによる死亡者数比率はアメリカより日本のほうが高い

このようながんの増加傾向を続けている国は、世界の先進国の中で日本が突出しています。欧米諸国では毎年約1％程度、がんによる死亡者が減っているのです。

がんによる死亡率を日米で比較したものが上のグラフです。これは、WHO（世界保健機構）が発表しているがんに関するデータにより作成したものです。これによると、人口10万人当たりの粗死亡率では、1960年の時点では男女ともにアメリカのほうが高かったのが、男性は1990年に、女性は2005年に逆転して、以後、日本人のがん死亡率はずっとアメリカを上回っています（前図）。しかし、これは年齢構成を考慮していない粗死亡率なので、高齢化率がアメリカよりも高い日本のほうが（2015年時点でアメリカ14・8％、日本26・7％）がんの罹患率や死亡率が高いのは当然としても、年齢調整後においても、男性は2000年に日米逆転して、日本人男性のがん死亡率はアメリカを上回っています。

これに対して、かつて病人大国の筆頭だったアメリカは、あるきっかけを境に、少しずつよくなってきました。それは、第2章で紹介した「マクガバン報告」からでした。

日本におけるがんによる死亡者数は前掲のグラフ「日本人の主要死因の推移」にあるように、1970年代から増加し始め、2001年には30万人を突破。2015年には37万340人、35年で2・7倍に増加しました。健康診断や人間ドックの普及によってがんが発見されることが多くなり、病名が明確になったこともあるでしょうが、これはどう見ても異常な増加です。

また、がんなどの生活習慣病以外の疾病についても増え続けているものが少なくありません。これらのデータを見ると驚くべき状況です。技術の進歩とともに人間生活は改善されていくのが普通ですが、医療については、真逆のことが起こっているようです。

⑵ 激増する日本の慢性病

このようなデータを見て特筆すべきは、人口の増加など比較にもならないほど、がんを含む生活習慣病その他の疾病が増えていることです。

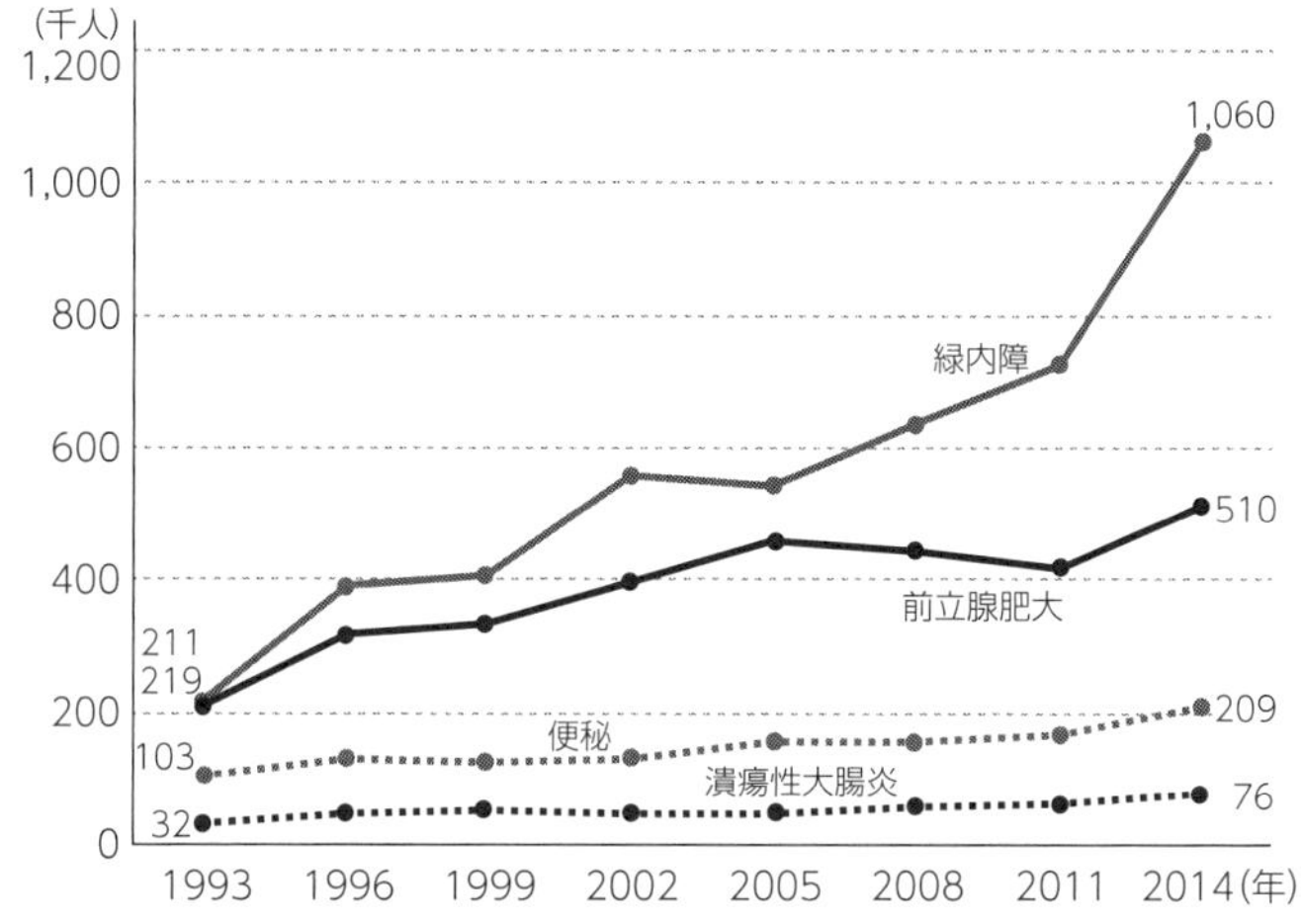

日本で増え続けている主な病気(1)
出典：厚生労働省「人口動態統計」

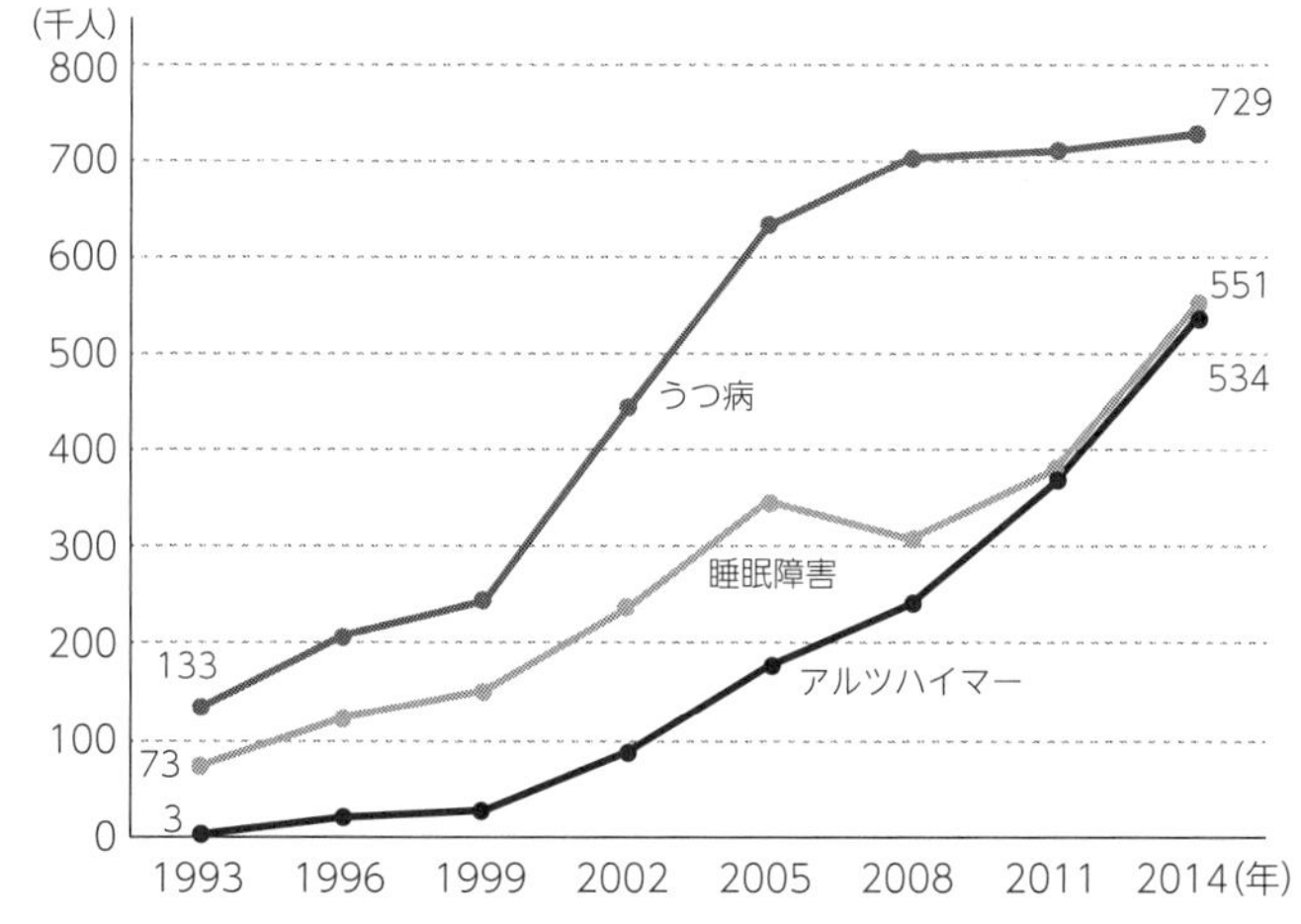

日本で増え続けている主な病気(2)
出典：厚生労働省「人口動態統計」

例えば、前立腺がんは1990年(平成2年)には2万6000人だった患者数が、2014年(平成26年)には21万1000人と約8倍も増えています。身体の疾病もさることながら、さらに気になるデータがあります。アルツハイマーやうつ病、睡眠障害が急増しているのです。日本は「がん大国」であると同時に「高ストレス社会」でもあるようです。

どうしてこのような現象が起きているのか――ひとつの例として糖尿病について考えてみます。前掲のグラフでは、糖尿病患者数は1996年(平成8年)に217万5000人だったのが、2014年(平成26年)では316万6000人と大幅に増加しています。これは病院やクリニックで治療を受けている患者数ですが、糖尿病および糖尿病が強く疑われる人は、1955年(昭和30年)に5万人ぐらいだったのが、2014年(平成26年)には2000万人と激増しています。1955年(昭和30年)と比べて400倍にも増えているのです。人口は1・3倍しか増加していないのに、これは異常もいいところです。美食・飽食の時代になったとはいえ、日本人がかくも糖尿病になりやすい体質に変化したとは考えられません。これは、病人が増えたこともさることながら、医師がうまくコントロールできない場合に、すぐにインスリンを打つせいでしょう。このため本物の糖尿病患者に仕立てあげられてしまったのではないかとさえ思います。このことは第4章の糖尿病の項で詳述します。

現代は美食のオンパレード。血糖はちょっとしたことで上がります。それを簡単にインスリン注射でもしようものなら本当の糖尿病になってしまいます。ちょっと上がってしまった血糖などは、食事療法や断食をほんのちょっとだけやればすぐに元に戻ります。本当の糖尿病ではないのです。

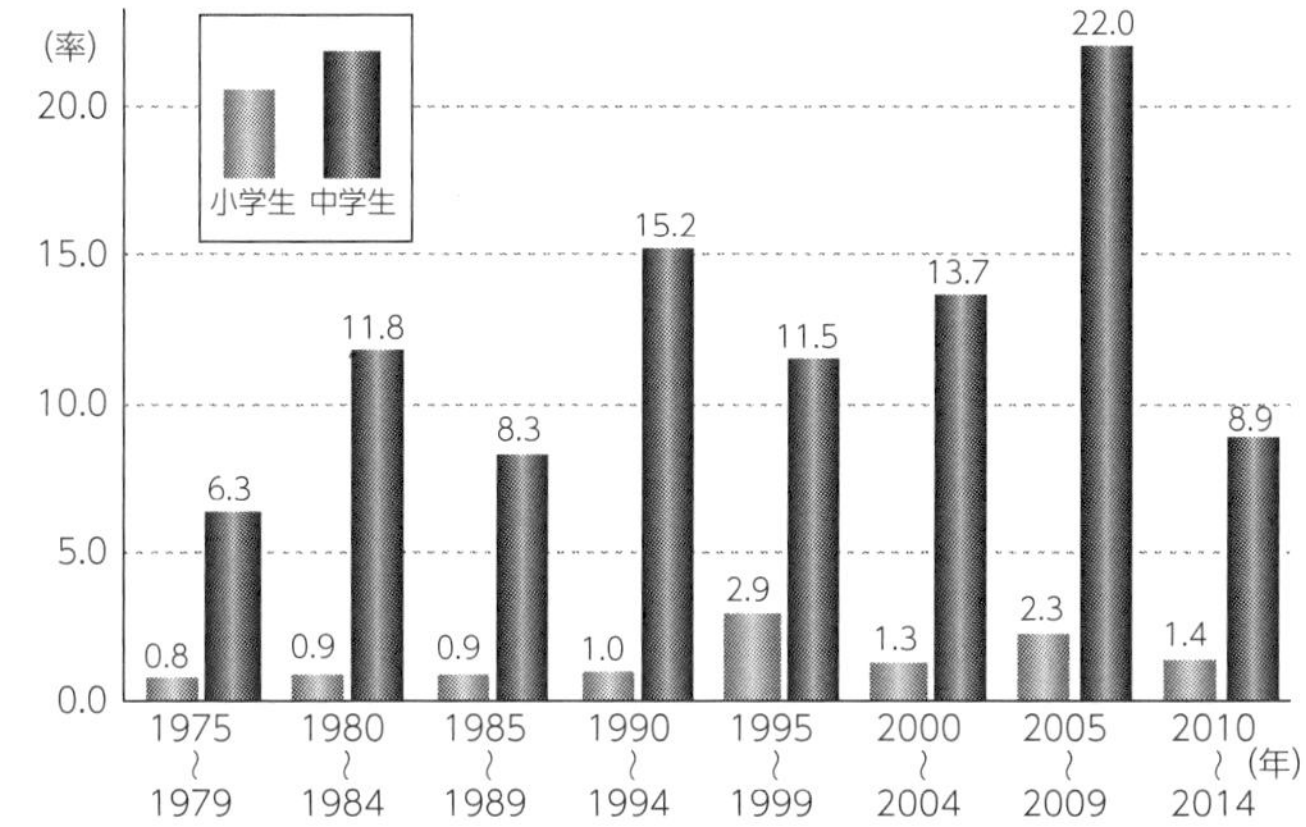

■小中学生における２型糖尿病発症率推移（人口１０万人当たり）
出典：東京都予防医学協会「小児糖尿病健診の実施成績」より

よいファスティング（断食）こそ本当によくなる治療なのです。それをやらずに、すぐに薬（糖尿病薬）を処方したり、インスリンを打つのが今の医療です。美食、過食は相変わらず続いている社会風土ですが、薬など毒の上塗りをしたうえ、インスリン注射という最悪の手段を使ってしまう。これでは、本来治るはずの人が体質悪化のまま糖尿病患者に仕立てあげられてしまっています。

１９８０年代に「成人病」が「生活習慣病」と言い改められた背景には、食事が原因とした「マクガバン報告」を知ったことによるのですが、一方、子どもがこういった慢性病を患うことが増えたことも一因です。成人になると発症するのではなく、子どもでも生活習慣で発症するということです。

１９７５～７９年（昭和50～54年）の糖尿病の発症頻度は、10万人あたり中学生で６・３人、小学生で０・８人ですが、２００５～２００９年（平成17～21年）には、中学生22・０人、小学生２・３人と、大変な増加です。

これなどはまさしく「高GI食」（※GI＝グリセミック・インデックス。血糖値の上昇を示す指数）と「肉食」の弊害が出た結果でしょう。そして、食事には少しも注意をせずに薬漬け治療をした結果、小学生、中学生で本物の糖尿病になってしまうのです。小・中学生でインスリンを打っている子が結構いるというから本当に驚きです。このことからも、「食原病」＋「医原病」により、病人は急増しているのです。

(3) 病気は食原病

こういった例を見ていくと、病気（慢性病・難病）の多くは、食事が原因の「食原病」であることがわかります。1型糖尿病でさえ「食原病」と言えるのです。第2章で述べた「マクガバン報告」でも「チャイナ・ヘルス・スタディ」でも、そのことを明確に証明しています。

現代においても、いやむしろ（飽食・過食の）現代社会だからこそ、食養生の意義は大変大きいと言えます。病気の原因にはいろいろありますが、その最も大なるものは、人間がどのようなものを摂取しているか、つまり「何を食べているか」「どのような食生活をしているか」に尽きるのです。

かつて、がんの原因には、遺伝説、細胞突然変異説、ウイルス説、あるいは化学物質汚染、心因性など、その時代によってさまざまなことが浮上していました。しかし、そのどれも正鵠を得ていません。病気の多くは生活習慣、なかでも食事であることは明々白々のことです。医療従事者がこのことをどれだけ認識して、日々の医療を行っているかということがとても重要です。

2 「食」の急激な変化

「飽食の時代」と言われて久しい。いつの頃からそう言われ始めたのでしょうか。少なくとも１９８０年代後半のバブル期の頂点の頃は、飽食の頂点でもありました。しかし、バブル経済のはじけた時代を過ぎて新世紀の２０００年を迎え、それから17年も経ちます。しかし飽食は相変わらず続いています。

外国人の知人が日本のテレビ番組について指摘して言うには、「日本は〈食べる〉番組がものすごく多い」のだそうです。確かに言われてみればその通りで、芸能人、タレントが街歩きしながらレストランを訪ねていく番組とか、有名人御用達のA級グルメとか、旅行番組には必ずその地方や旅館の自慢料理が紹介されるなど、どこかのチャンネルで必ず「食」が題材になっています。日本ではこれが普通だとなんの感慨も抱きませんでしたが、外国人から見るととても奇異なことのように映るようです。もっともそれだけ日本は食文化が豊かなのですが……。

さて、飽食という言葉はともかく、食事の質、内容、食事の摂り方、そして考え方がすっかり完全に一変したのは、やはり戦後からです。特に経済が安定し始めた昭和30年代後半からは、さまざまな文化と共に「欧米の食文化」が隆盛を誇るようになっていきました。世の中が平和になり経済が安定して豊かになったとき、真っ先に進行していたのは、食生活の変貌でした。いつの日からか「グルメ」という言葉も聞かれるようになりました。

戦後の食生活の変貌は、じつは歴史に残るほどの革命的な変貌であったのですが、不思議なくらいスムーズに家庭に侵入し、根づき固着してしまったのです。

戦後になっていつの日からか、日本の家庭の食卓は、タンパク質が必要との固定観念から、肉や魚や卵が必ず食卓につくようになり、牛乳やチーズ・バターが姿を現わし、それらがいまや必需品となりました。また、朝食が重要視されるようになり、主食にパン食が加わり、「30品目のおかず」摂取の指導がなされた結果、おかずがバラエティに富み量も多くなりました。さらに、朝昼晩3食の食事摂取の定番化、午前10時と午後3時のおやつの習慣化、食後のデザートの摂取、世界各国の食事（民族食を含む）摂取の容易化、砂糖の消費量の増加などといったことが当然のごとく常識となってきたのです。

同時に外食ブームも重なり、本当に多種多様の食事処（レストランほか）が出現し、人々の胃袋を簡単に満たすことができるようになりました。こういったことは、じつは長い歴史からみれば、まったく短期的であり、革命的な出来事でした。

今の日本人は、このようなことは常識のことと思うでしょうし、あたり前のように受けとめています。しかし、もう一度繰り返しますが、これらのどれひとつとっても長い日本の歴史の中では初めてと言ってよいほどの経験であり、すべて新しいことであったのです。ところが、日本人はなぜこうも簡単にこの新しい全く初めてのことを受け入れ、常態化してしまったのでしょうか。

(1) 戦後になって革命的に変わった日本人の食事

食事の内容が変わるなどということは、そう簡単ではないのです。アメリカが戦争に勝ったからといって、敗戦国がすべてアメリカ食になるなんてことはありません。実際、第２次世界大戦の同じ敗戦国であるイタリアで、アメリカ食が好んで食べられているなどということは聞きません。

戦前までは常識化していなかったこと（戦後に行われたこと）、日常的でなかったことを整理すると、次のようになります。

○主食は少なく、おかずはバラエティに富み種類を多く（理想は30品目）
○朝食はしっかり栄養のあるものを摂取
○朝食、昼食、夕食という１日３回の食事の固定化
○午前10時と午後３時がおやつの時間となった（間食が増加）
○三大栄養素（タンパク質、脂肪、炭水化物）の確実な摂取、特にタンパク質が大切と強調
○砂糖消費の増加
○添加物の増加
○残留農薬の増加
○世界各国の特徴ある食事の参入
○牛乳の増加とチーズ・バターの増加
○パン食の増加

○油の増加（特にリノール酸油、トランス型油の増加）
○加工食品の増加
○肉食の増加
○南方産果物の食卓参入
○海外食品の輸入拡大
○生野菜は冷えるので、煮たり炒めたりしたほうがよいという調理指導
○フルーツも同様に体を冷やすので、減らしたほうがよいという栄養指導
○季節に関係なく食物摂取が容易
○2000年を越えて日本は野菜の摂取量が減少した

戦後も早70数年以上経ちました。そして、この70数年間で日本人の栄養の摂り方も大きく変わったのです。最も大きく変わったのは先に列記した通りですが、まとめると次の6つです。

○高タンパク質（特に動物性）
○高脂肪
○高糖分（砂糖）
○高カロリー
○低繊維
○酵素不足

これらに加えて、医師や栄養士の間違った栄養指導も悪い食物摂取を助長する要因になったことは間違いないことと思われます。

こうした食生活の変化は、日本の国際化や経済発展による物質的生活の豊かさの向上がもたらしたことも要因として挙げられますし、このほか食品保存方法の確立（冷蔵庫、真空パックや添加物など）や西洋的栄養学の教育（カロリー重視）、マスメディアによる情報の拡散、大量宣伝などによって、日本人の食生活のスタイルは大きく変わってきました。それは今日も続いています。

(2) 慢性の病気の増加は食事の変化が主原因

戦後の食生活の大変化によって、いったい何が起きたのでしょうか。

まず第1に指摘しなければならないのは「慢性病の増加」です。戦後になり、ほとん

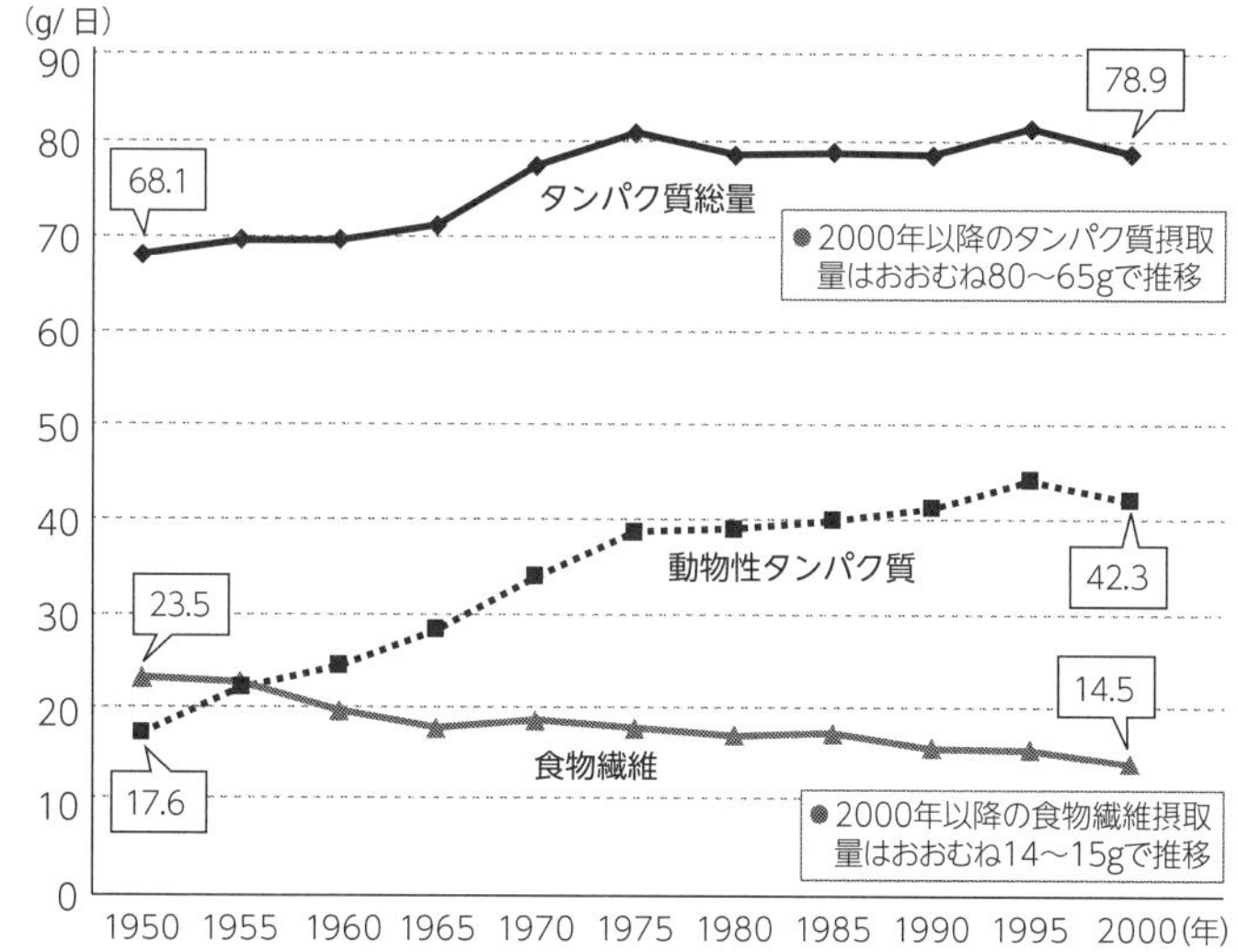

日本人のタンパク質摂取量と食物繊維摂取量の推移（g／日）
出典：厚生労働省「国民健康・栄養調査」等より作成

どの病気の罹患率は高くなり、がんの死亡率もいくつかのものを除いてずっと増え続けています。病院も増え、医師も増えているのに、病気は少なくならず、減りに減った結核が再び増加し始めています。こういった現象がまさしく食事の大変貌と関係があるのは、誰の目にも明らかだと思われます。

欧米人がよく罹患する病気にアフリカ人がならないのは食物繊維の摂取量が多いことを発見したイギリスのトロウェル博士は、アフリカの病気の増加について報告しています。アフリカ人は、今は全世界のどこにでも見られるこのような病気に1960年までは罹患しなかったそうです（第2章99ページの表参照）。また、欧米人がアフリカを侵略して後、圧倒的にこれらの病気が増加していきました。食物が病気の原因であることが、この報告でも明らかです。

(3) 飽食による血液のルロー化

人間が美味しいものを食べたい、それもたくさん食べたいと思うのは、いわば本能です。「食欲」という本能は人間を支配する誘惑であり落とし穴です。いかにこれを克服するか――神は大変な試練を与えたと思わざるを得ません。先ほど列記した戦後に変化した食生活の形態は、言ってみれば、旨い物のオンパレードみたいなもので、また、量的な満足感もおおいに満たすものです。

ところが、この「旨い物」も「量の多さ」も「質の悪さ」も病気に直結するのです。これは大変な誘惑と言えます。旨ければ旨いほど、多く食べれば食べるほど、健康になるのならどんなによいことかわかりませんが、残念なことにその正反対なのです。そういった矛盾を戦後ほど見せつけられた時代はないと思われますが、食と健康の関係はまさにその代表と言ってよいでしょう。

それでは、なぜ旨いものがいけないのでしょうか。なぜ食べすぎてはいけないのでしょうか。それは端的に言えば「血が汚れる」からです。旨い物と言えば、鮨であるし、ステーキであるだろうし、トンカツ、ハンバーグ、天ぷら、カレー、ギョウザ、中華料理、イタリア料理、フランス料理、韓国料理……と次々と浮かんできます。

よく子どもの好きな食事で、しかも小児成人病になりやすいものの頭文字をとって、次のように言います。

ハハキトクオカーサンラヤスメ

これは、次の食事の頭文字です。

ハンバーグ、**ハ**ムエッグ、**ギ**ョウザ、**ト**ースト、**ク**リームシチュー、**オ**ムレツ、**カ**レーライス、**サ**ンドウィッチ、**ラ**ーメン、**ヤ**キソバ、**ス**パゲッテイ、**メ**ダマヤキ

こういった食品の特徴は、どれもだいたいタンパク質が多くて脂っこいものばかりなのに気づきます。この脂っこいもの、タンパク質の多いものは、人間の味覚によくマッチして、どうも「旨い」と感じる味のようです。しかしながら、この旨い物は血が汚れる原因となります。これは、赤血球の顕微鏡画像（光学１０００倍）を見ればはっきりわかります。ほとんどルロー（赤血球連銭形成）という状態を形成したり、その集合体となったりするのです。

血液のルロー化は血行を悪くして多種多様な病気の元になりますが、これについては第４章で解説します。

3 過食の害

食べすぎがいけないのは、前述のように赤血球がルローを形成し、そのことが血の汚れにつながり、芋づる式にさまざまな悪しき状態を引き起こすからです。

さて、この過食の害についてすばらしい報告があります。石原結實医師の『「体の冷え」を取るとなぜ病気が治るのか』（文化創作出版）という本の中に記載されているので、これを紹介させていただきます。

アメリカ、ミネソタ大学医学部教授M・J・マレイ博士が、世界的にもっとも権威のあるイギリスの医学誌『Lancet』（1977年1月号）に興味ある論文を発表しています。「飢餓が病原菌の感染に対して抑制的に働く」という要旨です。

1975年、博士らは飢饉のサハラ砂漠を訪れ、遊牧民に食糧を与えたところ、その食糧供給が始まってから間もなくして、突然にマラリアが発生してきたという事実を端緒にして、以下に述べるようないろいろな事例をも考察、検討を加えて結論づけたのです。

「エチオピアのソマリア遊牧民にも、飢餓の時、食糧の供給が行われると、マラリア、ブルセロージス（波状熱という感染症）、結核などが起こってきた」

「中世のイギリスにおける痘瘡は、貧しい人々より金持ちの人々をより多く苦しめた」

「第一次大戦中に発生したインフルエンザにおいては、十分に栄養の行きわたっている人々に最大の死亡率が示された」

「第二次世界大戦のとき、ある過密状態にあったキャンプにおいて、低栄養状態におかれた人々が、ハシカやチフスに対して最低の罹患率を示した」

……（中略）……

「インドにおいては乾期になり草木がなくなると、動物（家畜）の餌が少なくなり、動物はやせ細るが、その時、家畜の罹患率は最低になる。一方、モンスーンの季節になり、新しい草が茂り、それを食べて動物が太ってくると、動物の流行病が急に増えてくる」

……このように栄養過多が感染症を誘発することをマレイ博士は指摘しています。というのは、極度に栄養状態の悪化している患者に静脈からの点滴により高栄養を与えると、重篤な感染症を起こしてくる例がしばしばあることがわかってきたからです。

こうした事象を説明するメカニズムとして、同博士は、「われわれが食べる食物中の栄養素は、われわれの身体の維持よりも病原菌の分裂、増殖のほうに利用されるのだろう」と指摘していま す。つまり、われわれが生きていくのに必要最低限量以上の食物を身体の中に入れた場合、これが老廃物、余剰物となり、病原菌がはびこるためのエサになる、という意味なのです。

⑴ 過食は病原菌を増殖させる

この話ほど過食の害のメカニズムをわかりやすく、そして納得するように教えてくれる逸話はありません。同様なことはこの日本でもありました。

あの悪夢のような1995年の阪神大震災です。地震のあった後、助かって生き延びた人たちは体育館や学校に集まって共同生活を余儀なくされたのですが、10日間ほどは物流がうまくいかず、それこそ飲まず食わずに近い状態になりました。ところが、そのときは誰も風邪ひとつひきませんでした。10日ほどして物流がうまくいくようになり、全国から物資や食物が届き人々はむさぼるように食したのですが、その後インフルエンザが大流行したのです。

これは神戸の何人かのドクターに直接聞いた話ですが、このことも高栄養あるいは過食の害を物語っています。

私が顕微鏡を毎日のように見始めた頃、最も驚いたのは、光学顕微鏡1000倍の画像に0・1ミクロンにも満たない中性脂肪が所狭しと、それこそ何百匹いや何千匹と走り回る姿を見たときです。さらに、いたるところにバクテリアのマユ（繭）だらけ（これは血中に細菌が多いことを物語っている）。こういった悪い血液の多い持ち主はフランスで仕事をしている友人だったのですが、彼は久しぶりに日本に帰ってきて1週間ご馳走攻めにあった後、私の所に来たのでした。あまりの顔色の悪さに、私はすぐ顕微鏡を覗いたらこの光景。この中性脂肪とバクテリアだらけの画面は気味の悪いものでした。全身バイ菌だらけだったのです。

しかし、臨床検査の人達にこのことを言いますと、誰もがこぞって「そんな馬鹿な。血液の中に虫など入らないよ」というのです。その理由は、血液の中はきれいだと大学で教わるからなのですが、とんでもない間違いです。実際その目で見て確かめていただきたいと思います。

その後もこういった菌だらけの画像はいくつも見ました。ほとんどが過食者で、しかも甘い物(砂糖を使った菓子)の好きな人が多いのには驚きました。また、ヘビースモーカーほど菌血症になる傾向が強いようです（ヘビースモーカーでない人もいた）。

過食すると、腸管に腐敗菌が急増し、それは胃と腸で死なないで腸管から血中に入り込み、血漿の中で血漿の栄養分をエサとして増殖し、全身が菌だらけとなり、いわゆる菌血症を起こし全身の至る所へ感染を起こしていきます。さらに血球が食べられるとパラサイトと言われる菌の巣くった血球となり、これががんの元となります。その結果、抵抗力が落ちて簡単に風邪をひくし、それにもかかわらず過食を続けるとさまざまな慢性疾患につながるというわけです。そのとき赤血球は間違いなくルローの状態であり、正常に機能しにくくなっています。

さらに過食で最も困るのは、消化酵素が消費され尽くすということにあります。酵素が使われて枯渇すると消化能力はガタ落ちとなり、ますます消化不良となり、血液はどんどんルロー化していくのです。

過食は病気産生の元ということがよくわかっていただけるでしょう。しかし、そうは言っても、食べたいときは食べたいのが人間の心情です。また、現在のように目の前に美味しい食べ物があり、簡単に手に入る時代は自制するのが難しい。病気になって初めて過食の害を知るという人が多いけれども、その病気が致命的でなければよいのですが……。

⑵「朝しっかり食べろ」「3食しっかり食べろ」の間違い

「朝しっかり食べよ」とか、「1日3食しっかり食せ」というのは、現在では常識となっており、このことを疑う人は少ないと思います。小学校でも中学校でも、先生や栄養士達が朝食をしっかり食べたか否かを生徒に聞いたり調べたりして、朝食をしっかり食べるよう指導します。

ところが、「朝食をしっかり食べよ」ということが広まったのはそんなに古いことではありません。調べてみると、日本人が1日3食になったのは江戸時代になってからのことのようです。それまでは1日2食（昼と夕）だったのです。江戸時代からといっても皆がそうだったわけではなく、明治や大正の頃までは朝食も粗末なものでした。

本格的に朝に栄養をということで「朝食重視」が叫ばれるようになったのは、やはり戦後、それも昭和30年を過ぎてからです。その頃から「朝食をしっかり」と言われ始めて現在に至っています。私自身の体験からもあたり前のように、「朝飯を食べないといけない」と思っていました。

22歳の時（1972年頃）、大学の同級生のひとりが「朝食は食べんほうが身体にいい。おれなんか10年も朝食は食べていないがそのほうが頭がさえて体調もいい」と言っていたのが、朝食抜きがよいというのを聞いた最初でした。その時は「そいつはそうかも知れんが、普通の人間はやはり朝食を抜いたらダメだろう」と、私自身は朝食はしっかり摂っていたのでした。

朝食が大切だということを指導する人達のその根拠はというと、やはり何と言っても栄養の問題です。つまり、朝にしっかりした栄養を摂らないと1日のエネルギー（特に午前中のエネルギー）が足らず、しっかり学べない、働けないというわけです。その他にも、糖質だけが脳に作用し、脳をしっかり働かせる物質であり、脳への栄養が欠乏しないよう朝から摂らなくてはいけない、お相撲さんが太るのは１日２食だからで、３回ないし４回食事をこまめに摂るのが大切、という話もよくテレビや雑誌その他でさかんに言われたことでした。

午前中の朝礼のときに、生徒が立ち眩みで倒れるのは朝食抜きの子どもばかりであるので、朝はしっかり食べるようにと学校から各家庭に通知が行ったりしました。このことはいまだに続いているようです。このようなことが重なって、理屈上からも朝食重視はしっかり根づいた気がします。

私自身は、友人の話から「朝しっかりはもしかして間違いかも……」という考えがチラッと頭をかすめましたが、それでも40歳近くまでは朝食をしっかり食べていたのです。私が本格的に朝食を抜いて生活するようになったのはかれこれ25年ぐらい前でした。なぜ朝食を摂らなくなったのかというと、朝しっかり食すと、消化不良が強いことがわかったからです。それは酵素栄養学を学んではっきりしました。「朝食をしっかり」は酵素の大きな無駄遣いだったのです。

朝はしっかり食べないほうがいい。食べるなら、消化がよくて、酵素やミネラル、ビタミン、ファイトケミカルの多い果物を摂るのがベスト――これが現在の私の結論です。

ちなみに、朝食を抜いて体調の悪い子ども達は、必ず夜食を食べているし、食事の内容そのものが悪いのです。朝食だけ問題にするのは大きな間違いでしょう。

(3) 目が覚めてすぐは、内臓その他の臓器が活動していない

身体がよく活動し始めるのは起きて３〜５時間経ってからです。それゆえ、目が覚めてすぐ栄養

のあるものをしっかり食べたら、ただただ内臓（胃腸のみならず肝、腎、心臓まで）は疲れ果ててしまいます。そして、ホルモン系も自律神経系も異常をきたしてしまうことになります。

「頭脳は朝起床してから3時間経って初めてしっかりと活動する」という話をテレビや学校などで聞いたことはないでしょうか。私は中学生の時に先生から次のように言われたものです。

「お前ら、明日はテストだ。9時からだから、たまには朝6時に起きろよな。人間の頭は3時間経たないとよく働かないからな」と。

先生のこの言葉は全くその通りです。3時間経ってから活動するのは頭だけではありません。胃も腸も腎臓も肝臓も、すべて起床してから3時間後に活動を始めるのです。そういう生理的特徴のある人間が朝しっかり食べたら、消化不良を起こすのはあたり前です。朝は酵素がしっかりあって消化のよいフルーツがベストなのはこのような理由からです。

(4) 中国では時間と病気（経絡）の関係が明示されている

次の図は、「各経絡が弱る時刻」ということを表しています。例えば午前2時なら肝経が、午前4時なら肺経が弱るということです。

これは不思議なほどよく当たります。肝硬変の人なら午前2時頃悪化するし、喘息患者なら午前4時頃に発作が起こりやすいのです。そして、午前6時は大腸経、午前8時は胃経、午前10時は脾経となり、内臓特に胃腸の最も弱るのは午前中にしぼられます（※この図でいう脾経は現在の脾臓ではなく、膵臓や腸の消化力＝腸の絨毛を表わしています。ちなみに、小腸経の小腸は水はけを表わします）。

したがって中国では、午前中は胃腸が弱るため、朝に大食や美食をするのは禁忌とされていました。

(5) 1日2食で消化器系が休息できる

１日２食ならば、胃と腸と肝その他の消化器系臓器が働く頻度が少なくなり、それらの臓器の休息につながります。３食では働かせすぎで、内臓が疲れ果てて弱ってしまい、それは病気の遠因となります。消化系は意思で働く器官ではありません。「休みなさい」と命じても休んでくれません。だからこそ、しっかり休めるように食物を適切に摂取する必要があるのです。

(6) 西勝造の実験結果

西勝造は、戦前に独特な健康法を提唱して有名になり、今でも各地で「西式健康法」がそのお弟子さんあるいは孫弟子により指導されているようです。その西勝造の『原本西式健康読本』（農文協）によると、次のようになります。

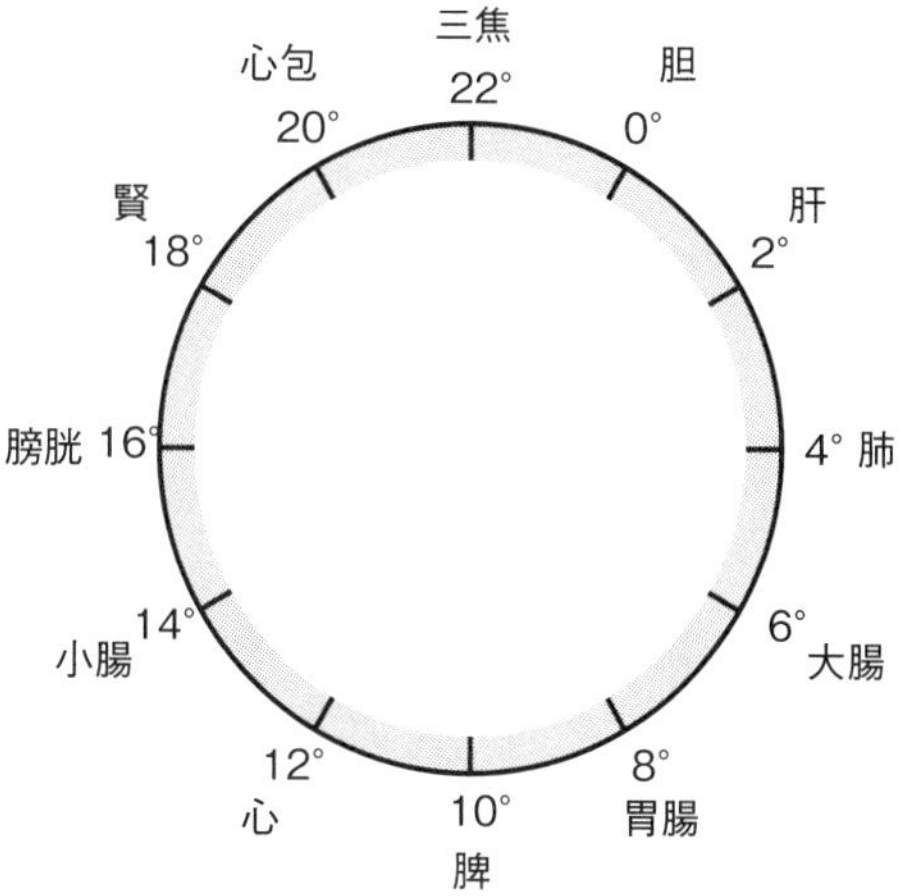

尿中の毒素を定量して、朝食問題を研究してみよう。

まず、朝食を摂る人の尿を、一週間丹念に排泄ごとに検査し、一日の尿全量に対する毒素の平均割合を算出する。

つぎに、同一人が朝食を廃して二週間以上経過して後、一週間連続して前同様に毒素の平均割合を算出して、それを比較するのである。その結果、私はつぎの成果を得たのである。

①昼食抜きの朝夕二食者の尿中の毒素の割合……………………………六六%
②一日三食者の尿中の毒素の割合……………………………………七五%
③朝食廃止の昼夕二食者の尿中の毒素の割合………………………一〇〇%
④一日一食午後三時ないし四時の間に摂る者の尿中の毒素の割合…一二七%

尿中に毒素が多く出るということは、毒素が多く作られるものと速断してはならぬ。毒素の生成せられる量はほぼ一定であるが、朝食を摂ると、腎臓機能が完全に働かぬために、排泄すべき毒素が体内に残って、各組織の間に停滞するのである。それであるからこそ、朝食者に神経痛やロイマチスが多く、朝食を廃止するとなおるのは、停滞した毒素が排泄されたためである。

……（中略）……

朝食を廃止すると、午前中の尿量がふえ、体重が減少するのは、停滞せる毒素の排泄が旺盛となって、組織が浄化するから、毒素を薄めていた水分が逃げて組織が締り、ために一時的に体重が減少するのである。つまりむくみがとれるのである。

午前中は、排泄のために働くべき胸椎九番以下の神経が、朝食を摂ったためにその作用を中止するから、腎臓における毒素の分離ができない。その結果として、脚部の血液循環に支障をきたし、二次的に腎臓機能の障害を招き、さらに血管機能を妨害し、心臓にも影響をおよぼすことになるのである。

（※ロイマチス＝リウマチ）

こういったことから、西勝造は朝食抜きこそ健康への第一歩として朝食抜きを説きました。彼は、朝食抜きの効果は86項目にもわたり、とにかく朝食を多く食すことはマイナスだと言っています。

⑺ 小動物はカロリー制限で寿命が延びる

白澤卓二氏の『１００歳まで元気でボケない生き方』（宝島社）では、小動物はカロリー制限しただけで寿命が大幅に延びることが紹介されています。また、マウスもカロリー制限すると老人斑が３分の１も減少したそうです。

ある程度の栄養は必要ではあっても、栄養の摂りすぎ

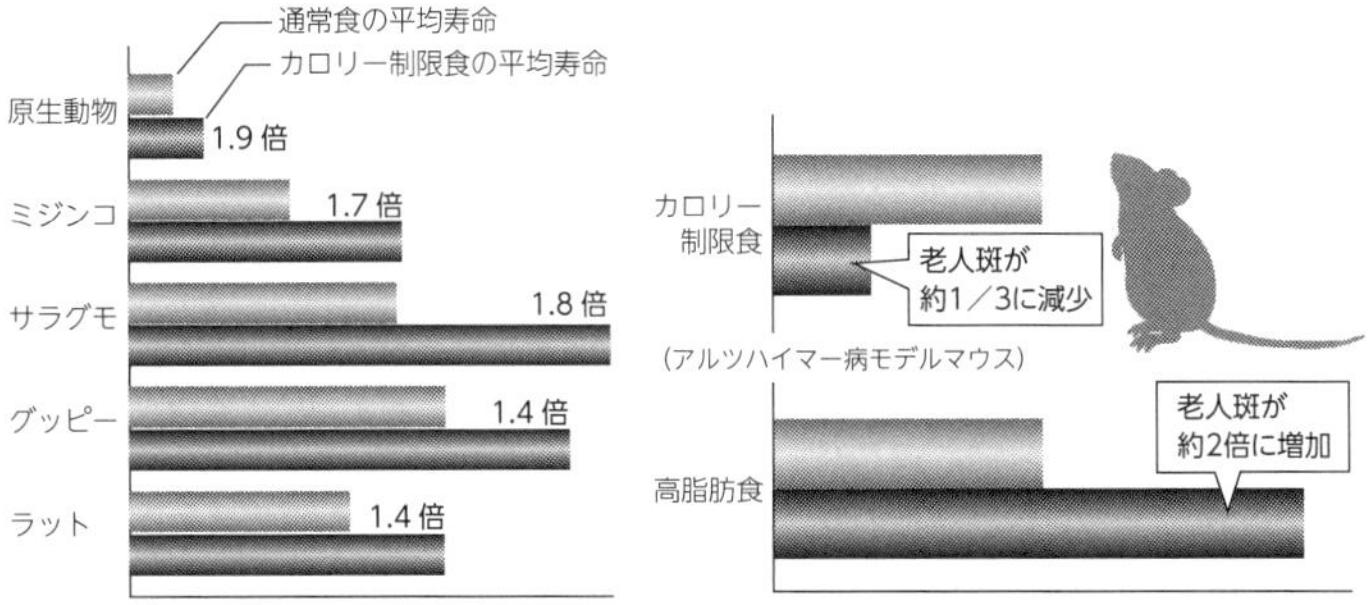

カロリー制限をしたら動物の寿命が 1.5 倍延伸

出典：『白澤卓二式 100 歳まで元気でボケない生き方』白澤卓二編著（別冊宝島）より

は短命の道を歩むということがわかります。

それならば、摂取カロリーは同じにして、「食事は少しずつこまめに、1日に5〜6回に分けて」と指導する医師がいます。人間の生理や栄養学を知らないと言わざるを得ません。こんな食生活だと、たとえ総摂取カロリーが同じだとしても、高血糖の状態を1日中続けているようなもので、また、胃腸など消化器官が休まることがありません。

4 主食白米＋おかずの食材30品目の間違い

戦後も経済が回復して豊かになってくると「主食は白米で、おかずは肉魚の動物性食品と牛乳・チーズといった乳脂製品、さらに野菜、海藻、味噌汁といった料理（食材で30品目）をバランスよく、だいたい1日に2400kcalを朝昼夕に配分して摂れば健康になれる」と言われたものでした。

この食事の摂り方は、一見理想的のように見えますが、そうではありません。まず2400kcalは多すぎます。一般の成人ならば、どんなに多くても1800kcal以下で十分です。

「病気は食原病」と述べましたが、この「主食白米＋おかずの食材30品目をまんべんなく」といった食事摂取法は、病気急増を生んだという意味では大失敗でした。

その理由は何でしょうか。このことを考えてみたいと思います。この戦後の食事の摂り方に対極する食事摂取法はと言えば、「一物全体食」が挙げられます。一物全体食は昔から言われていたことですが、クローズアップして取り上げた人は明治の食養家・石塚左玄でした。それを受け継いだのが桜沢如一です。

一物全体食は、英語で言うと「ホール・フード(Whole food)」。「ナチュラル・ハイジーン」（1830年代以降、アメリカの医師らによって受け継がれている生命科学理論）でもホール・フードは絶賛しています。では、一物全体食の意味は何でしょうか。「ひとつの物（食物）の中にさまざまな栄養素が含まれているので、頭から尻尾まで全部を食べなさい」ということです。部分しか食べなければ栄養に偏りが起きてしまいます。例えば、白米は玄米の一部ですが、この白米だけだと栄養的には大変偏っているため、栄養不足は免れないことになります。玄米となると非常にバランスがとれた総合的な栄養物であり、体積的にはたいした差がないのに、栄養面では全く違うものとなるわけです。

栄養供給の面からも、一物全体食がいかに重要なことであるかわかります。玄米のみならず、大根なら大根の根に加え、葉まで食したほうがよいということになります。魚も一物全体食の意味があてはまります。魚は頭の部分、特に眼の回りにＤＨＡ（ドコサヘキサエンサン）が濃厚に存在し、頭以外の部分には少ないのです。また、身はタンパク質、骨はカルシウムというようにさまざまな栄養やミネラルを摂ることができます。しかし、魚よりも一物全体食の意味が決定的に重要なのは穀物や野菜です。

⑴一物全体食（ホール・フード）は栄養の偏りがほとんどない

白米とおかずの食材30品目の食生活をしていたとしても、それでも栄養に偏りが出ます。量的に多くなりすぎるためか、繊維・酵素・ファイトケミカルや、さらにビタミン・ミネラルがどうしても不足します。このパターンは、腸内腐敗が起きやすい内容でもあります。高タンパクすぎて消化不良を起こしやすいのです。

一物全体食をいくつか組み合わせると、栄養の偏りがほとんどありませんし、摂取量も少なくてすみます。抗炎症のものがしっかり摂れて、タンパク質が少ないからです。例えば、玄米（毒性を解除した調理法が必要）、味噌汁、何種類かの生野菜・煮野菜、豆腐、海藻、果物、酢の物、納豆、芋料理などの組み合わせは、栄養的に非常にバランスがとれているし、物足らなくないのです。

⑵ 一物全体食の組み合わせはよい増血の効果が期待できる

腸で消化され粥状にどろどろになった食物は、「モネラ」と言われる糊状の食物塊となって腸から吸収し、血球になるということを、千島喜久男、森下敬一が「腸管増血説」として説明しています（第４章に記載）。

それによれば、一物全体食の場合は、すべての栄養素がひとかたまりとなって、じつに丸いよい形になって血球になっていき、よい増血になるというのです。ところが、白米＋おかず30品目ではやはりタンパク過剰で、どうしても血液のルローは免れない。それゆえ、このパターンでは増血はうまくいかず、かつ浄血もなされない、むしろ瘀《お》血になります。

5 牛乳の害

(1) 牛乳神話の固定観念

戦後、わが国では「牛乳は体によい」という教育がなされました。「日本は米を食べていたから戦争に負けた。アメリカ人のようにパンや牛乳を食べれば体格もよくなり、頭もよくなる」などということが、当時の学校教師は子どもにそう言っていたのです。とんでもない教えですが、これを信じた子どもや親は少なくなかったのです。学校給食では、脱脂粉乳、牛乳が主たる飲料になりました。子ども達の栄養失調を一時的に防いだというプラス面はあったとしても、「牛乳は子どもの栄養としてよいし、なくてはならないものだ」との固定観念が日本中に広がりました。

牛乳こそ重要な栄養素、タンパク質やカルシウムの摂取源として最適、子どもの成長には不可欠な飲料……この固定観念は今でも日本中を支配しています。

しかし、「牛乳は子どもの体に悪い」という証拠が次から次に出てきました。本家本元のアメリカではいち早く、牛乳の弊害が科学的に指摘され、今ではその消費量は最盛期の4分の1にまで落ち込んでいます。牛乳だけでなく、牛乳を原材料にした粉ミルクにも厳しい規制がなされ、産院や病院での粉ミルクの販促活動が禁止されるほどになっているのです。

　ところが、こうした事実があるにもかかわらず、固定観念に凝り固まったわが国の牛乳信奉者は、牛乳は体に悪いという意見を言う者に対して反発し、憎悪に似た攻撃をすることも少なくないのです。その中には医療人も含まれています。いまだに多くの医師が、「牛乳を飲めば、子どもの発育や骨格の形成にプラス」「骨粗鬆症には牛乳を飲んでカルシウムを摂るべき」と言っているのにはあきれ果ててしまいます。牛乳は子どもの発育にも、成人の骨粗鬆症の予防にも貢献しないし、かえって病気の遠因にもなっている、というのは欧米の医科学者の間では常識中の常識になっているのです。

「牛乳を悪く言うなんてとんでもない。じゃあ、何からカルシウムを摂ればいいのか。牛乳以外に効率よくカルシウムを摂取できる食品はほかにあるのか？」

　私が牛乳の弊害をその科学的根拠とともに指摘すると、よくこんな反論が返ってきたものです。この程度の反論ならまだ可愛い。もっと激しくののしる人もいました。しかし、いずれの反論も、確たる科学的根拠がないものでした。つまり「牛乳は体によい」という固定観念に支配されているだけなのです。

　だが、ここに来て風向きは変わりつつあります。戦後69年も経過した２０１４年にもなると、物事を冷静に見られるようになり、時代の流れとともに、牛乳信仰は明らかに間違いという証拠が次々に出され、それがしっかり検証されるようになってきました。

「牛乳の害」については、私は多くの著書の中でたびたび指摘しているし、食養家や一部の医師も、「日本人に牛乳は不向き」「牛乳を飲まないほうが病気になりにくい」と主張しだしています。しかし、まだまだその声は小さいものです。メーカーのマスコミを使った圧倒的な宣伝力、販促力の前には、これらの正しい主張はかき消されてしまいます。牛乳神話の固定観念を取り除き、よりよき方向に導いていくのは食養家や医師の務めですから、科学的論拠をもって、何度でもその弊害を指摘しておきたいと思います。

(2) T・コリン・キャンベル教授の「牛乳による骨の調査」

既述のようにT・コリン・キャンベル教授らは「マクガバン報告」の発表内容が真実であるか否かを証明するために10年をかけての調査を行いました。ひとつは中国での史上最大の疫学調査「チャイナ・スタディ」。もうひとつは「ネズミによる実験」でした。その結果、マクガバン報告の内容はことごとく正しいと証明しました。

彼はまた世界的に画期的な調査も行いました。そのひとつは「牛乳（カゼインタンパク質やカルシウム）を摂ると骨粗鬆症は抑えられるのか」ということでした。次ページの図を見るとよくわかりますが、（牛乳の）カルシウムを摂る量が多い国ほど、なんと股関節による骨折者が多いことがわかります。つまり、牛乳を飲めば飲むほど骨粗鬆症になり骨はもろくなっていくということです。また、動物性タンパク質（牛乳含む）を多く摂る国ほど、尿路結石が増えています。尿路結石とは、腎石、尿管結石、膀胱結石、尿道結石などの総称です。

いったいどうしてこのようなデータになるのでしょうか。牛乳によってカルシウムを多く摂る人ほど、なぜ骨粗鬆症が増えるのでしょうか。

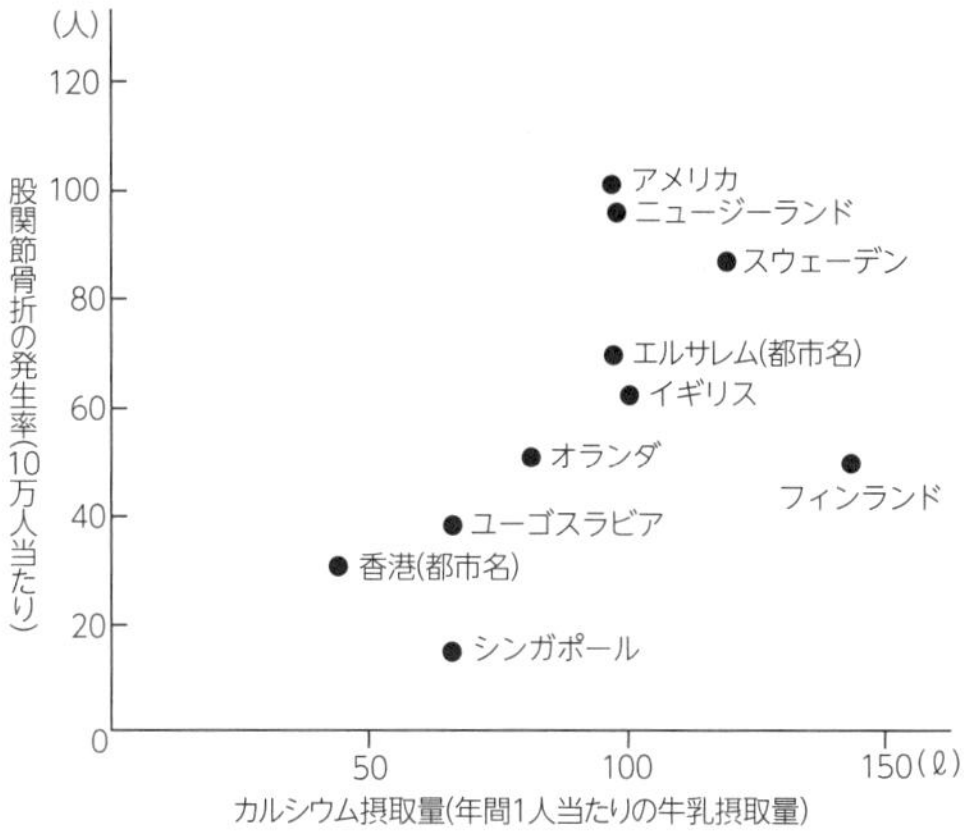

カルシウム摂取量と股関節骨折の関係
出典：『チャイナ・スタディー』T・コリン・キャンベル／トーマス・M・キャンベル著、松田麻美子訳（グスコー出版）

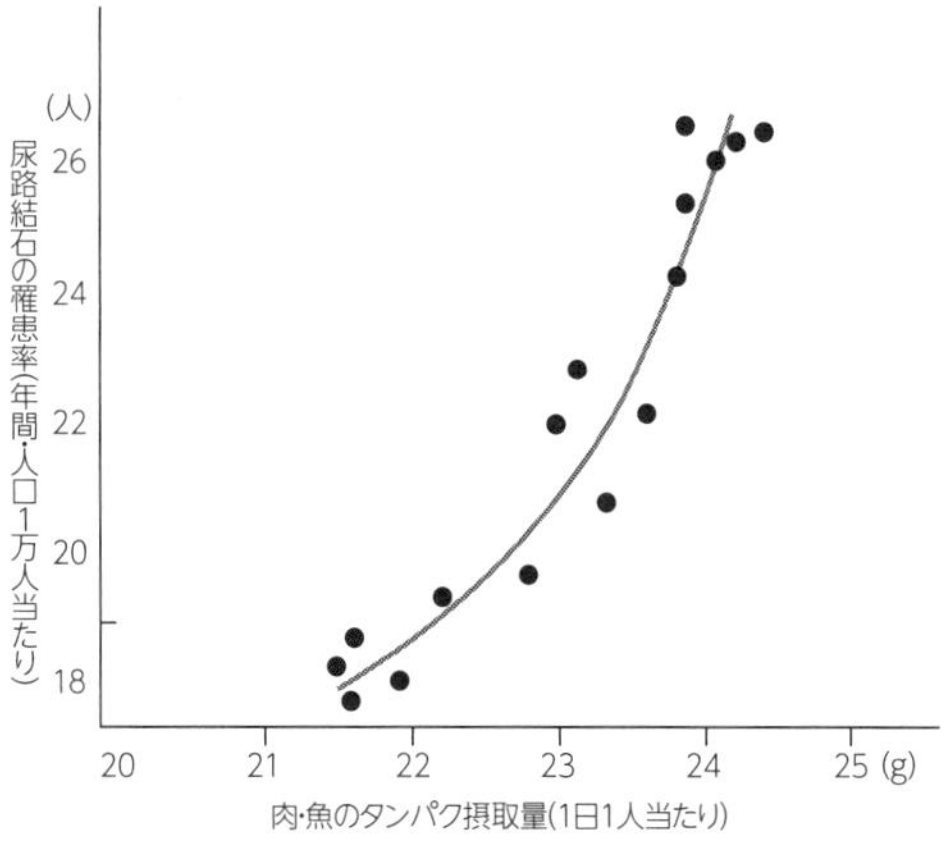

動物タンパク摂取と尿路結石の関係
出典：同上

(3) 牛乳を飲むと骨密度が悪化するのはなぜか

「牛乳を飲む人ほどかえって骨粗鬆症になる」ということがいくつも報告されています。

アフリカのバンツー族は、一生の間に一度も牛乳を口にしませんが、骨はいたって丈夫で、だれひとり骨粗鬆症にならないことで有名です。それに引き替え、欧米人は50歳ぐらいで骨粗鬆症になる人が多い。特にアメリカ人の骨粗鬆症の罹患率は大変なもので、すべての疾患のうち第1位が骨粗鬆症なのです。

欧米人の食生活の特徴のひとつは、乳製品の多飲多食です。牛乳は1日に2本以上飲む人がざらで、バターやチーズもかなり食べます。にもかかわらず、牛乳を全く飲まないバンツー族とは比べものにならないほど骨粗鬆症患者が多いのです。「牛乳にはカルシウムがたっぷり含まれている」のにです。カルシウムがたっぷり含まれている牛乳を飲めば、骨はしっかり形成されそうだと思うのが普通ですが、現実には、カルシウム摂取がほとんどないバンツー族のほうがはるかに骨がしっかり形成されています。

このパラドックスはいった何なのでしょうか?

答えは簡単です。「入る量」より「出る量」が多いからです。確かに牛乳にはカルシウムは多い。しかも結構イオン化しているから吸収もよいとされています。ところが、1992年にじつに40年ぶりに「牛乳のカルシウム吸収率の比較試験」が国立公衆衛生院（現：国立保健医療科学院）公衆衛生室長・梶本雅俊氏を中心に行われました。

その結果は「結論としては、カルシウム源をいろいろ変えても吸収率はあまり変わらない」であったのです。ちなみに比較試験の結果は、カルシウムの吸収率は野菜19・2％、小魚32・9％、牛乳39・8％でした。「牛乳のカルシウム吸収率は高い」という説は幻想に過ぎませんでした。もし、吸収されたとしても、尿にカルシウムが（吸収量より）多く出たなら、当然収支結果は合わなくなります。

それでも他の食物よりはカルシウムの吸収率が高い牛乳ですが、それがそのまま骨の形成に寄与しないのは次のようなことなのです。

牛乳に含まれるカゼインによって腸でアンモニアが産生されます。そのアンモニアは体内に吸収され尿素として排泄される過程で酸が作られます。その酸は強酸性なので中和しないと大変なことになります。そこで人体は体内で最もアルカリ性であるカルシウムを大量に骨から出し中和しようとします。こうして牛乳のカルシウムは人体に吸収されたとしても、骨から出る量のほうが多くなります。入れる量より出る量が多いとなると、当然カルシウム不足になって骨粗鬆症となるのです。

スイスのバーセル大学のグスタフ・フォン・ブンゲ氏は「動物性タンパク質を過剰に摂取すると骨粗鬆症になる」と言っています。その理由は「動物性タンパク質を多く食べたとき、メチオニンやシステインといった含硫アミノ酸のチオール基が硫酸に代謝されるが、そのとき、血中は酸性になる。血液のpHが酸性化すると大変なことになるので(下手をすると死を招く)、生体はホメオスターシスの第1として強アルカリ性のカルシウムを骨から出させ中和させ危機を脱する。そのときに骨から出るカルシウムは吸収するカルシウムよりはるかに多いため、骨粗鬆症が進行する」ということです。

つまり、「入る量と出る量のバランスが悪い」からです。牛乳やチーズからのカルシウム摂取は、出る量のほうが多いということです。人間にとって恒常性（ホメオスターシス）を保つことほど大切なことはありません。真っ先に行われる体の恒常性は血液のpHを中性化することです。

牛乳には確かにカルシウムが豊富に含まれています。そのカルシウムもイオン化（水に溶ける）

しており、骨になる質のよいカルシウムです。しかし、牛乳は同時に、人間の骨の中にあるカルシウムを溶出させる物質が含まれています。つまり、カルシウムは入っていくが、それ以上に溶出されてしまうのです。したがって、牛乳を飲めば飲むほど骨粗鬆症がひどく進行してしまうのです。

牛乳はどのようにして、人体の骨からカルシウムを溶出させていくのか――。そこには「カゼインタンパク質」の存在があります。カゼインタンパク質は、牛乳に存在するタンパク質で、人間にとってはきわめてフィットしにくい、人体の敵のようなタンパク質です（当然だが牛にはフィットする）。このタンパク質はニカワ状で、接着剤にも使われるほど物質をくっつける力が強いのです（商品名で有名なのは「ボンド」）。

そんなものが腸に入ったらたまりません。腸はすぐに炎症を起こしてしまいます。赤ちゃんがミルク（牛乳原料）を飲むと、この炎症がより強く起こります。特に生後半年以内にミルクを飲むとその現象は顕著です。その結果、ミルクで育てた赤ちゃんは小腸の絨毛が炎症を起こし、網の目のような孔が開いてしまいます。これが、いわゆる「リーキー・ガット症候群」です。リーキー・ガットの結果、アレルギー（アトピー、喘息、花粉症）やクローン氏病、副鼻腔炎、肥満……あらゆる難病・奇病に結びつくのです（詳しくは後述します）。カゼインタンパク質は大人もそうですが、乳幼児は特にひどい炎症を起こす原因物質です。大人は大人で牛乳を多く飲むとやはり腸が荒れます。特に牛乳のカゼインタンパクを分解する酵素を持っていない日本人はその傾向が強い。

牛乳を飲むと、腸はよく腐敗現象を起こすのですが、腐敗菌が産生するアンモニア（アミン類）は腸に蔓延します。そのアミン類は血液・体液に吸収され全身の毒となりますが、問題は、このアミン類というアンモニア毒が強酸性であることです。

腸から吸収されたアミン類は血中を流れ、全身の細胞に行き渡ります。血中は酸性では致死的になるため、pHを７・35ぐらい（中性）に正常化する目的で、アミン類が入ると同時にアルカリのミネラルが必要となります。アルカリ性にするのに最もよいのが（早くアルカリ性にするのが）カルシウムというミネラルなのです。恒常性を保つ第１は血液の恒常性です。だからこのような現象が起こるのです。

カルシウムはほとんどが骨に存在しているため、アミン類が血中に入ると同時にどっと骨からカルシウムが溶けて血液に流入します。その量は、牛乳のカルシウムが体内に入って骨になる量よりはるかに多い。したがって、牛乳を飲めば飲むほど骨粗鬆症が進行するわけです。

入る量より出る量がはるかに多いのは、カゼインタンパク→血中酸性→骨からの脱灰（カルシウム血中流入）→骨粗鬆症というメカニズムです。

骨組織からのカルシウムの出入はかなり自由に行われています。食事でカルシウムが入ってくると骨になるし、また出たりします。しかし、高タンパク食で骨から出た場合は元には戻りません。出戻り禁止なのです。タンパク質は絶対的に必要な栄養素ですが、ちょっとでも多くなると大変なことになるのです。

アフリカのバンツー族は死ぬまで１滴も牛乳を飲みません。動物性食品をほとんど食べていない開発途上国の人たちは野菜からカルシウムを摂るしかありませんが、丈夫な骨を持ち、いつまでも骨粗鬆症にはならないのです。

(4) 牛乳の害に関する調査報告

アメリカの食品医薬品局（ＦＤＡ）長官は２０００年に、「牛乳を飲んで骨を丈夫にしようなんて思わないことだ」と発言していますが、そのほかにも各種の調査研究結果で明らかになった「牛乳の害」をここで紹介しておきましょう。

〔日本の厚生労働省研究班報告〕
15～74歳の男性４万３０００人を対象
○グループＡ…牛乳や乳製品の摂取が多い（１日約３３０ｇ）
○グループＢ…牛乳や乳製品の摂取が少ない（１日約12ｇ）
結果：グループＡは、グループＢに比べ前立腺がん発生率が約1・6倍だった。

牛乳の摂取量が増えれば増えるほど、前立腺がんリスクが高まるとの報告です。これは国の報告であるのだから驚きです。

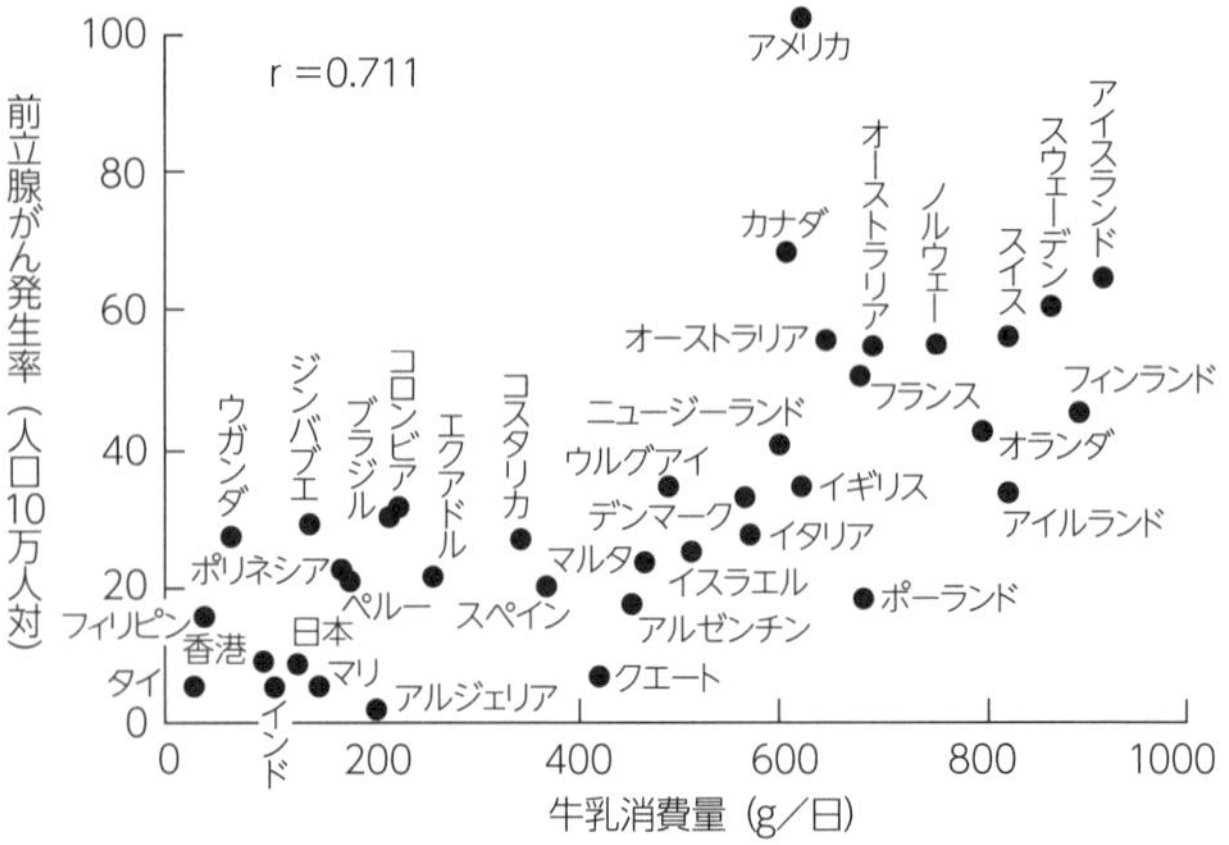

■牛乳の消費量と前立腺がん発生率
出典：International Journal of Cancer 98 : 262-267, 2002

〔米国農務省の発表とＰＣＲＭの訴訟〕

２０００年頃になって米国の農務省は、重い腰を上げて次のように発表しました。

「牛乳は骨粗鬆症の予防にはならない」

「牛乳は心臓病や前立腺がんの要因となる」

政府機関であり、酪農家を庇護する立場にある農務省が公にこんなことを発表しているのです。農務省がここまではっきりと明言した背景は次のことからです。

１９９５年頃に米国農務省は牛乳業界や牛肉業界に深いつながりのある人々を「食事指針作成委員」に任命していたのですが、『フード・ガイド・ピラミッド』を作成する際に、なんと牛乳をすべてにわたって入れていたのです。業界とつながりがあるから当然そうしたのですが、これを怒ったのはＰＣＲＭ（責任ある医療を推進する医師会）でした。そして訴訟を起こしました。裁判は２０００年９月に結審。ＰＣＲＭが全面勝訴したのです。その結果、牛乳は『フード・ガイド・ピラミッド』から削除されたのです。

（『子どもたちは何を食べればいいか』松田麻美子著、グスコー出版より）

〔ハーバード大学の調査〕

アメリカの名門ハーバード大学では、１９８０〜１９９２年の12年間の長きにわたって、牛乳が骨に有効かどうかの大規模な調査を行いました。調査対象者は30〜55歳までの看護師７万７７６１人。対象者を以下のふたつのグループに分け、骨密度や骨折の状況等を調べました。

○グループA　牛乳を毎日コップ2杯以上飲む
○グループB　ほとんど飲まないか週に1杯飲む程度
その結果は予想に反して、グループAの「牛乳を1日2杯以上飲む」ほうが、グループBに比べて、骨折する人が断然多く、骨粗鬆症が進行していたのです。これが結論でした。牛乳が骨によい影響を及ぼし、骨をつくるというのは、神話にすぎなかったことが明確になったのです。

このハーバード大学の調査結果を知るだけでも「牛乳神話」は崩壊しそうなものですが、わが国ではこの調査自体を知らない医療人も少なくないのです。勉強不足と言わざるを得ません。

⑸ 戦前までの日本人は牛乳など飲んではいなかった

牛乳（またはチーズ）のカゼインがどれほどおそろしいものであるか、少しはおわかりになったと思います。しかし、このおそろしい牛乳やチーズが本格的に日本に入ってきたのは、戦後だという事実に誰も気づいていません。

何千年という長い歴史の中で、日本人は牛乳を全くといってよいほど飲んでいなかったという事実には驚きますが、本当のことです（もちろん、例外的に牛乳を飲んだりしたことはごく稀にあったでしょうが、日常的に牛乳を飲んでいた事実はありません）。

牛乳を飲む習慣は、戦後になってアメリカから輸入されてきた脱脂粉乳から始まりました。私も昭和29年、小学校に入学した時からこの脱脂粉乳を水で溶いたミルクを飲まされましたが、あまりの不味さに大嫌いになりました。そして飲まなくなりました。今思うとそれがかえってよかったのだと思います。今の子どもたちは大変美味しいミルクを飲まされていますから、むしろ不幸なのです。キャンベル教授のレポートでもわかる通り、最大の発がん物質こそ、この牛乳に（87％も）含まれているカゼインタンパク質だからです。

さて、戦後になって、なぜ脱脂粉乳がアメリカから輸入され、日本の給食にまで広がったのでしょうか。一説によると、アメリカは戦前あまりに脱脂粉乳を作りすぎ、何十万トンも河川に廃棄していたそうです。捨てるくらいなら、たとえ安い値でも買ってもらったほうがよいに決まっています。そこで、脱脂粉乳を敗戦国日本に押しつけたのかもしれません。当時の日本は、国民の栄養不良が問題になっていたこともあり、脱脂粉乳と牛乳は日本人に根づき、やがて日本は牛乳大国に変貌していきましたが、病気を産生する元凶にもなってしまったようです。

⑹日本人は牛乳を消化できない

牛乳を一気に飲んでお腹がゴロゴロした経験は、日本人のほとんどの人が持っているかもしれません。牛乳の乳糖を消化できない体質の人を「乳糖不耐症」と言いますが、日本人のほとんど（90〜95％）は乳糖不耐症です。これは民族差がはっきりしていて、一般に遊牧民族は牛乳を飲んでも平気ですが、日本人は体質的にも牛乳は合いません。このことも日本人にとって特に牛乳がよくない理由のひとつです。日本人は乳糖を分解する酵素であるラクターゼが、離乳つまり乳離れをする時期に腸から失われてしまっているのです。

ただ下痢するだけならどうということはないように思われますが、下痢の時に乳糖と一緒に大切なカルシウムも流れ出てしまうから問題なのです。また、ミネラルやビタミンも大幅に失われてしまいます。同時に大切な酵素も出ていってしまいます。

(7) ミルクで育った赤ちゃんは虚弱体質になりアレルギーを起こす

①アトピーは戦後から出現した

長い歴史の中で、アトピーや花粉症は少なくとも日本にはありませんでした。これらの疾病が日本で出現したのは1965年（昭和40年）をすぎてからです。その理由は明白です。戦後、牛乳が脱脂粉乳として日本に入り、日本人は牛乳を飲み始め、それが根づいたからです。

牛乳の中に入っていたカゼインタンパク質がアトピーの主因です。

②赤ちゃんは母乳で育てたい

母乳には免疫グロブリンやIgAといった免疫

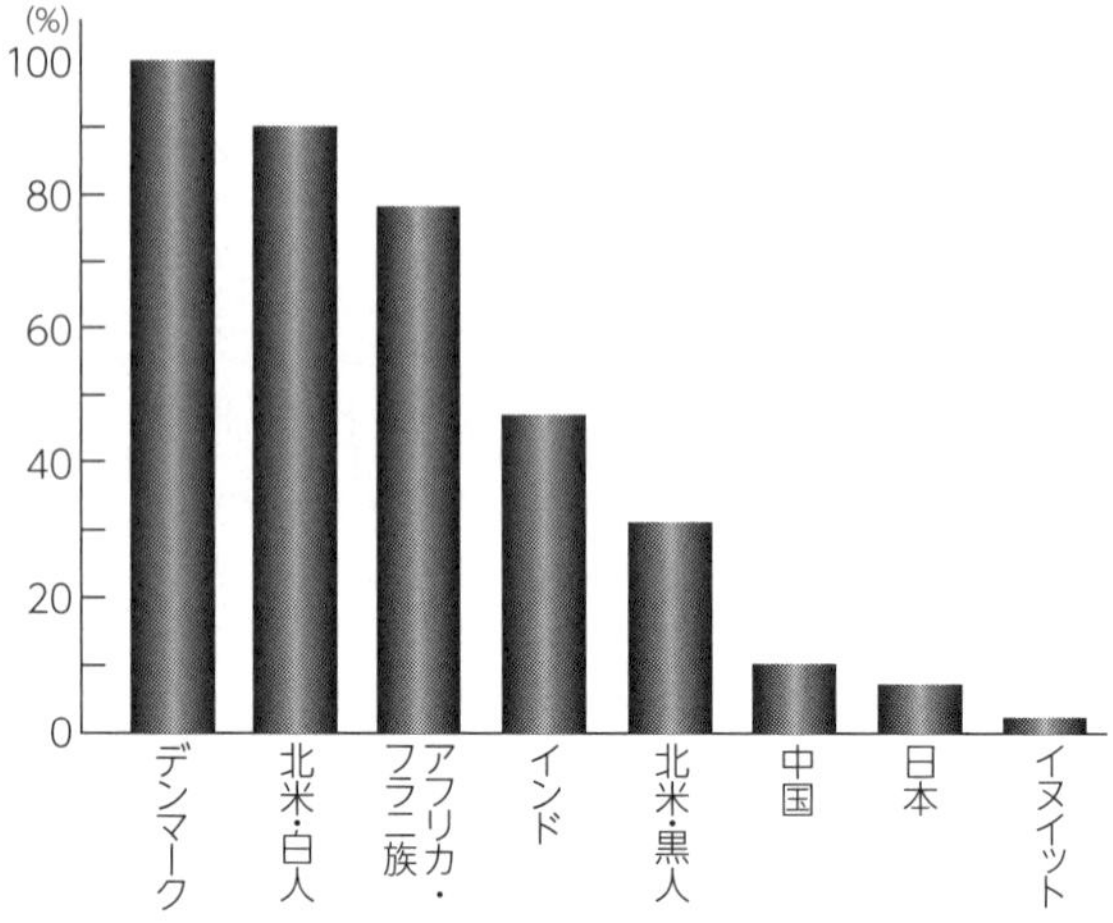

乳糖を消化できる成人の割合の民族差
出典：『臨床栄養』第53巻6号より作成

物質が大量に含まれています。（牛乳原料の）ミルクにはそれがありません。また、母乳には理想的な形で栄養素が存在していますが、さらに免疫を強化する物質がたっぷり入っています。

母乳のカルシウム含有量は牛乳の４分の１程度ですが、むしろそれでよいのです。体がいきなり大きくなれば後から困ったことになります。ゆっくりと育ち、後々強い子になったほうがよほどよいのです。ミルクっ子は、背は高くても骨はボロボロで皮膚はアトピー、かつ抵抗力がなく虚弱体質になりやすい。

赤ちゃんは母乳で育てるのが最良・最善なのです。神がそのように創造しているとも言えるし、悠久の進化の過程を経て、そのような体にできているのが人間なのです。

③母乳のほうが抜群によい理由

この理由は枚挙にいとまがありません。母乳には免疫物質がたっぷり入っていること（γグロブリンほか）、理想的な栄養組成であること、といったこともありますが、何と言っても次の要素がきわめて大きいのです。

赤ちゃんは生後2年間は臓器、特に「眼」と「腸」が未発達です。この臓器は半年でかなり発達していきますが、その後は徐々に2歳になるまでにようやく完成されていきます。したがって、特に最初の半年以内に炎症を起こす物質を摂り込むことは極力避けなければなりません。

人間の母乳は赤ちゃんの腸に炎症を起こさせません。母乳以外のミルク（牛乳、粉ミルク、その他の飲料）は、赤ちゃんの腸では耐えられないのです。特に牛のミルクはカゼインタンパクというヒトにとって毒的なタンパクであり、赤ちゃん（特に1歳未満）の腸はこれに耐えられません。半年以内にこの牛のミルクを飲むと、腸に穴が開いたりします。いわゆる「リーキー・ガット症候群」を起こすのです。それゆえ、牛のミルクは赤ちゃんには不向きなのです。というより、「絶対飲ませてはいけないもの」なのです。人間の赤ちゃんにとって最良の飲み物は母乳以外にありません。

もし、やむを得ず牛乳の粉ミルクを飲ませるなら、母乳の組成近くに作られた粉ミルクを用いて飲ませるしかないでしょう。しかし、これを飲ませるなら、生後3か月してからが望ましい。できれば、母乳をしっかり出す方法を習得して母乳を飲ませたい!

④リーキー・ガット症候群

人間は腸から栄養を吸収してエネルギーにしたり、その吸収された栄養素を組み合わせたりして肉体を作っています。腸からの吸収は、三大栄養素(タンパク、脂肪、炭水化物)が最小単位の分子になって吸収されていきます。大きな分子は吸収できません。いわゆる腸の「網目」は細かく、小さな分子のものしか吸収できないようになっています。

ところが、何らかの炎症が起こると、網目は広がっていきます。この時、普通は絶対吸収しない大分子のものが腸から体内に吸収されてしまいます。体内では、この大分子は異物としてしか察知しないので、抗原がこれを食べます。そして、再び同じ大分子の物が入ったときには、今度は強いアレルギー反応が起きます。抗原抗体反応が生じるのです。それによりさまざまなアレルギー疾患やクローン氏病などが生じていきます。そのほか、副鼻腔炎も生じますが、難病・奇病もここから芽生えていきます。これが「リーキー・ガット症候群」です。

(8)『スポック博士の育児書』の大罪

それにしても、１９４６年に出版された『スポック博士の育児書』(日本語版は暮しの手帖社から出版)の悪影響は本当にすさまじかったと言えます。

この本の第7版を読んで、私は身震いしました。１９４６年の第1版と比較して、第7版では内容が相当改訂されているという情報が出版前にありました。しかし、この7版にしても、本当にロクな内容ではなかったのです。基本は「牛乳礼賛」であることに変わりはなかったのです。

第1版以来、スポック博士が言い続けている主張は以下の通りです。

○ミルク(牛乳の粉ミルク)は栄養満点。赤ちゃんには生後早々に与えるべき
○母乳の出ないまたは出にくい母親は、早々に粉ミルクに切り替えたほうがよい
○抱き癖は甘えをつくる。生後3か月したら、あまり抱き癖をつけないほうがよい
○粉ミルクに栄養があるのだから、生後3か月したら粉ミルクに切り替えてよい

これらスポック博士の主唱は世界中に浸透していきました。初版が出版された当初は強い批判もありましたが、この本は売れに売れ、世界で７０００万部も売れたのです。まっとうな批判は押しつぶされていきました。しかし、この本の内容は間違いだらけであり、読者に大きな災いをもたらせたのです。どこが間違っていたのでしょうか――。

①(牛乳の)ミルクには酵素も免疫物質もない

決定的な違いは、赤ちゃんにとって絶対必要な「酵素」と「免疫物質」が(牛乳原料の)ミルクには全くなく、母乳にはあるということです。これがあるかないかは、赤ちゃんの生涯にわたる健

康にとってきわめて大きな要素です。

酵素と免疫物質は、長生きできるか短命に終わるかということに大きく影響する因子です。「ずっと健康でいられる」か「病気ばかりしている」かは、母親の妊娠中の食生活と乳児の生後1年間の食事にかかっていると言っても過言ではないでしょう。

②ミルクにカルシウムが多く、母乳に少ない理由

牛は急速に骨を作り成長しなくてはなりません。そうでないと体重を支えきれませんから、仔牛にとっては死活問題だし、牛乳にカルシウムがたっぷり入っていることは必要不可欠なことです（牛は生後15～16か月で成牛になる）。

しかし、人間はそれではいけない。ゆっくりと少しずつ成長していくようにできているのです。脳にしろ内臓にしろ骨格にしろ、全身があまりにも複雑にできており、精妙な構造をしているからです。

③ウシとヒトの成長速度、成長形態が違う

ヒトの脳は、巨大な精密工場をもってしても全く足らないほど精妙です。心臓も肝臓も腎臓も膵臓も、肺も腸も然りです。こんな精密機械の塊のような人間の体は、短期間に完成できないのです。頭脳や内臓などは2年かけて完成に近づきますが、骨格などの完成はさらに長

	母　乳	ミルク（牛乳）
酵　素	有	無
免疫物質	有	無
カルシウム	ミルクの４分の１	母乳の４倍
タンパク質	ホエイ	カゼイン
タンパクの量	ミルクの４分の１	母乳の４倍
DHA	有	無

母乳とミルク（牛乳）の違い

期間必要です。

生後2年間は特に重要な時期です。将来、才能を発揮する能力も全身の健康のベースも、この2年間でしっかり作られます。こうしたヒト独自の成長にマッチした栄養源こそ母乳なのです。もし、カルシウムが母乳の4倍もあるミルクを多量に飲んだ場合、骨ばかりが急速に仕上がっていくことになります。そうなると、もっと大切な頭脳や内臓が後回しになり、バランスがとれないのです。

④ミルクと母乳のタンパク質の「質」と「量」

ミルクがカゼインタンパクを多く含み母乳の4倍もあるのも、理由があることです。牛は脳を作るより早く、骨格を作り上げなくてはなりません。知的な能力よりも先に必要なのは、600kgを超える体重を支える筋肉と骨です。そのために、牛にとって吸収が可能なカゼインタンパク質を中心としたタンパクとカルシウムたっぷりの牛乳が必要なのです。カゼインタンパク質というニカワ状のタンパクは牛の骨格と筋肉を作るのに必要な物質です。

前述の通り、カゼインタンパク質はニカワ状のタンパク質であり、これを人間が摂取すると胃も腸も炎症を起こすし、腐敗現象が起こります。特に腸がまだ形作られていない赤ちゃんは大きなダメージを受けます。

質と同時に、その量が母乳の4倍というのも問題です。ただでさえ腸内腐敗をしやすいミルクですが、4倍も多いことで腐敗をさらに助長させることになります。したがって、ミルクにタンパク質が多いからといって、「栄養がある」などとはとても言えないのです。

ヒトの赤ちゃんの栄養素は、まんべんなくバランスよく存在したものでなければなりません。ミネラル、ビタミン、酵素、よい脂質、適度なタンパク質、そしてブドウ糖などがバランスよく配合されているのが母乳です。ミルクは、「タンパクが多いから栄養がある」「カルシウムが多いから骨格の成長によい」と主張していたスポック博士は、無知であったと言わざるを得ません。

⑤抱き癖について

スポック博士自身は積極的に「抱き癖をつけるな」とは書いていませんが、この本が出版されてから、いつの間にか、どういうわけか「抱き癖はよくない」「抱き癖は甘え性質にする」という情報が世間に広まるようになりました。その理由は、『スポック博士の育児書』が雑誌『暮しの手帖』で全訳され、連載されたからです。博士の本には「抱き癖をつけるな」とは書かれていないのに、なぜ、このようなことが浸透していったのでしょうか。思うに、スポック博士の本があまりにもミルクによる子育てに傾斜していたからではないでしょうか。

「生後3か月したら母乳とミルクは混合で」

「生後すぐでも混合でもよい」

「場合によっては、初めからミルクだけでもよい」

こうした主唱は次のように飛躍します。

「母乳で育てることは、しっかり抱いておっぱいを吸わせるが、ミルクの場合はしっかり抱かなくても、哺乳びんを赤ちゃんの口にくわえさせればよい。ということは、抱く必要もない」

そして、「ミルクなら抱かなくてもよい」という理屈の正当化によって、「抱き癖をつけるな」「甘えの性質になる」と曲論していったのだろうと推察します。

これほどバカバカしい大嘘もないでしょう。真実はこれとは真逆です。たくさん抱いて母乳で育てた子は、大人になって健康であるのみならず、心優しく、精神性の高い人が多いのです。

母乳＝抱き癖＝健康、情緒安定、人間味、愛……と、いいことづくめの子育てなのです。2年間しっかりと母乳を授乳し、抱き癖がつくくらいに抱いてあげれば、「健康」と「愛」が根づきます。つまり、人間生活を送るうえで最も大切な要素がもたらされるのです。その結果、感受性豊かで優しい性格になり、老人や子どもを思いやる心温かい人間になっていきます。さらに言えば、こうした人間は人に好かれ、仕事もでき、趣味も豊富で、愛情深くなる。つまり素晴らしい人格が形成されていくのです。

それもこれも、その根源にあるのは、母親から愛情たっぷりに母乳を吸い、たくさん抱いてもらったことにあるのです。赤ちゃんを抱くことはきわめて大事な行為です。強いスキンシップは、後年、人を愛せる性格になっていくからです。抱き癖ではなく、抱いて愛が育つのです。

ちなみにスポック博士は1998年に亡くなる直前に、第8版を共著で書き出版しようとしました。しかし、この本はしばらく未完のままで、博士の死後に出版されたそうです。この第8版では、それまでの7版とは正反対のことが書かれているということです。すなわち「母乳で育てろ」「牛乳のミルクは赤ちゃんには不適当」と。しかもスポック博士は死ぬ間際に「私の書いたことは間違いだった」と言ったそうです。これが本当ならば驚くべきことです。しかしながら、あまりにも遅すぎたと言わざるを得ません。

6 栄養学の歴史に見る誤った栄養摂取

(1) アメリカ人の死因の変化からわかること

ヨーロッパからの移民によって形成されたアメリカ合衆国（1775年建国）、ヨーロッパに続いてアフリカや南米、アジア各国から人々が流入し、国自体が世界の人種の坩堝《るつぼ》そのものです。

そのアメリカ人は、昔から肉を多食していることから、心臓病やがんによる死因が多いというイメージをわれわれは持っています。野菜や果物もあまり食べておらず、ステーキ、ハンバーグ、ソーセージ、ポテトフライ、マッシュポテト、乳製品が主食だから、生活習慣病が日本人よりもはるかに多いだろう、といった一般的なイメージです。

ところが、歴史を紐解いてみると、19世紀のアメリカには三大生活習慣病（がん、脳血管疾患、心臓病）はほとんどなかったのです。主要な死因を占めていたのは伝染病（結核、腸チフス、肺炎ほか）だったのです。

そして、アメリカ人の肉食が増えていったのは20世紀に入ってからであり、これ以降、肉と乳製品が急増していきます。その変化と軌を一にするごとく三大生活習慣病が増えていきます。それが今日まで続いており、ようやく〝食の間違い〟に気づき始めたのが近年であり、そのカイゼンの動きは第２章で詳述した通りです。

20世紀に入ってアメリカ人に肉食と乳脂製品の多食をもたらせたのは、ヨーロッパからの栄養学の影響が大でした。以下に解説しますが、栄養学の間違いは、大国の民の健康を滅ぼすほどの影響力を持っているのです。

⑵ アトウォーターの熱量換算係数

古代の私たちの祖先は自然の中で生きていくために、必要な量の食物を確保することに大変な労力を割きました。大昔は栄養不良が多いと思いがちですが、けっしてそんなことはありません。発掘された古代人の人骨のデータから、各種栄養素が十分に摂取されており、栄養状態がよかったことが判明しているのです。大昔の人々は、やはり植物から栄養を摂ることで健康であったのです。

食物と生命現象や健康状態の関連についての最初の記述は、古代ギリシャの医聖ヒポクラテス（ＢＣ４６０〜３７０）のようです。食物が生命の維持よりも疾病予防や健康増進という観点から注目されるようになったのは、比較的近年になってからです。しかし、いろいろな思惑から医学には直結しませんでした。

エネルギー代謝の研究は19世紀になってから大きく進展しました。栄養素が分解されてエネルギーになるまでの酸素消費量と、それに対する二酸化炭素排出量の比である「呼吸商」が摂取する食物によって異なることを、フランスのルニョー（１８１０〜１８７０）が明らかにしました。呼吸商は次の数式で求められます。

呼吸商＝単位時間当たりの二酸化炭素排出量÷単位時間当たりの酸素消費量

さらにドイツのペッテンコーフェル、カール・フォン・フォイト、ルブネルが、主要栄養素であるタンパク質、脂質、炭水化物を食したあと、燃焼して発生する熱量を求めることで、エネルギー代謝の研究を大きく発展させました。これらの生理的燃焼値はフォイトの下で学んだアトウォーターによって、アメリカの主要食品の成分および消化吸収率から、1g当たり、タンパク質4・0kcal、脂質8・9kcal、炭水化物4・0kcalと算出されました。このタンパク質、脂質、炭水化物のカロリー量はいまだに採用されている優れものです。

この値が「アトウォーターの熱量換算係数」として現在も使われています。カール・フォン・フォイトやその弟子のアトウォーターはこのような基準を設定しましたが、同時に、タンパク質を重点的に摂ることを指導しました。しかもそのタンパク質摂取は動物性（肉やハムなど）中心であり、その量は、フォイトは1日118g、アトウォーターは125gとしました。これはステーキならば1日に500gも食べよということだったので大きな問題でした。しかも「炭水化物は栄養がないので摂る必要はない」とまで言ったのです。

19世紀末〜20世紀初頭ですが、彼らの影響は大きく、その後120年間、欧米は肉食が中心となりました。そして、この影響により慢性病がすさまじい勢いで増加してしまったのです。

(3) カール・フォン・フォイトの罪

アメリカは19世紀までは、肉を多く食べてはいませんでした。それゆえ、1900年までのアメリカ人の死因にいわゆる三大生活習慣病はほとんどありません。当時の主な死因は結核や肺炎、腸チフスといった急性病だったのです。ところが、20世紀になって徐々に三大生活習慣病が増えていきました。肉食が根づいていったからです。

きっかけは、肉食をよしとする教えがドイツから広まっていったからです。20世紀に欧米が肉食中心となったきっかけは、19世紀後半にドイツの生理学者カール・フォン・フォイト（1831～1908）が「肉食こそ健康につながる」とした教えを欧米に広めたことです。カール・フォン・フォイトは1863～1908年までミュンヘン大学の生理学教授を務めました。彼は「近代栄養学の父」として君臨し、たくさんの弟子を育てたし、人々に崇め奉られました。彼は肉食礼賛主義者となり肉食のよさを徹底的に宣伝しました。

フォイトは「窒素平衡」「エネルギー代謝」「栄養素の摂取必要量」を初めて示した人です。フォイトが盛んにタンパク質と言い出した背景には、当時、タンパク質の発見とタンパク質の重要性が広まったからのようです。

フォイト以前には、1836年、ブッサンゴー（1802～1887）という畜産栄養学者が窒素平衡の概念を提唱、プラウト（1785～1850）というイギリスの牧師が三大栄養素の概念を発表、ヨハネス・ムルダー（1802～1882）というオランダの化学者が1838年に動物性成分をタンパク質（protein）と名づけました。また、ドイツ人化学者リービッヒ（1803～

1873）は、脂肪とでんぷんは熱量素、タンパク質は体形成約質とし、タンパク質代謝の基礎を築きます。リービッヒは、食品タンパク質の栄養価を窒素の含有量に基づくものとしました。そして、フォイトは栄養必要量を初めて提示したことで有名になりました。

このように今ある栄養学の基礎は、19世紀後半にヨーロッパで花開いていったのです。当時の栄養学の中で最も注目されたのが、タンパク質でした。タンパク質が「プロテイン」と呼称されているのは、1番目に重要と考えられていることによります。体重の40％以上も占めるのがこのタンパク質であり、タンパク質の栄養価測定がケルダール（1849〜1900）という化学者によって示されたりしたことからも、タンパク質を摂ることこそ、健康への道とされたのではないかと思われます。それが動物性タンパク質摂取へとつながっていったのです。

フォイトはミュンヘン大学の生理学教授になって弟子をたくさん育て、ヨーロッパの学界を支配下に置こうとしました。彼は当時急速にわかってきた三大栄養素に目をつけました。なかでも注目を浴び始めたのがタンパク質でした。三大栄養素の発見、特にタンパク質の発見は当時の大トピックスでした。学界の首領に君臨しようとするフォイトがこの大トピックスに乗り、遅れまいとする行動をとったのは当然でした。フォイトは徹底した「肉食礼賛主義者」になり、「炭水化物は栄養が乏しいので摂取を控えるように」と言ったのでした。さらにフォイトは「よいものは取り過ぎて悪いことはない」＝「肉は摂りすぎて悪いことはない」と言いました。

フォイトの影響力とカリスマ性はすごく、弟子達はその気になったし、人々にも肉食のよさを植えつけたのです。この「肉食礼賛、炭水化物食軽視」はその後、欧米で根づいていきました。そして20世紀に入り、肉食は大きく普及していったのです。

フォイトの「肉食礼賛、炭水化物食軽視」は医学的、科学的、公衆衛生学的検証は少しもなされずに唱えられたものでした。彼は学界のボスになることと、おそらく食肉業界の癒着（ノンフィクション作家の船瀬俊介氏は「はっきりした証拠はないが、多分かなりの癒着があったのではないか」と推測している）のふたつにより、肉タンパク質礼賛主義者になっていったと思われます。

しかしフォイトは、じつはタンパク質の１日摂取量は48・５gで十分なことを見つけた人でもありました。彼はこのことをひた隠しにしていたふしがあります。なぜなら、自分は48g程度のタンパクで生活していたからです。にもかかわらず、彼はなんと１日１１８gもの動物性タンパク質の摂取を人々にすすめました。また、弟子のルブナー（１８５４〜１９３２）は、「大量のタンパク質所要量は文明人の権利である」とすら発言しました。

フォイトの弟子のひとりであるアメリカ人のアトウォーター（１８４４〜１９０７）はアメリカに帰り、米国農務省の栄養研究所長となり、ウェズリアン大学の教授になります。そして、１日１２５gもの動物性タンパク質を摂るようにと進言しました。１９０２年のことです。

アトウォーターら３人は三大栄養素の熱量を初めて提唱した人です。この功績にもかかわらず、このようなすごいタンパク摂取量を唱えたのです。そして、ヨーロッパもアメリカも当然のごとく肉食中心になっていきました。

かくして「肉食」が定着していきます。それは20世紀に入ってすぐでした。19世紀にはなんと三大生活習慣病はほとんどなかったのです。肉食が推奨された１９００年をすぎて急速に心臓病、がん、脳血管疾患がトップ3になったのです。彼ら学者の野望により、肉食文化が花開き、三大生活習慣病が出現したのですから、間違った栄養学の指導ほどこわいものはないかもしれません。

欧米の生理学界に君臨したフォイトについてもう少し述べます。

本名はカール・フォイト。貧しい小作農の8番目の子として生まれた彼は、その能力と努力によって、ヨーロッパの生化学の大御所的存在であるリービッヒの研究員になります。やがて頭角を表したフォイトは、19世紀に花開いた生化学や生理学、栄養学の中で遅れをとるまいと努力を重ね、さまざまな発表をするようになります。それは前述の通りです。やがて欧米の学界に君臨するようになったフォイトは貴族の称号「フォン」を取得するに至ります。いわく、カール・フォン・フォイトと呼ばれるようになったわけです。彼の数々の（誤った）実績や発表は、功名心・虚栄心によるものとは言えなくもないでしょう。その悪影響は今日も続いているのです。

(4) 動物性タンパク質は戦後急速に増加した

動物性タンパク質、なかでも肉類や乳（製品）の摂取量が大きく増加しています。この傾向は戦後からずっと続いており、肉類や乳（製品）の摂取量は今後も増えていくことが予想されます。反面、日本人の食を象徴する魚介類の摂取量が減り続けているのが気にかかります。このような傾向は、欧米の肉食文化の影響によるところが大でしょう。現代の子どもや若者は「魚よりも肉」を好む人が多いようです。

動物性タンパク質摂取量の増加は、病気にも大いに関係してきます。

「タンパク質を減らすと免疫力が上がる」という安保徹（元新潟大学医学部教授）氏のデータは画期的だし、大変参考になります。

ネズミをマラリアに感染させたうえで、タンパク質の量を変えて行った実験結果です。

○タンパク質を全くゼロにした餌を与えた群：マラリアによる寄生虫血症もほとんど起こらないが10日で死亡した。おそらく栄養失調による。

○タンパク質5％にした餌を与えた群：14日で死亡。

○タンパク質12・5％にした餌を与えた群：この群が最も長命で25日間生きた。

○タンパク質25％にした餌を与えた群：この群は最悪で、わずか5日で死んだ。マラリア感染も急増した。

結局、タンパク質が多い餌は、免疫（腸管免疫）が落ち、最も早く死んだのです。タンパク質はあまりに少ないと今度は栄養失調で死にやすいということです。「適量のタンパク質のパーセントを見つけることこそ、最も長生きの道」という教えがこのグラフで読み取れます。

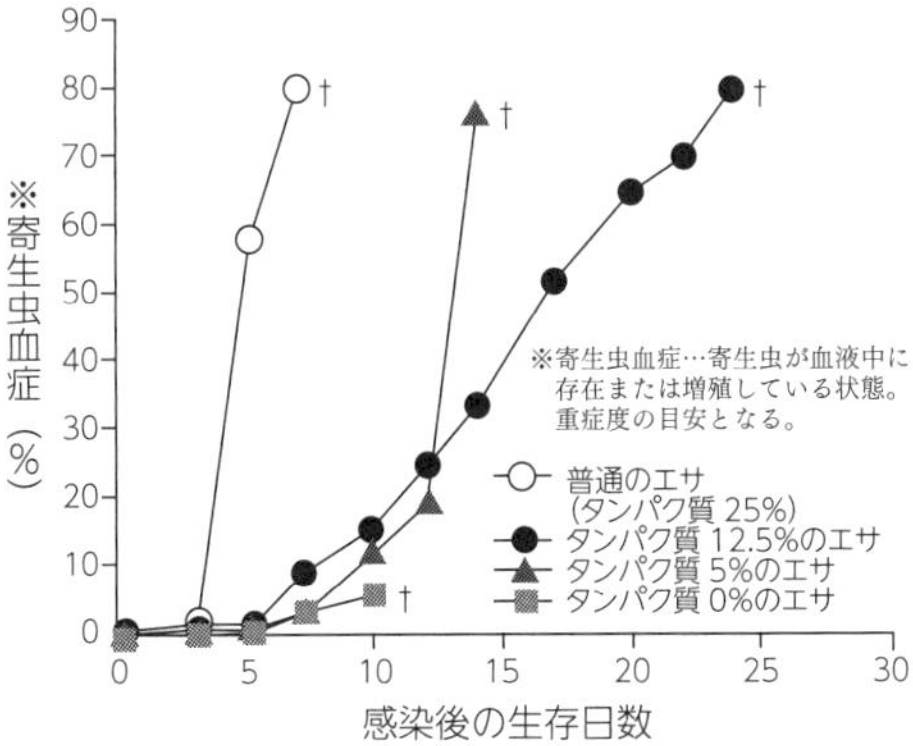

タンパク質を減らすと免疫力が上がる

出典：『大往生できる生き方できない生き方』安保徹著（ＰＨＰ研究所）より

(5) アメリカ人と日本人のタンパク質適正量

米国のタンパク質の1日当たりの摂取勧告では、その後はどんどん減らしていることがわかります。1980年にはタンパク質の1日当たり摂取量の目安は48・5g前後とされました。この値はその後もずっと続いています。

1902年、アトウォーターが127g/日まで上げたのを徐々にだが下げていき、ついにこの値を適正としました。日本人の摂取基準は、2015年に厚生労働省が定めた基準によると成人男性60g/日、成人女性50g/日となっています。これはもう少し減らしたほうがよいでしょう。なぜなら、やはり体格に差があるし、そのほうが酵素を阻害しないからです。日本人の適正量は男女とも35〜42g/日くらいでよいのではないかと思います。

(6) 長寿村・ビルカバンバ

世界には長寿村というのがあります。世界三大長寿村のひとつ南米ペルーのアンデス山中にある「ビルカバンバ」に住む人たちの長寿は驚きです。このビルカバンバは赤道直下の緯度に位置していますが、海抜1500mの高地にあり、比較的涼しく、だいたい14〜22℃の過ごしやすい気温で、湿度は低く、からっとしているという。その村には滝があり川が流れ、水辺には色々な種類のフルーツが群生しています。水には不純物はなく、ミネラルたっぷりで美味しいらしい。その水を飲み、調理をし、群生するフルーツを食べれば、健康長寿になるのでしょう。

ビルカバンバに住む人たちは、フルーツを多食しますが、インディカ米を炊いたものかトウモロコシかユッカというサツマイモの一種を主食にし、このほかにヒエ、粟、きびを米に混ぜ、副食はチョスチョスという大豆を２日間水に浸けて料理したもの。このやり方は発芽させて、酵素阻害剤をカットさせているので、じつに理にかなった方法です。

彼らはフルーツとともに生野菜も大変よく食べるそうです。一方、動物性タンパク質を食すことは少ない。こういった食事のおかげで、ビルカバンバの人達は誰もがスリムで若々しく、じつに健康で長寿なのです。

日本にカスピ海ヨーグルトを紹介した京大の家森幸男先生は、ビルカバンバを調査したことでも有名です。ビルカバンバの１１８歳男性の検診では、血圧は１１０／64とやや低いが正常であり、採血データはすべてにわたり正常でした。肉体も大変若々しく１１８歳にはとうてい見えなかったそうです。この村人たちはだれもかれも惚けておらず、長寿で死ぬまで健康を保っていたそうです。まさに「生・老・健康長寿・死」なのです。

⑺ 超短命部族・カザフ族

一方、短命で代表的なのは「カザフ族」です。カザフ族は、中央アジアのウイグルから８００㎞離れたところにある部族ですが、きわめて短命で有名です。

長生きしても60歳までの寿命で、60歳まで生きる人は滅多にいません。30歳までも生きられない人もいます。その理由は、彼らの食生活が最悪だからなのです。最悪な食事とは肉食ですが、その内容がすさまじい。

彼らの根本思想が次のような教えです。

「野菜は羊が食べる物であって人間の食べ物ではない」

こんな教えがあるせいでカザフ族の人たちは、次の食物だけを食しているという。

○羊の肉

○羊の乳

○羊の乳からできたバター

○羊の乳からできたチーズ

○羊の脂入り大麦の粉を焼いたパン

ほとんどのカザフ族の人達はこのような食生活というから驚きます。この食事では、いわゆる抗酸化栄養素など探したくても見つかりません。そのためか、若いうちから消化器系のがん、脳卒中、心臓病が多発しているのです。30歳くらいまでしか生きられない食事とはこういった食事のようです。

⑻ 日米の食事の摂り方

以上のように、食によって長寿にもなるし短命にもなるということが明確です。食が健康や病気に直接の因子になっていると気がついた米国では、すでにさまざまな取り組みがなされていて、タンパク質摂取量の低下とともにがん患者は減少しているのです。

図を見てみましょう。A図は1990年代の米国農務省による「理想的な食の摂取」の概念図です。穀類、野菜、果物をベースに、乳製品や肉類は比較的少量です。しかし、「責任ある医療のための医師会」ではこれでも不十分であると、B図を推奨しています。乳製品、肉類がこの図にはありません。肉食文化のアメリカで、政府機関がこういう食事を推奨すること自体がすごいことです。

日本はどうでしょうか。同じ1990年頃の栄養指針はC図だったのです。一見4種類の栄養素がバランスよく均等に配置されていますが、これではカゼインタンパクの摂取による害が生じます。乳製品が多すぎるし、動物性タンパクも過剰です。日本人にとって理想の食事摂取の概念はD図（私の考え）ではないかと思っています。米国の指針では魚も入っていませんが、古来から魚介類を食べてきた日本民族としては、DHA、EPAを摂取できることも考慮すると、少しは魚を摂ってもいいのではないかと思います。

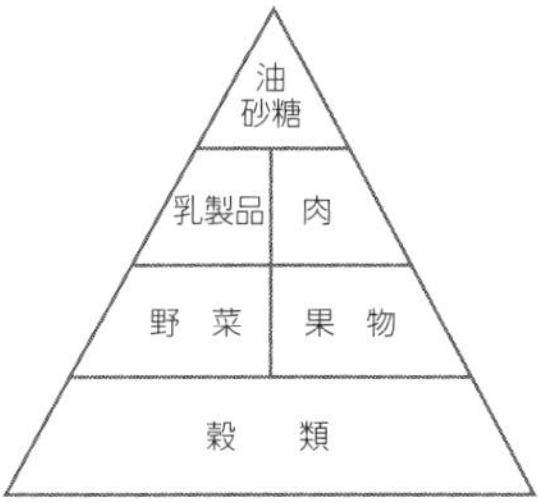

A図：1992年米国農務省「フードガイド・ピラミッド」

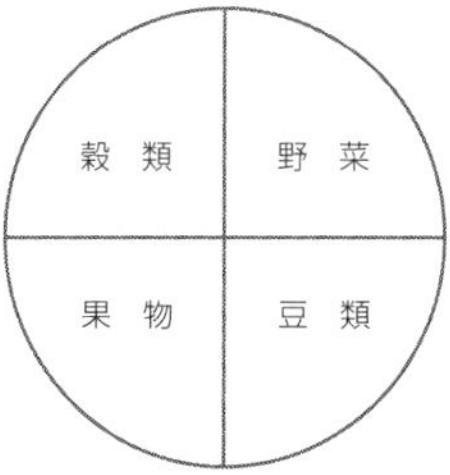

B図：「責任ある医療のための医師会」推奨の概念図

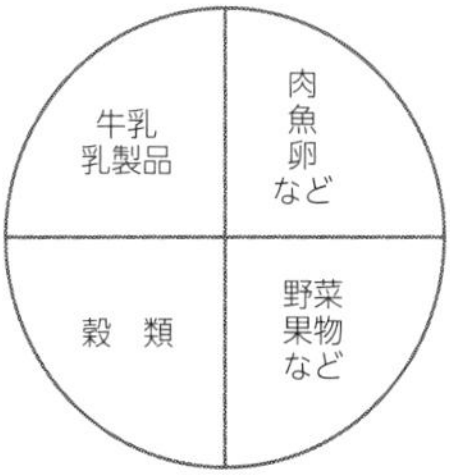

C図：1990年頃の「日本の栄養指針」概念図

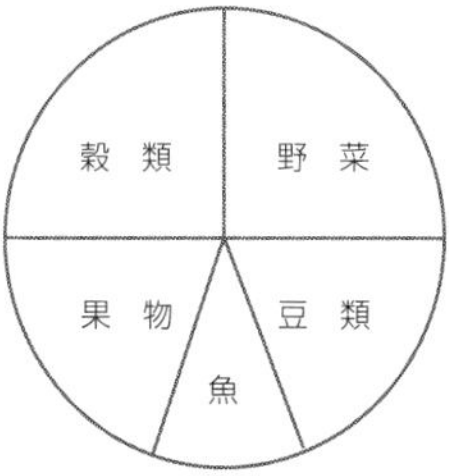

D図：理想的な日本の食事摂取概念図（鶴見推奨）

7 高タンパクの害

戦後、欧米の栄養学が日本に流れ込んできました。その内容は、一言で言えば「入れたものは身体に入る」――これが基本であり、結論です。だから、すべからく栄養分析表で何々という栄養素がどのくらいあって……という「入れる側」に立った考え方です。この栄養学には大きな落とし穴と間違いがあります。それは「入れればそのまま入るとは限らない」ということです。その大きな間違いは、タンパク質でありカルシウムです。

このふたつは「入れれば入るとは限らない」を地で行っている代表的な栄養成分です。カルシウムについては牛乳のところでも述べましたが、タンパク質も摂ればそのまま吸収されると思ったら大間違いで、カルシウムを摂るとき、同時に摂ると邪魔となるタンパク質は、それ自体も大変問題の多い栄養素です。タンパク質は、最も重要であることから「第1の」という意味でプロテインと名づけられたわけですが、本当に最も重要かというと疑問です。

(1)「タンパク質が足りないよ」の影響

東京オリンピックの頃（1964年）に、テレビやラジオで大流行したコマーシャルが評判になり、そのフレーズ「タンパク質が足りないよ」が我々の頭にしっかりとインプットされました。タンパク質の多いものを食べないとよい筋肉ができない、そう思った人はさぞ多かったことと思います。実際、栄養学でもそのように教えていたのです。先述のフォイトによる提唱などから、タンパク質が最も重要な栄養であると解釈され、動物性食品が穀物よりも重要と考えられるようになりました。

しかし、1901年、エール大学のラッセル・チッテンデンは、1日に120gのタンパク必要量は3分の1に下げるべきだと主張しました。チッテンデンは何人もの被験者を使い研究を重ねた結果、「平均36g／日のタンパク質と2000kcal／日の栄養を摂取すれば健康は維持できる」と発表し、次のように結論づけたのです。

○タンパク質は体組織に蓄積できない
○身体は余分なタンパク質を処理するためにエネルギーを浪費する
○余分なタンパク質は大腸内で発酵しながら腐敗毒を出す
○タンパク質はエネルギー源として必要なものではない。なぜならエネルギー量が多く老廃物が少ないという点で炭水化物と脂肪のほうがよほど優れている
○動物タンパクと植物タンパクを適切な比率で摂らなくてはならない

(2) プロテイン（アミノ酸）指数の危うさ

鶏卵についてもよくないデータが出ています。滋賀医科大学の調査でわかったことですが、「鶏卵を1日2個以上食べると死亡率は2倍にも跳ね上がる」と発表したのです（2003年9月）。3～4個を毎日食べ続けると、死亡率はもっと高くなるに違いありません。

滋賀医大によると、日本人はコレステロールの48％を卵から摂取しており、栄養指導上の注意事項となっています。しかし、摂取量と死亡率などの研究は国内にありませんでした。

そこで同大は1990年から14年間、30歳以上の男女約1万人を対象に、卵の摂取量と総コレステロール値、総死亡率、心筋梗塞による死亡率などを追跡調査しました。

1000人当たりの年間死亡者数で比較した結果、

○1週間に1～2個の卵を食べた女性の死亡数　7・5人

○1日2個以上の卵を食べた女性の死亡数　14・8人

○心筋梗塞による死亡は、　1日1個以下　0・4～0・5人

○　〃　　　　1日2個以上　1・1人

卵の摂取量が多いほど、血中のコレステロール値も高かったということです。卵の摂取量がどう健康に影響するのか、ひとつの事例を挙げてみます。

〔心筋梗塞で死亡した患者（62歳、女性）の例〕

彼女はスポーツジムのトレーナーに卵のよさを説かれました。

「鶏卵はプロテイン指数（アミノ酸指数）が100点なんだよ。よいタンパクの補充でこれほど優れているものはない。納豆はせいぜい68くらい。卵を1日6個食べるとよい筋肉ができる」

彼女はこれを信じました。プロテイン指数という言葉にしびれました。なぜなら彼女は筋肉が落ちていて痩せていたからです。

そして、毎日せっせと鶏卵を食べるようになりました。1日4個以上、5~6個の日も。しかし、体調はよくはならなかったし、筋肉がついた気もしませんでした。この女性は3か月ほど経つと、胸が苦しいと言い始め、病院で検査したら心筋梗塞でした。そして入院中に死亡しました。

私のクリニックには心筋梗塞の患者さんが何人も来ていますが、ほとんどの人が卵を多く食べていたのには驚きました。滋賀医科大学の報告書は間違いないと確信したことでした。

「プロテイン指数（アミノ酸指数）」などという言葉にだまされてはいけません。ちなみに納豆のプロテイン指数は、2010年には100点と訂正されています。ネズミで計ったために体毛にメチオニンが奪われ低くなっただけと判明したのです。体毛のない人間では納豆は100点でした。

卵の何が毒なのか――それは鶏卵の白身に存在する「オボムコイド」というタンパク質が、人にとってよいものではないということです。

オボムコイドは強烈な酵素阻害剤です。大変消化が悪く腸で腐敗しやすい。それゆえ、鶏卵の過剰摂取はいろいろな病気の要因になります。鶏卵を食するなら1日1個以内、週に5個以内が望ましい。さらに言うならば、黄身だけにすべきです。黄身はコレステロールでありほとんど問題もないからです。鶏卵は、病人や健康を考える人はむしろ止めておくべき食品なのです。

(3) タンパク質は組織に蓄積できない

チッテンデンの言った「タンパク質は組織に蓄積できない」ということはどういうことでしょうか。これは、タンパク質の消化吸収の過程を知るとわかります。

タンパク質はまず腸で吸収される形に消化されます。腸で吸収される最小の形にまで小さな分子になって吸収されるのですが、その形こそ「アミノ酸」です。アミノ酸は腸で吸収され、全身にめぐってさまざまな働きをすると同時に筋肉の構成物質になります。食物で摂ったタンパクは大きな分子なので、そのままではまったく吸収されませんが、アミノ酸は小(低)分子であり腸から吸収される大きさです。そして、タンパク質がアミノ酸にすんなり消化されれば全く問題は起こりません。

それまでの栄養学では、タンパク質は腸管でほとんどアミノ酸になると信じられていました。ところが栄養学が発達するにつれ(じつは最近ですが)、そうではなく、アミノ酸(柱1本)になる率は10%以内(場合によっては数%)という場合もあることがわかってきました。そして、大きな分子のタンパク質や極小分子のものはアミノ酸になる途中の段階で終わってしまうのです。

(4) 未消化のタンパク質は有害な窒素残留物となる

この途中の段階を「窒素残留物」と呼びます。窒素残留物は人体に大変有害な物質であり、この段階で消化がストップすることが問題となるのです。

その理由は、この物質がアンモニアの代謝産物だからです。アンモニアの代謝産物で知られるのはアミン、フェノール、インドール、スカトール、メチルメルカプタン等が知られていますが、これらは血中に入るときわめて有害に作用するため、これを分解するのに腸の中の細菌がこれらを処理しようとします。この処理を行う細菌こそ、腐敗菌（ウエルシュ菌、ブドウ球菌他）や日和見菌（大腸菌など）です。この段階のタンパクはこういった菌で分解されますが、ここで変化したタンパクは、ある程度は中和されても毒性はかなり残っており、この形で吸収されると人体にさまざまな悪影響を及ぼします。

窒素残留物（アミン類）の害は次のようなものです。

①がん

どのようながんも、窒素残留物（アミン類）から生じます。アンモニアが吸収し血を汚しルローとなった結果、活性酸素だらけとなり、細胞の核が破壊されて生じるからです。どの部位のがんになるかは、そのアンモニアの行き着く先の違いによります。

②胃腸炎、胆のう炎、胆管炎、膵炎、食道炎

まず胃腸や胆管、胆のうといった消化器に必ず炎症が起こります。

③肝臓障害

肝臓はある程度は毒素処理を行いますが、腸肝循環して戻ってきた窒素残留物（アミン類）が積み重なった結果、毒素処理を上回るため肝障害となり、毒素物質を全身にまきちらす。

④腎障害

血液に尿素が多くなり血液尿素窒素（ＢＵＮ）が増加し、腎障害の元となり、それが進行

すると腎不全となります。腎不全はまさしく高タンパクによるアミン類の害です。

⑤アレルギー（花粉症、アトピー性皮膚炎、喘息ほか）

タンパク質がうまく分解されず処理もうまくいかず、直接やや大きな分子のまま血中に吸収された場合に起こるのがアレルギーです。血中で異物となり、それを処理するため抗原が作られますが、その結果、抗原抗体反応が起こりアレルギーとなります。

⑥骨粗鬆症

増加した血液尿素窒素は腎臓を働かせ、より多くの水分を排泄させますが、この水分と共に多くのミネラル、特にカルシウムが大量に尿に排泄されます。その結果、骨粗鬆症を出現させます。出すぎたカルシウムは尿路結石（腎石、尿管結石ほか）を起こします。

⑦痛風

痛みの大元はまさしくタンパク摂取過多です。窒素残留物は、肝臓、腎臓の障害となり、さらに尿素にまでうまく分解できない場合も出現します。その物質が尿酸で、尿酸の結晶が増えすぎると痛風となって、全身、特に足先にひどい痛みを出現させるのです。

⑧膠原病（リウマチ、SLE、PSS、シェーグレン症候群ほか）

膠原病の原因も高タンパク質過剰から起こります。高タンパク質（特に動物性）に加え、砂糖菓子の好きな人がなりやすい。

⑨心臓病

特に心筋梗塞や狭心症は、間違いなく動物性タンパク質の過食に多い。なかでも肉食と卵食。

⑩呼吸器疾患（喘息、慢性気管支炎）

これもやはり高タンパク質食によります。

⑪頭痛、メニエール病、精神疾患

意外ですが、慢性頭痛（偏頭痛や緊張性頭痛）の原因は高タンパク質で起こります。腸でアミン類が増え、血液が汚れに汚れ（ルローやアキャンサイト）、脳の中の血液循環がうまくいかなくなった時、リンパ浮腫から軽度脳圧亢進して生じます。めまいは内耳の浮腫ですが、その原因のひとつは高タンパク質、もうひとつは砂糖菓子です。

こういったことが窒素残留物の出現によって起こる病気ですが、ほとんどの病気は窒素残留物を原因物質として起こるということがわかります。結局、タンパク質は上手に摂取しないと窒素残留物だらけになり、さまざまな問題が出るのです。

タンパク質は腸管を通って吸収された後も多くの問題を抱えています。それは、人間がタンパク質（アミノ酸）の貯蔵庫を本質的に持っていないからです。

人間が持っているタンパク（アミノ酸）の貯蔵庫は一時的なもので、「アミノ酸プール」と言います。これは、一時預かりのモータープールのようなものです。しかし、それも限りがあり、少しでも窒素残留物やタンパク質が多くなると、あふれ出てすべての臓器に負担となり、その結果、痛風をはじめとするさまざまな症状が出現します。

(5) タンパク質の適正摂取

では、どうすればタンパク質を上手に摂取できるのでしょうか。

まず何と言ってもタンパク質を過剰に摂らないことが第1条件となります。どんなに消化のよいタンパクであっても過剰に摂れば今述べたような問題が起こるからです。

チッテンデンの述べたように1日に35gというのは理想かもしれませんが、現代社会においては現実的なものとして50g前後あたりにとどめておくことがよいでしょう

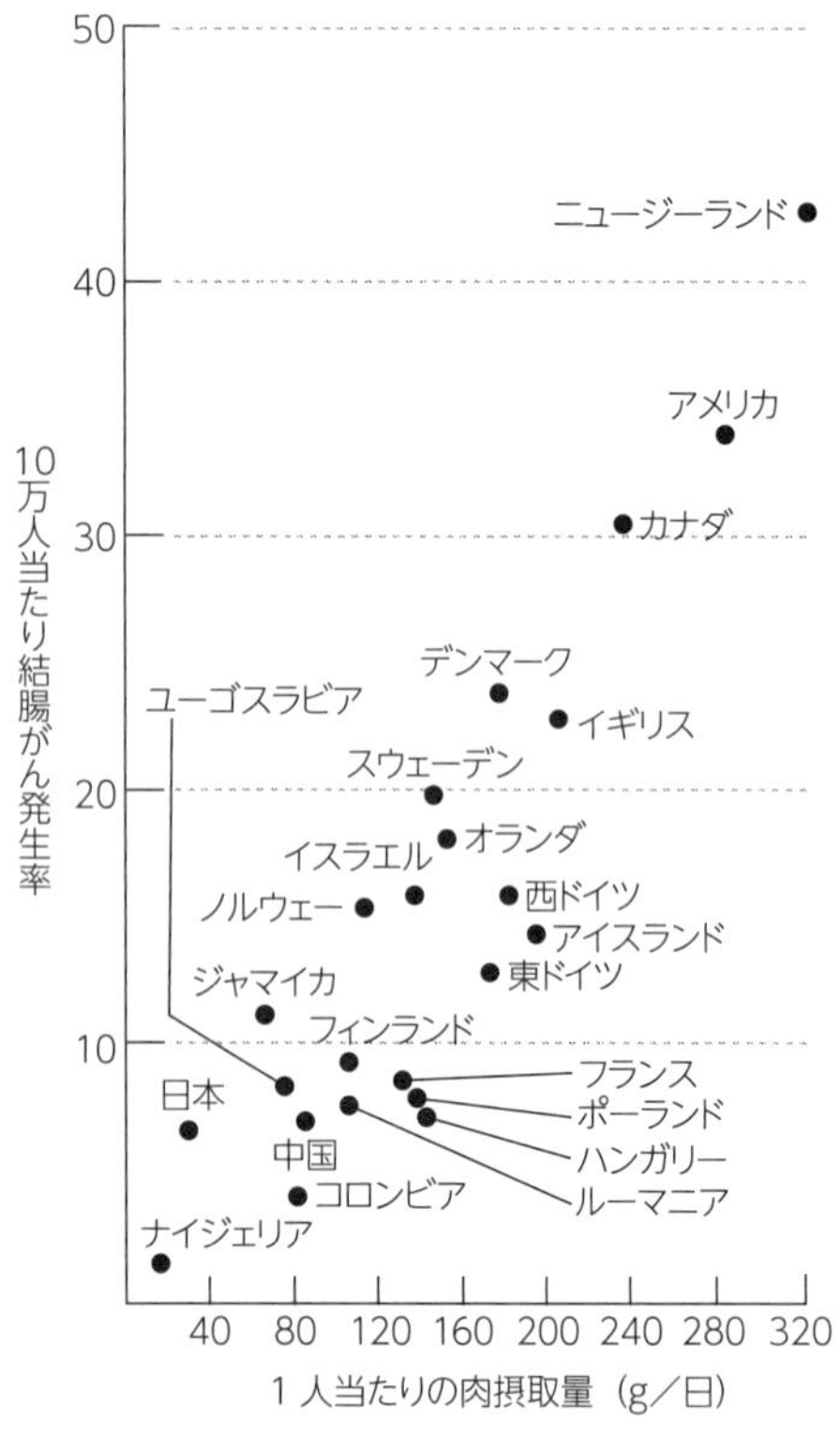

肉を食べる国ほど結腸ガンが増える
出典：『腸内革命』森下芳行著（ごま書房）

①肉食とがん

肉食が多い国ほど結腸がんが増多するというデータがあります。図はそれを表したものです。

動物性タンパク質の過食はイギリスのトロウェル博士の報告でもわかるように、大腸がんのみならず、あらゆるがんになりやすい。乳がん、子宮がん、前立腺がん、肺がん、胃がん、脳腫瘍も、じつは肉食過多の国民ほど多いのです。病気の成り立ちの項でも述べたように、動物性タンパク質の過食はがんのみならず、あらゆる病気に直結します。

②ＩＧＦ-１（インスリン様成長因子）の体内増加とがん

ＩＧＦ-１は胎児や成長期の子どもには、必要なホルモンのひとつですが、成人が動物性タンパク質や乳脂製品（牛乳、チーズなど）を多く摂ると、体には過剰にＩＧＦ-１が出現します。

ＩＧＦ-１は主に肝臓で作られ、ＧＨ（下垂体成長ホルモン）によって促されるもので、乳幼児期に欠かせないものですが、もうすでに成長してしまった大人にとっては、この物質の過剰は体にはきわめてよくない現象を起こすことが知られています。特に「ホルモン依存性がん」と言われるがんのほとんどが、このＩＧＦ-１の体内増加で起きるということです。

ホルモン依存性がんの有名なところでは、乳がん、子宮頸がん、子宮体がん、前立腺がん、肺腺がん、肝臓がん、卵巣がん、精巣がん、甲状腺がん、脳下垂体腫がん、腎がん、膀胱がんなどといったところですが、こういったホルモンがんのみならず、すべてのがんはＩＧＦ-１と関係があるようです。がんだけでなく、心臓病や脳血管疾患にも密接な関係があるとされています。胃がんも大腸がんも腎がんも悪性リンパ腫もその他のがんもこの増加で起こるとしたら、ＩＧＦ-１の多い食物を減らすことこそ、がん予防の第1にやらなくてはならないことです。

〈IGF-1を増やす食物〉

○乳脂製品（牛乳、チーズほか）

○動物性タンパク質（肉、鶏卵、ほか獣肉）

成人にとってこのふたつの過剰な摂取こそ、発がんを促す最悪の因子であると言えます。T・コリン・キャンベル教授の「チャイナ・ヘルス・スタディ」におけるネズミのカゼイン投与による発がん（20％で全例）は当然の結果ということになります。

③がん治しは動物性タンパク質を中止することから始める

がんになったら、たとえそのがんが何であったとしても、最初にやらなければならないことは、動物性タンパク質と乳脂肪製品を最低でも1年間は一切摂らないという決意をすることが大切です。その理由は、こういった食物の過食がIGF-1を増やし、さまざまながんを発生させるベースになるからです。

西洋医やオンコロジスト（がん専門医）が「食物とがんの因果関係はない」とか「がん患者でも通常の食事でもかまわない」などと言うのには、驚きを通り越して呆れて物も言えないほどですが、これは無知もいいところであって、科学的検証を無視した暴言にも近いものです。これだけ世界的に食事の悪さががんの原因と指摘されている時代なのに、(日本の)医療の世界はあまりに閉鎖的で、真実に背を向けていると言わざるを得ません。

日本の医学部は孤立した世界のようです。私がこの本を書いているひとつの目的は、第1に一般の人が薬漬けにより、ちっともよくならず、気の毒で仕方ないことであり、第2に食事がいかに重要かということ、第3に難病やがんの転移でもよく治っていく方法があることを知ってもらいたいからです。

動物性タンパク質と乳脂製品の過剰摂取が、がんや慢性病を起こす最初の悪い因子ということは、医療人は当然、だれもが絶対に知っておくべき知識です。

④植物性タンパク質はどうか

納豆や味噌、豆腐、高野豆腐、テンペといった大豆食品では、IGF-1は高く出るのか出ないのか？　だれもが関心のあるところです。答えを先に言うと、「IGF-1は動物性タンパク摂取と比しても同等ぐらい高い。しかしIGF-1を結合させ排泄に向かう結合タンパクも増加するために、IGF-1の悪い作用は打ち消される」ということです。

このことはアメリカのジョエル・ファーマンという医師が述べています（『100歳まで病気にならないスーパー免疫力』Dr.ジョエル・ファーマン著　白澤卓二訳　日本文芸社刊）。

こういった大豆の発酵食品を中心にタンパク源を摂っている国ほど、乳がん、その他のがんが少ないのは、データで明らかです。

⑤タンパク質の過剰摂取が肝臓の負担を増大させる

過剰に摂取されたタンパク質は、たとえ必須アミノ酸組成が非常によいものであっても、短時間アミノ酸プールに置かれたあとで排泄されます。質の悪いタンパク質を摂った場合と同じように無駄になってしまうのです。無駄に出る量がわずかならば問題はありませんが、多いと大変なことになります。

１９８２（昭和57年）度の厚生省（現厚生労働省）調査では、わが国の成人が1日に摂取しているタンパク質の量は平均86・6ｇという大きい数字であり、２０１０年（平成22年）でもほとんど変わりません。

しかも、86・6ｇの内訳は動物性タンパク質43・5ｇ、植物性43・1ｇと比率が逆転したパターンです。この数字は昔とは大きな違いで、動物性タンパク過剰型の欧米に近くなってきたと言えます。

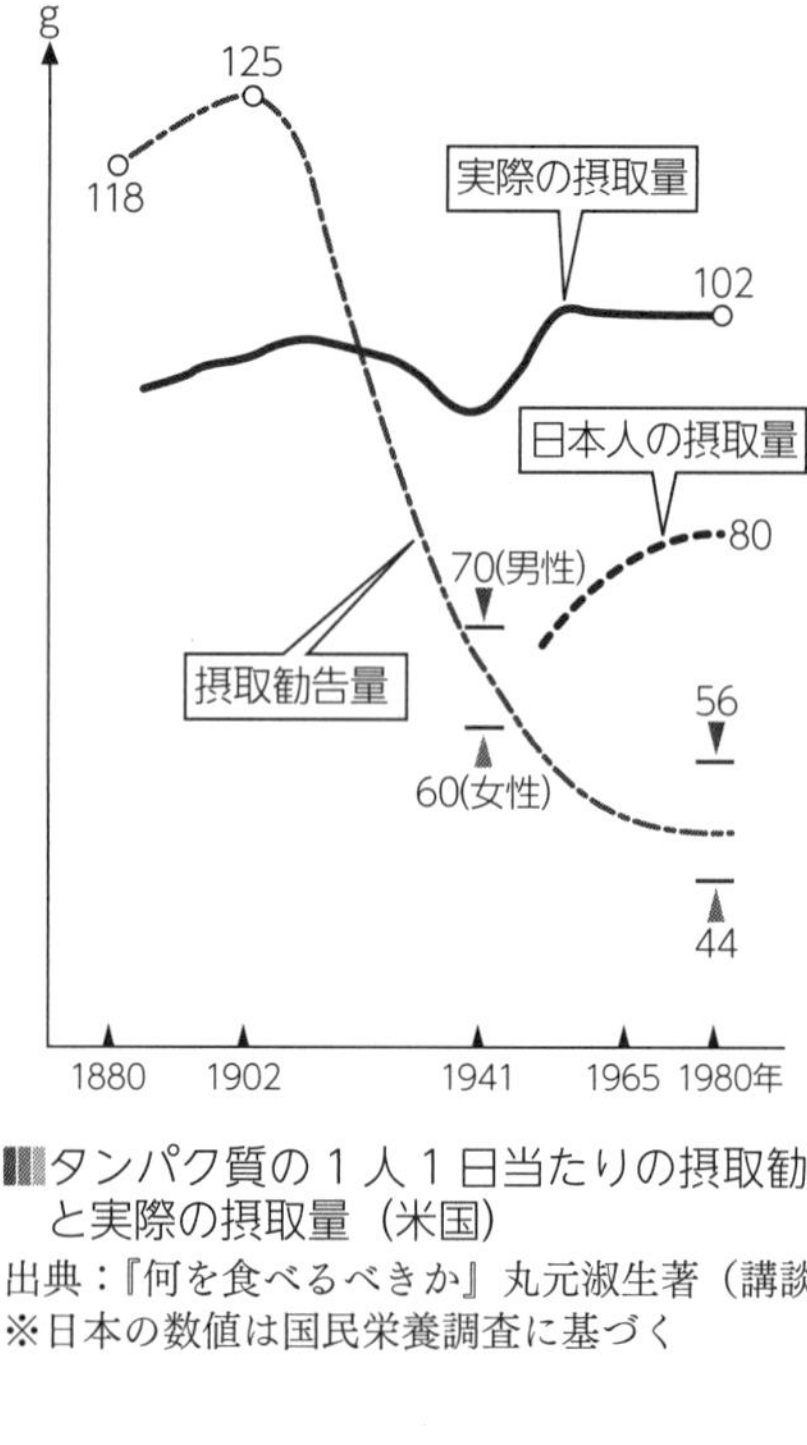

タンパク質の１人１日当たりの摂取勧告量と実際の摂取量（米国）
出典：『何を食べるべきか』丸元淑生著（講談社）
※日本の数値は国民栄養調査に基づく

アメリカのナショナル・リサーチ・カウンシルが勧告している体重1kg当たり0・8ｇが適量とすれば、日本人成人の平均体重を60kgと仮定した場合、タンパク質は48ｇで足りるのです。

１９６５年、ＦＡＯとＷＨＯは合同でタンパク質の摂取基準を見直しました。体重1kg当たり０・71ｇが最適であるというもの。65kgの男性ならば約46ｇ／日、体重50kgの女性ならば約35ｇ／日で十分としたのです。以来、この値でのタンパク質摂取の指導は変わっていません。

無駄になったアミノ酸はどのようにして排泄されるのかというと、分解されて尿で体外に出されるのが一般的です。アミノ酸の分解は、まずアミノ基（NH_2分子）が放出されます。するとアミノ基はすぐにアンモニア（NH_3）になるのですが、これはきわめて有害な物質なので、それを尿素に転換しなくてはなりません。つまり「解毒」です。その作業場は肝臓です。したがって、無駄が多ければ多いほど肝臓の負担は増えることになります。

その負担の中で尿素が増加すると、今度はそれを流し出すために水分が多量に必要となります。「高タンパク食者は水分を多く摂らなくてはならない」とされるのはこのためです。

もし尿素がうまく排泄されないとどうなるか。スムーズな排泄ができない時、尿素は尿酸に変わり関節周辺の軟組織に尿酸結晶が溜まってものすごく痛みます。これが「痛風」です。重力の関係で、尿酸は足の指先に溜まりやすい。痛風はアミノ酸の過剰によって尿酸がうまくスムーズに排泄されない結果、尿酸が溜まって起こる病気で、原因はタンパク質の摂取過剰です。

タンパク質過剰→アミノ酸過剰は水分を大量に必要とするので、多めに飲水することになります。すると今度は、水はアミノ酸を排泄させてくれると同時にカルシウムも排泄するという現象を起こします。また、多量のアミノ酸分解は、血液を一挙に酸性化させるため、その中和のために体内の骨、歯といった組織からカルシウムを溶出させます。

このように高タンパク質食の人は早々に骨粗鬆症になりやすいのです。特に酸性の強い動物性でこの傾向が強い。具体的には肉、卵、牛乳、チーズですが、魚でも同様です。大豆タンパク質食はこの傾向は比較的弱いけれども、それでも食べ過ぎると同様です。

8 ショ糖の害

2015年3月、WHOは、成人と子ども双方について、「砂糖の摂取量ガイドライン」を発表しました。

それによると、成人も子どもも、果物、野菜、牛乳由来の糖分を除いて、1日の糖分摂取を総摂取エネルギー量の10%未満に減らすように勧告しています。さらに5%未満にしたり、1日当たり約25gに抑えると、さらに健康によいと付け加えています。

このガイドラインで示された砂糖というのは、遊離糖類で、グルコースやフルクトース等の単糖類、スクロースや砂糖等の二糖類など食品や飲料の加工調理で加えられるものに加えて、蜂蜜、シロップ、果汁、濃縮果汁などに自然に存在する糖類も対象にしています。

WHOは、砂糖の摂りすぎは肥満や糖尿病などの生活習慣病や虫歯のリスクを高めるとして、従来の砂糖摂取量ガイドラインよりもかなり厳しめのガイドラインにしたようです。ショ糖（ブドウ糖と果糖が結合したもの）の摂りすぎが病気の因子になっているので減らそうということですが、これは正しい認識です。

(1)「複合糖」と「単糖」の違い

炭水化物は「糖質」とも言います。炭水化物は、炭素、水素、酸素の3元素が種々の形で結合したもので、自然界では光合成によって作られます。

炭水化物は、一般に複数のミネラルやビタミンとともに食物繊維が多く、「複合糖」とも言われ、人間や動物にとってきわめて価値の高いものです。肉体構成の要素であり、最大のエネルギー源として、生きていくために最重要な物質です。運動や生活の際の第1のエネルギーこそ複合糖（炭水化物）です。

複合糖は、ほかの栄養源よりもはるかに燃えやすく、ガスが残りにくいクリーンなエネルギー源です。複合糖である自然界の食物には、次のようなものが挙げられます。

すべての穀物（米、麦、小麦、ヒエ、アワ、キビ、アマランサス、トウモロコシほか）、すべての野菜、すべての海藻、木の実、あらゆる果物、さらに草もこれに分類されます。

最近では、カロリーとしてだけではなく糖鎖の化学が明らかになるにつれ、腸内でタンパク質（アミノ酸）に変化することもわかってきました。これにより、果物や木の実しか食さないゴリラが強靭な筋肉（タンパク）を作り上げていく理屈が解明されてきたのです。複合糖ほど人間その他の動物にとって価値の高い食物はありません。この食物だけでも生きていけるほどのものです。

複合糖はカロリー源となって吸収され、細胞に蓄えられエネルギーとなりますが、豊富な繊維により多量の大便を形成し、腸内腐敗菌繁殖が少ないよい排泄となります。また、脳の重要な栄養源も糖以外になく、その価値は計り知れません。ただ最近では、脳の栄養素としてケトン体が注目されていますので、糖だけが脳の栄養源とは言えなくなっていますが。

一方、問題となるのが精製したショ糖を加工した食物やブドウ糖の直接の摂りすぎです。このような糖質を、「複合糖」に対して「単糖」と言います。

こういった単糖の加工食物は主に和菓子、洋菓子、チョコレート、スナック菓子、製氷菓子などが挙げられますが、調味料として煮物にも使われます。こういった菓子類は、複合糖と違ってミネラルやビタミン、繊維はごく微量しか含まれず、単純な形で存在します。そのため、これらを摂りすぎるとあらゆる害が出現することになります。

(2) 単糖による害

単純な糖（ブドウ糖、果糖、ショ糖）を個別に多く摂りすぎると、体は強く炎症し障害します。これらは個別に摂ってはいけないのです。ショ糖はブドウ糖と果糖の結合したもの。この3つを直接摂ることは人間にとっては大変なデメリットになります。これらの過食で起こる症状は次の通りです。

①腸内腐敗、消化器官炎症、全身炎症の元

ショ糖の入った食物は、胃腸内で悪玉菌、日和見菌、さらに真菌のエサとなり、これらの繁殖が大きく増加します。このため、胃炎、腸炎、大腸炎、食道炎といった消化器系が強い炎症を起こし、胸やけ、胃部不快、下痢、便秘のみならず、さまざまな痛みをともなうようになり、便も臭くなり、腸内腐敗が進行し、全身に悪影響をもたらします。

ショ糖と麦芽糖はふたつの単糖の分子が結合したもので、「二単糖」と呼ばれます（キシリットは五単糖、果糖は六単糖か五単糖、ブドウ糖は六単糖）。

この二単糖は化学的にしっかり安定した糖であり、還元性がありません。つまり、なかなか分解されにくい性質です。分解されてブドウ糖と果糖になり、本来は吸収し栄養になるのですが、なかなかそうはいかないのがショ糖なのです。さらに二単糖であるショ糖は、分子が小さいため、胃で分解されずにそのまま血中に侵入し、血中でカビ（真菌）のもととなったり、悪玉菌のエサとなって全身を流れ、感染源となります。扁桃腺炎や、膝が腫れたり甲状腺が腫れたり、全身の炎症のあるときは、ショ糖を多く食している場合が多いのです。もちろん、ブドウ糖や果糖を単独で食しても同様な症状を生じます。

②低血糖の危険性

単糖を多く摂ると、それらは胃からも腸からもすぐに血中に吸収され、血糖は上昇します。そこで反応として血糖を抑えるホルモンのインスリンが出現することになるのですが、このインスリンホルモンが血中に到達した頃には血中のショ糖は流れてすでに存在しないことが多く、そのため血糖値はいきなり下がることになります。そのとき最も被害を受けるのは脳です。脳の中が低血糖を起こすとさまざまな精神的影響が起こります。

低血糖になると出てくるホルモンはアドレナリンです。アドレナリンは血糖を上げるホルモンだからです。しかし、このアドレナリンによって食欲が出て、血糖が再び上がりすぎます。しかもこのアドレナリンは、精神を凶暴にしたりイライラや異常な怒りを出すホルモンです。精神の破たんを招きます。
低血糖をなんとかしたいとこのアドレナリンが出ると、また甘いものがほしくなり、貪り食う。そこで高血糖となりますが、すぐインスリンが出ます（インスリン・スパイク）。そしてまた低血糖。これを繰り返すという悪循環になっていきます。その結果、ありとあらゆる病気の問屋になっていくのです。低血糖の時に起こるのが精神異常です。精神的には多動児、落ち着きがない、情緒不安、イライラ、鬱症状などが起こったり、暴力少年、無意識の犯罪、といったさまざまな問題行動にもつながります。このような低血糖による症状を「注意欠陥多動性症候群」と呼びます。最近では、アルツハイマーもショ糖の害であると指摘している学者もいます。

③骨粗鬆症

ショ糖は強い酸性食品です。この酸性食品を摂ると、すぐ血中に吸収されるのですが、血中に入ると中和のためアルカリ性のミネラルが動員されます。アルカリ性のミネラルとは最もアルカリ度の高いもの、すなわちカルシウムです。ショ糖摂取が続くと当然、骨からのカルシウム動員が続き、その結果、骨はカルシウム不足となって骨粗鬆症になっていきます。

④便秘、憩室、ヘルニア、胃下垂、内臓下垂、臓器下垂

ショ糖の入った食物（和・洋・スナック菓子ほか）を毎日摂っていくと、胃腸管が弛緩します。その理由はカリウム様作用によるものと言われます。

ショ糖にはカリウムどころか、ほとんどのミネラルは存在しないのですが、組織にショ糖をつけた実験ではすべてが溶け、カリウムだけが残ったとされ、相対的高カリウムと同じ現象が起こるのです。カリウムの組織弛緩作用が続いて、胃腸管は弛みに弛みます。その結果、胃も腸も下垂を起こし、垂れ下がります。腸の弛みは蠕動運動の不良につながり、便秘になりやすいし、それでもなんとか便を出そうとするので、腸壁が内圧でふくれ上がり、憩室が起きたりします。組織の弛みは、ヘルニア（小用径または椎間板）や子宮脱も起こりやすくなります。また、眼瞼下垂も起こりやすく、重症筋無力症もショ糖の過剰摂取が原因のことが多いと言われています。

⑤糖尿病

血糖が上がるたびにインスリンが動員を繰り返していくと、糖の吸収ができにくくなり（インスリン抵抗性）、糖尿病になっていきます。

⑥めまい（メニエール氏病）、浮腫

組織の弛緩は体液の露出を起こします。その結果、全身がむくみやすくなります。内耳がむくんで起こるのがメニエール氏病です。

こうしてみると、ショ糖の入った食物はまったくよいところがないように思えますが、たまに食したり、コーヒーに少し入れたりして摂る分にはどういうことはありません。問題は和菓子、洋菓子などのスイーツやアイスクリーム、スナック菓子、清涼飲料水などを常食しているかどうかです。

もし甘いものを摂るなら、ココナッツシュガー、喜界島の黒糖、羅漢果１００％のものなどです。黒糖は一般的にはＧＩが高いのですが、喜界島の黒糖だけは低い。喜界島自体が完全に無農薬、無肥料化したことから品質がよいのでしょう。

9 糖化した食品の害

タンパク質と糖質が結びついた物質を「糖化物質」と言いますが、いわゆる加工食品に多く見られるものです。現代は加工食品オンパレードの時代ですが、問題は糖化した食品が人体に多くの害をもたらすことです。

(1) 糖化指数が高い食品

肉やその加工食品の糖化度はすさまじいものがあります。肉は生肉（牛）だと700KUとそれほど糖化はしていません。しかし、ハムなどの加工肉なると1万KU以上になり、大変な糖化物質となります。KUというのは、糖化を点数化したときの単位です。おおむね1000KU以上が糖化しているとされ、50KU以下はあまり糖化していないとされているようです。糖化した食品の人体への作用については第4章で詳述しています。

2015年10月26日、IARC（国際がん研究機関。世界保健機構の下部機関）が「これら加工肉を毎日50g食べ続けると大腸がん発症率が18％も上がる」と発表しましたが、加工肉の糖化度がおそろしく高いことへの警鐘です。

最も糖化しないものは、生野菜とフルーツです。生野菜とフルーツの糖化指数は、50KU以下と大変低い。フルーツは果糖があるから糖化しやすいと思われがちですが、意外なことにほとんど糖化しないのです。

こうしてみると、生のフルーツや野菜のKUの低さは驚くべきことです。フルーツが甘く感じられ

単位：KU

人参	10
玉ネギ	36
リンゴ	13
バナナ	9
メロン	20
キャベツ	8
ピーマン	14
カブ	22
ブドウ	16

(いずれも生の 100 g 中)

プロセスチーズ	2,603
パルメザンチーズ	2,535
ブルーチーズ	1,679
山羊のチーズ	2,527
ローストビーフ	5,464
ハンバーガー	4,876
チキンナゲット	7,764
フランクフルトソーセージ (90g)	6,736
→5分焼くと	10,143
→10分焼くと	48,000

(フランクフルトソーセージを除いていずれも 100 g 中)

ご飯	91
食パン	2,256
トースト	5,500
ワッフル	8,450
クラッカー	3,800
クッキー	6,200

(いずれも 100 g 中)

■主な食品の糖化指数

るのは味覚の問題であって、内容は抗酸化のファイトケミカルやビタミン、ミネラル、酵素を満載した水分の多い食物なのです。食べすぎさえしなければ、これほどよい食物はないでしょう。生野菜もすべてが40KU以下です。ちなみに、日本人がよく食べる魚の刺身は200〜300KUと低い値です。

これらの食品に対して、チーズは糖化の質がきわめて悪く、牛乳やヨーグルトも同様です。加工肉すなわちハム、ウインナー、ソーセージ、ベーコン、サラミの糖化度は最高で、それ自体が1万KUのものばかりです。

小麦粉の強力粉も中力粉、薄力粉も糖化度は高い。パン、トースト、ワッフル、ビスケット、クッキー、クラッカー、サンドウィッチ、シリアル、パスタ、うどん、ラーメンなど、これら小麦粉製品はどれも糖化が強い食品であることがわかります。朝食にワッフルを食べると、ご飯の95倍の糖化物質となります。食パンはご飯より34倍糖化物質が多いということです。

小麦粉には血糖値を急激に上げるという悪い作用があるため、あまり摂りたくないとされていましたが、最近では高GI食に加えて糖化もしているため、ますます悪いものとなってきました。それゆえ、2010年を越えてからは「グルテンフリー」という言葉が広まってきました。グルテンは小麦粉なので、小麦粉を除いて作った食品のことです。プロテニスプレーヤーのノバク・ジョコビッチ選手がグルテンフリーの食事をしていたことで、ますますグルテンフリーの食品が世の中に広まってきました。

糖化の問題について言えば、小麦粉でできたものはできるだけ食べないほうがよいと言えるでしょう。もしどうしても食べるならば、全粒粉＋ライ麦のパンか全粒粉＋ライ麦＋米粉のパンくらいですが、これらもけっこう糖化はしているので、積極的には食べたくはないものです。うどんがあまりよくないのも糖化しているからです。香川県が最近まで20年以上も糖尿病患者が多い県で有名だったのもうなずけます。

ラーメンも同様に糖化食品の代表です。「支那そばや」のラーメンで有名なM・Sさんは63歳の若さで亡くなってしまいました。ラーメン中心の食生活であったことも早死の原因になっていたのではないでしょうか。

小麦で作られたパンや麺に対して、意外と糖化していないのが「ご飯」と「蕎麦」です。しかし、白米だとあまりにも食物繊維が不足してしまう欠点があります。玄米食であれば食物繊維も摂れますが、これにはきちんとした加工が必要です。

⑵ 最も糖化する調理法

焼く、炒める、揚げる（天ぷら、フライ）のは、これは大変糖化します。できるだけこういう調理は少なくしたいものです。蒸す、茹でる、煮るのは比較的糖化しないので、生食かこういう調理法にすれば糖化の害を防ぐことができます。

⑶ 圧力鍋によるアクリルアミドの産生

読者のみなさんは、お米を炊くのに何を使っているでしょうか。大半は炊飯器か圧力鍋でしょう。

私は圧力鍋をいろいろな理由から買ったことがありません。一時期は圧力鍋がたくさん店頭に並んでいて、普通の炊飯器が少なくなった時期がありました。

私は2016年6月に自宅の炊飯器が壊れ、ある大手家電量販店に炊飯器を買いに行きました。売り場には普通の炊飯器がたくさん置かれ、もちろん圧力鍋もありました。見渡してみると半々でした。

7月に入ってふと思い出し、情報通の友人に電話して聞いてみました。

「圧力鍋が店頭からかなり減ってきて、普通の炊飯器が多く並んでいるのはどうしてかご存知ですか?」

「はっきりとはわかりませんが、アクリルアミドが出ることを認識したメーカーが少し自粛しているのではないでしょうか。韓国でも3社ほど、アクリルアミドの出ない圧力鍋を出すメーカーが出てきました。最高到達温度が117℃で、それ以下の温度なら圧力鍋でもアクリルアミドが出ないのです(アクリルアミドは120℃以上で出現するとされる)。日本でもパナソニックから1台、117℃以下の圧力鍋が発売されています。ということは、日本のメーカーでも高温すぎるとアクリルアミドが出ることを認識した、と言えると思います」

なるほど、やはり圧力鍋だとアクリルアミドが出るのだと私は納得しました。アクリルアミドの発がん性は結構高いので、圧力鍋を買うのなら、117℃以下のものを選んだほうがよいでしょう。または普通の圧力のかからない鍋がよいでしょう。私はそれこそ土鍋でコトコトやるのが気に入っています。なお、普通の圧力鍋は155℃になるそうです。

⑷ ある大学病院の入院食

２０１２年頃、70歳のある女性は大学病院で胃がんの手術をしました。がんは後にリンパ節と腹膜に転移しました。この患者さんに対して、病院の管理栄養士は次のように栄養指導しました。「不溶性の食物繊維、蕎麦や雑穀は食べてはいけません。消化のよい白いご飯、食パン、うどんを主食にし、乳製品（牛乳、チーズ）は積極的に食べること。おやつはムース、プリン、砂糖菓子、アイスクリームがおすすめ、調味料は薄味であれば何でもよい。コーヒーフレッシュもよい」といったものでした。

患者さんからこの話を聞いて私は飛び上がりました。「これじゃがんは悪化してしまう！」と私は患者さんに言いました。私は当然その栄養指導を強く否定し、ファスティングとよいサプリメントを処方しました。半年後、ＣＴで検査すると、がんの転移はすべて消えていました。もし、その患者さんが管理栄養士の指導のままに生活していたら、相当ひどいことになっていたことでしょう。管理栄養士の指導内容では、がんはますます増大してしまうからです。

病院に入院すると、ひどい病院食を食べざるを得ません。単に栄養バランスが悪いというより、「病気になる食事」なのです。病院食の欠点を列記すると次の通りです。

○カロリー計算ばかりで栄養を決めすぎる
○動物性タンパク質を使用しすぎる
○食物繊維に対して全く無頓着（低繊維食が多い）
○消化がよいことばかり気にする（便秘しやすい食事内容）

○その延長で毒性の強い砂糖菓子をすすめる
○トランス型油脂の有無を無視（平気でプラスティック製品をすすめる）
○ビタミン、ミネラル、ファイトケミカルはほとんど考慮しない
○酵素があるかないかなどは無視
○塩分だけはよく注意して減塩食が多い
○食物の酸化度は考慮しない
○糖化しているか否か検討もしない
○信じられないほどまずい

入院加療中の患者さんほど食事内容には最新の注意が必要だし、それによって病気の治癒率も大きく違うにもかかわらず、医師は管理栄養士まかせにして、入院食にほとんど関心を向けないのが現実なのです。栄養学が注目されている２０１７年現在でもこんな医療現場なのです。日本の医療はあまりに遅れています。

戦後日本に入ってきた近代栄養学は、ある種よい面はあるにしても非常に多くの欠点を有しています。前にも述べたように、すべて「入れれば入る」「入れれば栄養になる」としたうえでの栄養計算であるのが最大の問題です。これはいわゆるカロリー計算であり、カロリー計算は必要ではあるものの、これだけではよい食養生はできません。

10 悪しきライフスタイル

病気の主原因は食であるし、さまざまな悪しき生活習慣であることは論を待たないでしょう。どんな食事がいいとか、何を食べたら病気のリスクが高まるといった知識は大切ですが、生活習慣病は、要は生活習慣（ライフスタイル）を改めればよいのです。最後に「やってはいけないこと10項目」を列記して本章を締めくくります。

①過食

過食は最悪です。脂肪細胞ばかり増え、体に悪いアディポサイトカインを増やし、「病気の問屋」になります。少食にすると長命になることはあらゆるデータが示しています。

②夜食（夜8時以降の食事）

人間の生理は、午後8時〜午前4時までは代謝の時間帯になっています。それゆえ、この時間帯に食べることは代謝を悪くするため、慎まなくてはなりません。

③朝食の加熱食

朝という時間帯は、目が覚めてすぐの時の臓器は半眠りの状態です。この時間帯に食物をどっさり入れることは、腸内腐敗を招きます。腸内腐敗からあらゆる病気が出ることを考えると、朝食の過食は避けなければなりません。出張や旅行のとき朝食がバラエティに富んだバイキング形式のところが多いのですが、これは要注意です。どうしてもいろいろと食べてしまいます。

④日光に当たらないこと

今や日光は健康の大トピックスです。皮膚にあるコレステロールに日光の紫外線が直接（ガラス越しでなく）当たると、ビタミンD_3ができます。このビタミンD_3は、活性酸素を退治する役割を持つ一員として、大変重要視されています。1日30分以上は必ず日光に当たりたいものです。

「日光が悪い」と勘違いしている人は、欧米人にはあまりいません。それこそ日本人だけにそう考えている人が多いのは、日光の紫外線が悪く言われてそれが根強く残っているからでしょう。

肉しか食べず生野菜を食べない人が皮膚がんになったため、日光に当たることが悪いとされただけです。生野菜やフルーツをしっかり摂れば日光のプラス面の効果は大きいのです。日光に当たるとビタミンD_3のみならず、カルシウムの吸収、一酸化窒素（NO）の活性化、セロトニンの活性化、続いて夜にメラトニン効果と体によいことがいくつもあります。それゆえ、不眠症の人は日光浴を60分すると、夜メラトニンが出て、よく眠れる可能性が高いのです。

⑤食べてすぐに眠ること

食べるとすぐ眠くなり寝てしまう人は結構多いようです。満腹中枢のすぐ横に睡眠中枢があり、食事をすると満腹中枢が膨らみ睡眠中枢を刺激するから眠くなるのです。

しかし、食事をした後すぐ眠るといろいろ問題が生じます。胃は寝ている間の消化が非常に悪いからです。消化不良はすぐに胃の腐敗を招きます。胃酸も活動しにくくなります。ピロリ菌などの腐敗菌も増えて、胃の中は腐敗菌だらけになります。しかもこの腐敗した食物は、このまま小腸でも、さらに大腸でも腐敗します。短鎖脂肪酸も出なくなります。

⑥早食い、間食、ダラダラ食い

早食いと間食、ダラダラ食いは、血糖を急速に上昇させる悪い因子です。高GI食と同様に、高血糖→低血糖→高血糖の連鎖で、インスリンを分泌する膵臓に大変な負担をかけるし、細胞は脂肪細胞だらけとなります。

⑦ウォーキング不足、運動不足

ウォーキングは毎日しっかりやるべきです。足のふくらはぎ（腓腹筋）は「第2の心臓」と言われています。ここが乳を絞るように収縮して全身に血液を還しているからです。もんだり温めたりすること、よく歩くことは、全身の血流をよくすることにつながり、足の筋肉の衰えを防ぐことになります。人は足から弱っていきます。運動不足が続くと、体の筋肉は廃用萎縮し、長生きはできません。1日60分のウォーキングがベストです。

⑧ハード過ぎる運動

運動がハード過ぎてもダメなのは、体内が活性酵素だらけになるからです。また、人体への過度な負荷はかえって筋骨の故障の原因になることが少なくありません。要は無理をせず適当な運動がベストということです。

⑨睡眠不足や昼夜逆転生活

睡眠は絶対に不足してはいけません。眠っている間に充電するように、酵素が生産されているし、体のさまざまな機能も眠っている間にきちんと休息するようにできているのです。また、昼夜逆転は人間の生理に全く反しています。深夜仕事の人もいるでしょうが、選択できるならば、一時的なことはともかく深夜の仕事は極力しないことです。昼夜逆転は自律神経を乱し、代謝をきわめて悪くし、ホルモンバランスをかき乱します。

⑩悪い食べ方

最初に加熱食――焼き肉やすき焼き、焼き魚、天ぷらなどを食べてしまうと、食物と一緒に消化酵素を摂れません。必然的に体内の酵素を使うことになり、限られた体内酵素を浪費してしまいます。まず最初に生から食べることです。生から食べる意味は、酵素によってインスリンの過剰な生産が抑えられるからです。酵素のある食品から先に胃に入ったら、後から入ってきた食物を消化しやすいのです。最初にたくさん生野菜を食べた人は、糖尿病も治りやすい。

⑪酵素不足は短命になる

前述のように生から食べることは、先に酵素を体内に入れるという点で重要です。毎日の食事に酵素があるかどうかは、長生きできるかどうかに大きく影響してくるものです。いくつかの事例を挙げましょう。生後すぐの犬を次のグループに分けました。

○：Aドッグフードオンリー（当然製造過程で加熱）＝加熱食群

○：B生肉、生魚の刺身、煮野菜を冷ましたものと酵素サプリメント＝生食群

AもBも3～4歳くらいまでは均しく大きく成長しました。しかし、Aの犬は4歳ぐらいから急に老け始め、6歳で病気になり7歳で死ぬ犬が多かった。

Ｂ群の犬はなんと20歳で死ぬまで元気でした。

これはほんの一例であり、科学的に正式な実験とは言えませんが、いかに酵素食が長生きに関与しているかということを物語っています。

猫については今実験中ですが、私の飼い猫には次の物を食べさせています。

●生の刺身または生の牛肉

●キャットフードに高品質の酵素サプリメントを混ぜた物

●カツオ節

これらの食物を食べている私の飼い猫がどこまで長生きをするか、今から楽しみです。

さて、人間はどうでしょうか？

ナチュラル・ハイジーンの人達の健康を維持する三大モットーは次の通りです。

○プラント・フード（植物性）

○ロー・フード（生食）

○ホール・フード（全体食）

生の野菜やフルーツを多く摂ることほど健康を獲得する要件はないと言っても過言ではないでしょう。繰り返し言いますが、生には酵素もファイトケミカルもビタミンもミネラルもファイバーも含まれており、抗酸化な栄養素に充ち満ちているからです。そして、酵素は加熱すると一気に失活してしまうのです。

「病気にならない体」「老化しにくい体」は、酵素をいかに上手に摂取するかにかかっています。

第4章

食の人体への作用とメカニズム

病気の多くは「食原病」であることは明らかです。では、悪しき「食」や「生活習慣」によってどのように病気になっていくのか――その「病気の成り立ち」を考えてみます。

人間の体はアナログにできていると書きました。いわゆる慢性病もアナログ式に産生されます。

人間の体は毎日組織や細胞が入れ替わって再生されます。分子生物学者の福岡伸一氏（青山学院大学教授）は、名著『生物と無生物のあいだ』（講談社新書）で、おおよそ次のように述べています。

> 昨日の砂浜の波紋と今日の波紋は同じように見えるし、砂浜自体は何の変化もないように見えるけれども、それを形成している砂自体は、昨日と今日とでは全く同じではなく、かなりの部分が潮の満ち引きで入れ替わっている。人間を含む生物も同じようなもので、同じ人間でも昨日と今日の細胞の様相は違う。代謝という物質の変化と流れの中で、その一瞬を切り取った形として見えるのが生物だ。

つまり、人間の体では常に細胞が生まれ、働き、死んでいき、それらが常に（砂浜の砂が入れ替わるように）流れているのが生物であると。

これを生理学的に言えば「新陳代謝」ということになります。消化器系における新陳代謝のメカニズムは次のようになります。

食物摂取

⬇

口腔内や胃で分解

⬇
腸で消化吸収（一方で便として排泄）

⬇
肝臓に行く

⬇
血液になって全身に行きわたる

⬇
組織（細胞）になる

⬇
老廃物や毒的物質は排泄される

こういった新陳代謝が秒刻みに行われているわけです。西洋医療でも、このような新陳代謝はわかっているはずです。ところが、不思議なことにこういったことは一切忘れたかのように、人間の各器官を機械の部品を見るかのような医療を行っているのが実態なのです。医療は、生命体全体をどのように見るかが大事なのに、このような視点が欠落しているのは不思議で仕方がありません。

「**あなたは、あなたが食べた物以外からは何ひとつ作れない**」

世界的な栄養学者、ロジャー・ウイリアムスの言葉です。医療人も病人もこの大原則を再認識すべきです。

1 腐敗とアンモニアの生成がすべての病気の原因

人間の体の中には成り立つ順番があります。また、常に新陳代謝して生きているのが人間です。細胞の入れ替え再生という代謝が常に行われて生きています。２０１６年のノーベル賞・医学生理学賞を受賞した大隅良典氏（東京工業大学栄誉教授）が解明した「オートファジー」のメカニズム（死亡した細胞を再生する酵母の発見とその働きを解明）は、まさに細胞の入れ替え、再生の原理のベースとなるものを解き明かしたのでした。

その細胞を作る大元は「食」です。細胞を形成している物質の最大のものはタンパク質ですが、これも食物の摂取によって供給されていきます。

(1) 腐敗菌の増殖は食べ物が原因

食物そのものが悪かったり、食生活が悪かったりすると、細胞の入れ替えや再生がうまくいかず、消化器官は腐敗菌が繁殖して炎症を起こします。腸内で腐敗が起きると、脱炭酸、アンモニア（アミン類）が急速に増加します。消化器官で腐敗する理由は、大腸では１gで１兆個、小腸でも１㎠当たり１０００〜１万個ものバクテリア（菌）が存在するからです。そこに腐敗菌の餌（悪い食物）

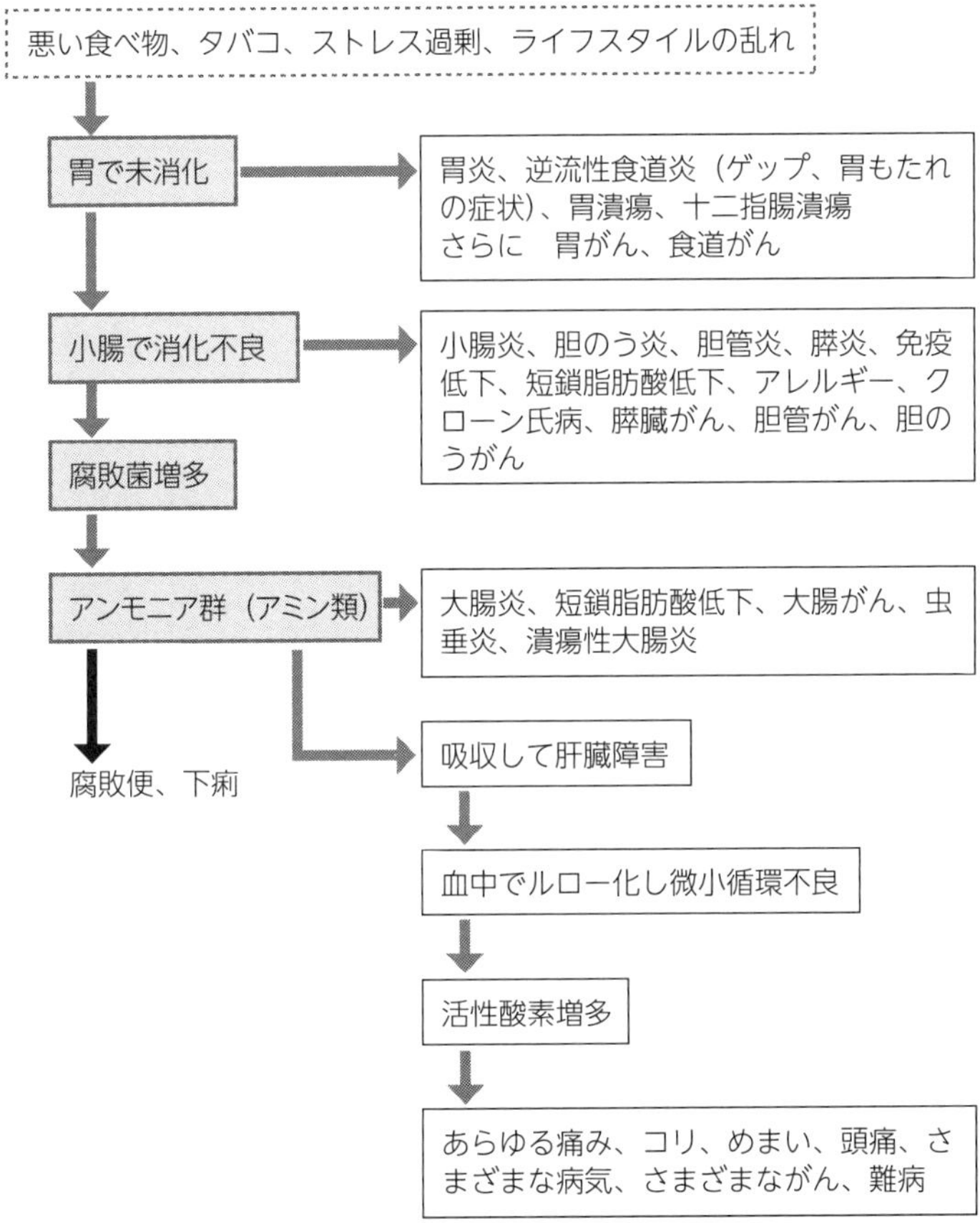
悪い食べ物、タバコ、ストレス過剰、ライフスタイルの乱れ
胃で未消化
胃炎、逆流性食道炎（ゲップ、胃もたれの症状）、胃潰瘍、十二指腸潰瘍
さらに　胃がん、食道がん
小腸で消化不良
小腸炎、胆のう炎、胆管炎、膵炎、免疫低下、短鎖脂肪酸低下、アレルギー、クローン氏病、膵臓がん、胆管がん、胆のうがん
腐敗菌増多
アンモニア群（アミン類）
大腸炎、短鎖脂肪酸低下、大腸がん、虫垂炎、潰瘍性大腸炎
腐敗便、下痢
吸収して肝臓障害
血中でルロー化し微小循環不良
活性酸素増多
あらゆる痛み、コリ、めまい、頭痛、さまざまな病気、さまざまながん、難病

■病気の成り立ち

を与えると大繁殖するのです。そして、腐敗の時に発生するアミン類というアンモニア群がすべての病気のベースとなっていきます。胃炎も食道炎も、小腸炎症、胆管炎、膵炎、大腸全体の炎症もすべて、腐敗→アンモニア（アミン類）から出現します。

そしておそろしいことに、このアミン類は消化器官内部のみにとどまらず、結構な量で全身に回っていきます。これが「タンパク質のかけら」の侵入というものです。「タンパク質のかけら」すなわち窒素残留物（アミン類の一部）は肝臓から血中に入り、血流によって全身にありとあらゆる悪いことをします。痛みも慢性病（生活習慣病や難病）もすべてここから生じていくのです。

(2) 腐敗菌が転じたアミン類が悪さをする

腸でさまざまなアミン類というアンモニア群が出現するとき、そのアミン類が猛毒なため、消化管が炎症したり、吸収して活性酵素を作り全身的に悪さをします。

アミン類には、インドール、スカトール、フェノール、プトレッシン、スペルミジン、ガダベリン、モノアミンその他があります。

動物性のタンパク質と比して植物性タンパク質が悪さをほとんどしないのは、植物性タンパク質にはファイトケミカル、ビタミン、ミネラル、食物繊維が同時に豊富に入っているからでしょう。つまりブレーキ役が存在しています。しかし、だからといって過食したり、夜中に食べたりすれば、植物性でも悪さをしないわけではありません。

2 食物と腸と腸内細菌

病気の成り立ちの中心器官はやはり腸ですが、その大元の原因は悪い食物であり、タバコであり、過剰なストレスであり、ライフスタイルの乱れです。この成り立ちを樹木に例えるとよくわかります。

樹木の「根っこ」の役割は何でしょうか。根っこは一本の大樹には何千・何万もあるでしょうが、この役割は栄養吸収です。栄養吸収の場はどこかというと、土です。土壌は樹木の栄養源です。

○土壌＝栄養源

○根っこ＝栄養吸収細胞のある組織

となりますが、これを人間に例えると何になるでしょうか。人間の体で栄養吸収細胞のある場は、小腸の主に「空腸」に存在している「腸絨毛」しかありません。そうなると、土壌は腸の中に入ってきた、消化された食物ということになります。

○土壌＝腸の中の栄養物

○根っこ＝腸絨毛

となります。それでは、「葉」は人間ならどこでしょうか。それは「肺（気管支）」です。葉は光合成をして二酸化炭素を吸い、酸素を放出します。人間は酸素を吸い、二酸化炭素を出します。ガス交換としては全くそっくりです。つまり、

○葉＝肺

となります。では、「幹」はというと人間のボディ（骨格や筋肉）になります。

○幹＝ボディ（骨格・関節・筋肉など）

もし、土壌が腐ったら、幹や葉に十分な栄養が行かず、樹木は耐えられなくなり、いずれ枯れてしまうでしょう。次の例のようにです。

ある松が枯れました。その原因は近くにゴルフ場ができたからでした。ゴルフ場に大量の農薬が散布され、農薬が地面に染みこんだ一帯の松は急に枯れ始めました。

こういったことは人間にも言えます。人間の腸の中には食べた物が分解されて消化作業が行われますが、この時、腐敗菌が繁殖する条件に満ちていたら、腸の中は腐敗菌だらけになり、それがアンモニアを生成し、人体に大きな害をもたらすわけです。

そのアンモニア群（アミン類）が消化器のみならず全身に広がって、あらゆる病気の元となるのです。樹木で最も大切な場は土壌です。そこが常によい状態（よい栄養素、水とミネラルの存在）ならば、樹木は長い期間枯れることはないでしょう。人体における土壌のような存在は腸の内部です。腸の内部が腐敗するかしないかで健康因子が大きく左右されることになります。特に腸が腐敗する食物は、やはり動物性タンパク質と乳脂製品でしょう。これらがNH基（アミノ基）を保持するからです。

⑴ 腸絨毛の働き

樹木の根っこと腸絨毛は、どちらも栄養吸収細胞が存在しています。木の根っこ＝腸絨毛そのものです。腸絨毛は主に小腸の空腸に存在するアコーディオンのような突起です。ここから細かくなった栄養素が上手に吸収されていきます。空腸の絨毛で最小分子だけを選択して吸収する様は、生命活動のなんと芸術的なことかとさえ思えます。

この腸絨毛は、小腸（主に空腸）に３０００万本前後も生えています。１本の腸絨毛は５０００個もの栄養吸収細胞を持ち、最小分子の栄養素を吸収しているのです。小腸全体の栄養吸収細胞は、なんと１５００億個にもなります。

⑵ 腸内フローラ（菌叢）

一般によく議論されるのは大腸の菌叢です。しかし、人間の消化器官には口から肛門までびっしりと菌が棲息しています。その長い導管の中でも圧倒的に菌が多いのが大腸だということです。

胃は酸が強く、小腸は免疫の作用や短鎖脂肪酸の力により細菌は少ない。しかし、胃も胃粘液が少なくなったり、胃酸が少なくなったりすると、菌はとたんに繁殖します。また、小腸も何かの原因で免疫が落ちたり、短鎖脂肪酸が少なくなったりすると、菌は急速に増多します（小腸は無菌と言う人もいますが、これは全くの間違い）。その結果、胃の病気（胃潰瘍、胃がんほか）や小腸の病気（リーキー・ガット症候群、小腸がん）、十二指腸潰瘍、膵臓の病気（膵がん、糖尿病）、胆管がん、そして免疫の低下による多くの病気が発生してきます。

要は、口から肛門までに存在する菌が悪玉菌優位だと病気は出現すると言えます。反対に、これらの器官が善玉菌優位なら病気知らずになるわけです。

(3) 大腸の菌叢と病気の関係

大腸は1㎡あたりに100億〜1000億個もの細菌がいます。糞便は3分の1から2分の1が腸細菌で、残りは消化されない食物繊維や腸の粘膜から脱落した上皮細胞と細菌が作り出したさまざまな物質です。その種類500〜1000種、数量500兆〜1000兆個（以前は100種100兆個とされていた）も存在しています。

大腸の中はおびただしい量の細菌がびっしりと存在しています。地球上の人類は、今は約70億人ぐらいですが、生命体としては、人間1人でその1万倍もの細菌が存在しているわけです。人間の遺伝子の数は2万数千個ですが、腸内の細菌が持っている遺伝子の総数

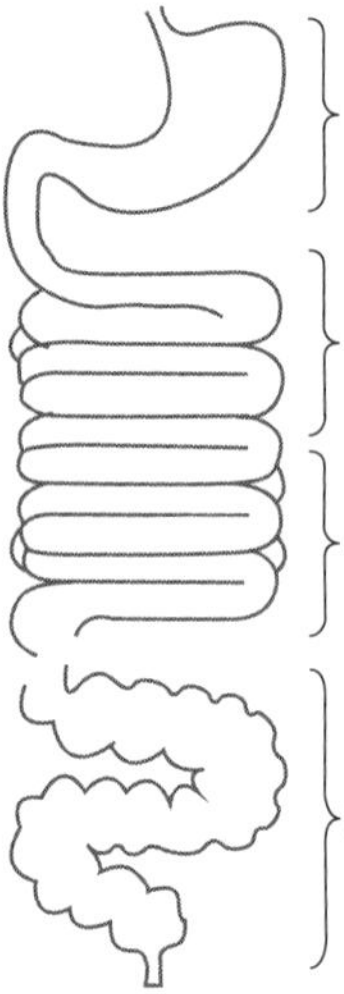

ヒトの消化管各部位の腸内細菌数
（『腸内菌の世界』光岡知足著、叢文社参照）

はその１００倍にもなります。

大腸内の腸内細菌は人間が食べた物を餌にして生きているため、ひとつの「生態系」を形成しています。この生態系のことを「腸内フローラ」と呼んでいます。フローラとはお花畑という意味です。腸の中で花々が咲き乱れているように見えるため「腸内フローラ」と名付けられたわけです。

この大腸の細菌叢（フローラ）が人間にとって健康になる細菌（善玉菌優位）か不健康になる細菌（悪玉菌優位）かで区別されることがわかってきたことで、このフローラの内容こそ何より重要な健康チェックのポイントになっています。

⑷ 食物繊維摂取量が多いアフリカ人に病気は少なかった

この腸内フローラをよくする栄養素として浮かび上がってくるのが、第１に食物繊維（食物ファイバー）です。食物繊維を多く食べていたアフリカの田舎に住む人は、食物繊維摂取の少ない欧米人と比べて、圧倒的に病気が少なかったという事実がそれを物語っています。昔のアフリカの田舎に住む人には、慢性病はほとんど存在しなかったそうです。その理由は、何と言っても食物繊維の摂取量が非常に多かったことです。そこで、よく知られている病気を挙げて、食物繊維の効果を述べてみます。

①虫垂炎

虫垂炎はかつて「盲腸」と呼ばれたものですが、ほとんどが盲腸の下端に垂れ下がった虫垂の炎症です。外国に行ってこの病気になると大変だなどと、正常なうちに切り取っておくといったこともあったらしいですが、これはとんでもない間違いです。なぜなら、虫垂は今では免疫の生産の場のひとつであることがわかってきたからです。

第2章で紹介したトロウェル博士の報告では、アフリカのバンツー族のような昔から食物繊維の多い食事を摂り続けている人達は、虫垂炎になる率が非常に低く、一方、食物繊維の摂取量が少ない西洋人は、虫垂炎になる率がかなり高い。また、アフリカの都市の人達に虫垂炎が増えているのは、彼らの食事が西洋風の低繊維食になったからだ、と博士は結論づけています。低繊維食の内容は、肉と砂糖菓子、乳脂製品の摂取です。

虫垂炎は、盲腸に悪玉菌が多くなって起こる病気です。実際に虫垂炎の発生率や食物の胃腸通過時間、粗繊維摂取量を比較してみると、食物繊維（粗繊維）摂取量が多いほど食物の胃腸通過時間が短く(円滑な排便)、虫垂炎の発生率が低いことがわかります。

②食物繊維と大腸の疾患

食物繊維不足で起こる疾患は虫垂炎のみならず、大腸の病気のすべてであることもわかってきました。じつはあらゆる生活習慣病も食物繊維不足が遠因になっている場合が多いのです。

	バンツー族			有色人種	インド人	西洋人
	田　舎	都市近郊	都市部			
虫垂炎発症率（%）	0.5	0.9	1.4	1.7	2.9	16.5
胃腸通過時間（%）	14.2	18.1	22.5	28.8	27.3	30.0
粗繊維(g/d)	22.0	12.5	6.8	5.4	4.0	4.1

■食物繊維摂取量と虫垂炎発症率

(ア) 痔疾

痔疾者があまりにも多いので、「直立不動」が原因だなどという大嘘がまことしやかに流れたことがあります。しかし本当は、痔疾も食物繊維不足が最大の原因でした。食物繊維の多いアフリカ人には痔などなかったからです。痔疾は毛細血管の流れがうまくいかず、肛門近くの毛細血管が絡まった結果、内痔核が起こります。この痔疾は食物繊維不足もさることながら、血流をサラサラにする「食物酵素」の不足も大きな原因のひとつです。

(イ) 大腸がん

下の表を見るとわかりますが、スコットランド人は大腸がんが大変多く、ウガンダ人は大変少ない。スコットランド人は1日の粗繊維摂取量が3・5gと少なく、ウガンダ人は12gも摂っています。ウガンダでもほんの少しですが、大腸がん罹患者がいるのは、たぶん比較的地位の高い人達が（欧米食の摂取で）大腸がんになっているのではないかと考えられます。

繊維を粗繊維でなく1日の総繊維で調べると、ウガンダ人は35gも摂っており、大便量が1日400gも出ています。そして大腸がんが圧倒的に少ない。スコットランド人は1日9・8gしか

		スコットランド	アメリカ	イギリス	日本	ウガンダ
粗繊維摂取量（成人g／日）		(3.5)	4.0	5.0	(6.0)	(1.2)
脂肪摂取量（成人g／日）		140	150	140	(50)	(25)
10万人当たり大腸がん発生数		52	42	38	13	4
パクテロイド・バクテリア（糞便bg10／g）		10	10	10	9	8
糞便ステロイド（mg/g乾燥重量）	中性	10	11	11	5	2
	酸性	6	6	6	1	1

食事とがん5カ国の比較　　（　）内の数字は推定

食物繊維を摂っておらず、1日の大便量は100g以下で、そして大腸がんが圧倒的に多いことがわかります。

(ウ) 憩室、下肢静脈瘤

食物繊維の少ない食事を摂っていると、便が形成されにくくなります。そのため便を出そうとして腹圧がかかるのですが、繊維不足により便形成がされず腹圧だけかかることで、壁がプクーっと膨らみます。これが「大腸憩室」です。

また、下肢静脈も腹圧により静脈血が逆流します。そのため、静脈にある弁のところで逆流して静脈血が膨らみます。それが「下肢静脈瘤」です。

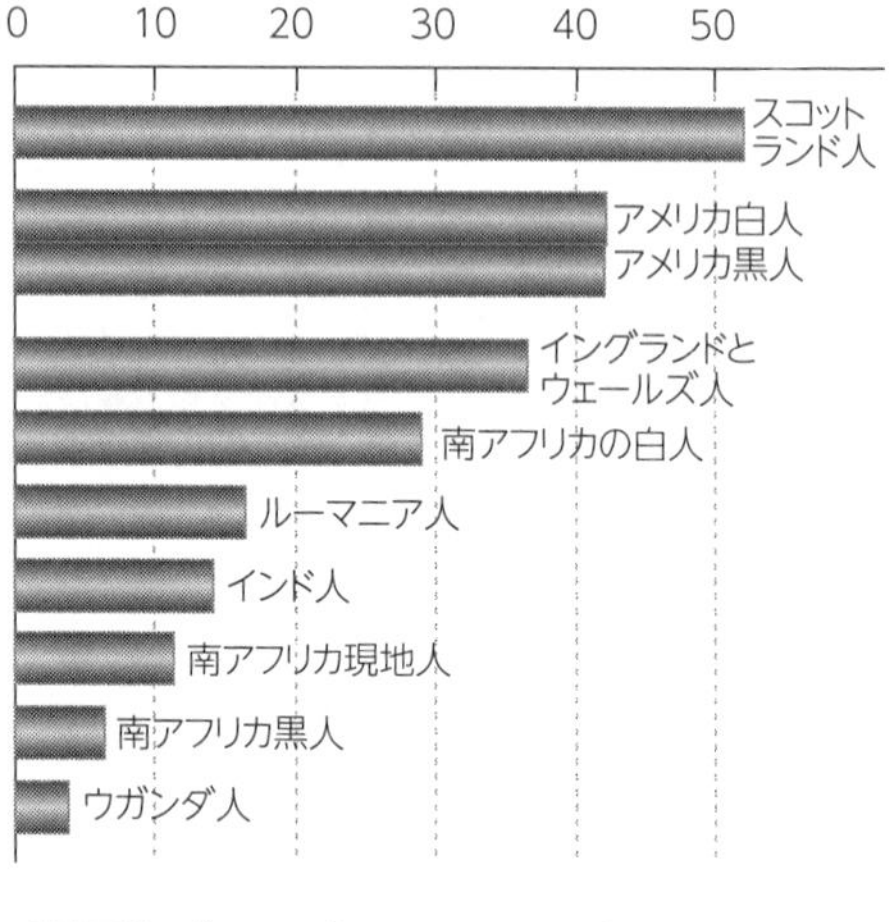

民族グループの35～64歳までの男子10万人当たり結腸・直腸がん発生率平均

(5) がんは腸内細菌が影響している

大腸がんなどだけでなく、どんな病気も腸の中の菌の良し悪しが大きく影響しています。例えば、肺がん、子宮がん、前立腺がんも、この腸内細菌の良し悪しが影響しているのです。

健康な人は、誰もが便の組成がいわゆる善玉菌が割合として多い。70%が日和見菌といって、ど

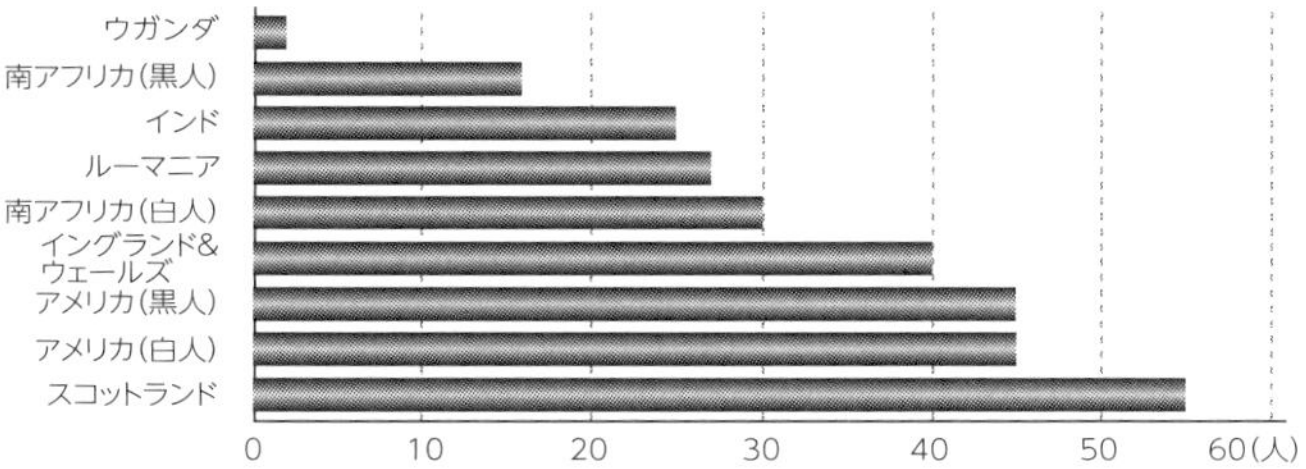

10万人当たりの大腸がん死亡者数（35～64歳男性）

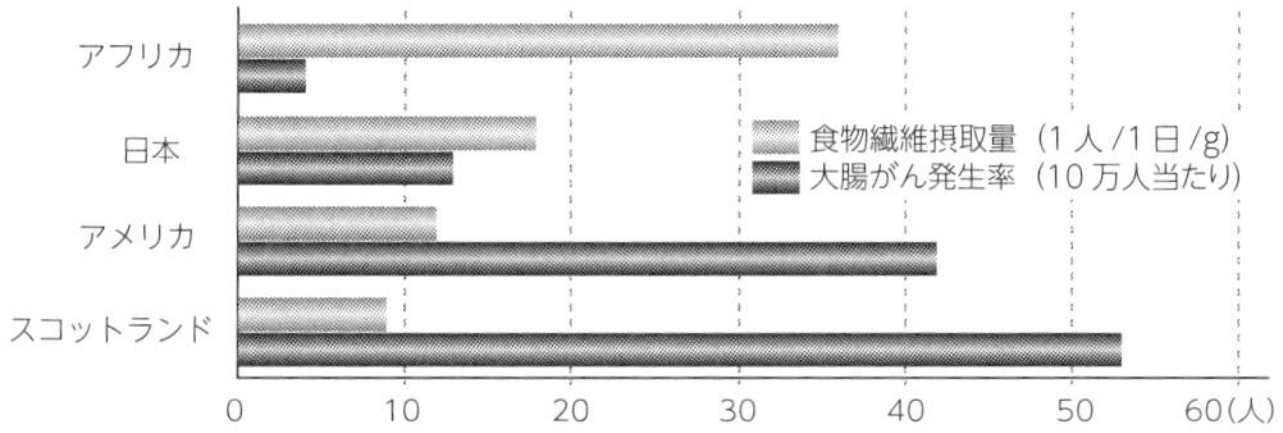

食物繊維摂取量と大腸がん発生率

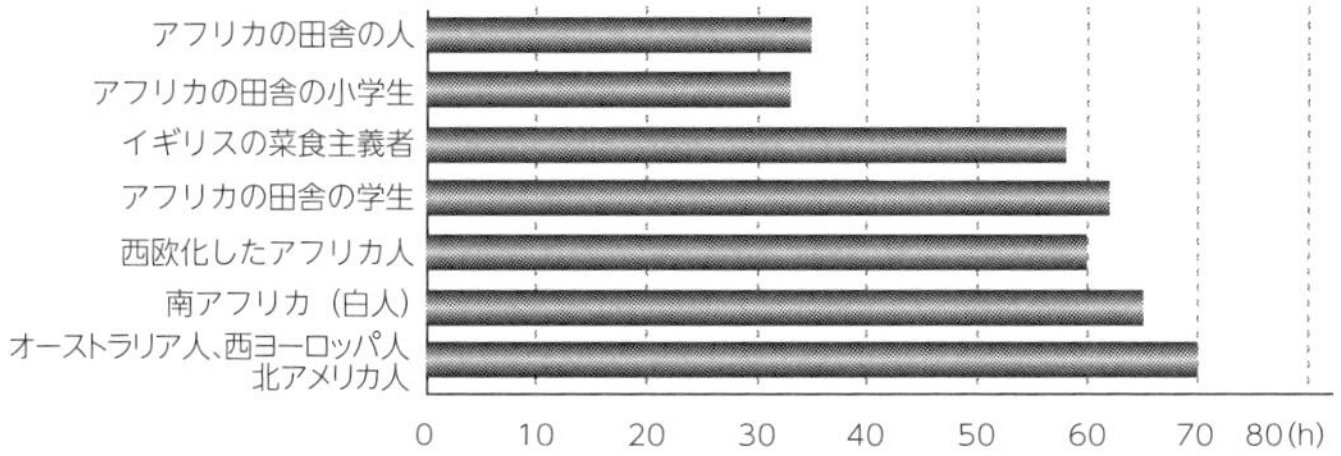

食物の腸内通過時間（h）

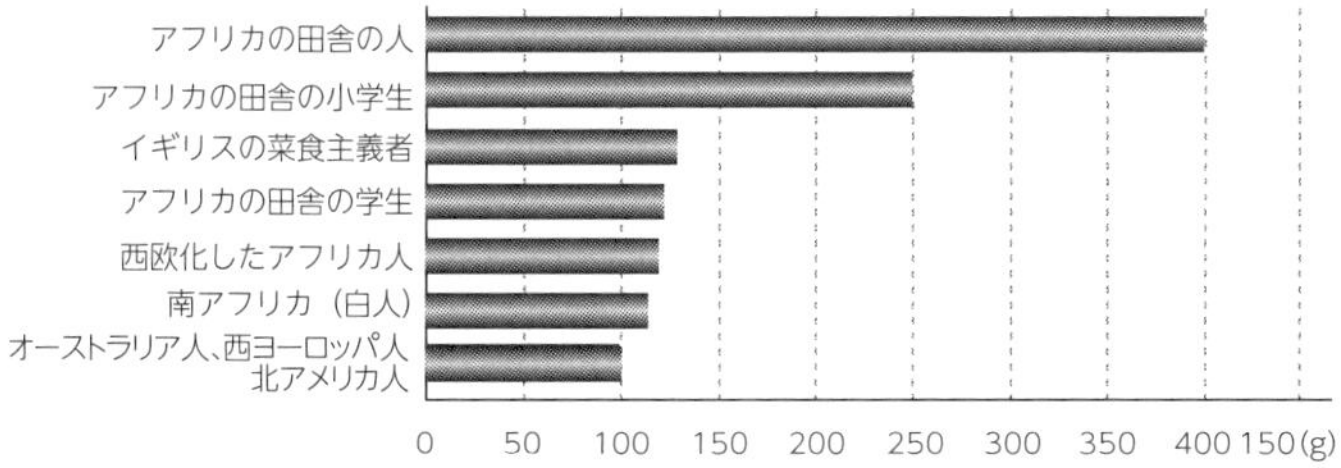

1日当たりの大便量（g）

ちらにでも転ぶ菌（善玉菌優位な場合は善玉菌、悪玉菌優位な場合は悪玉菌になる）なので、これは無視してみると、残り30％のうち、26〜29％が善玉菌、1〜4％が悪玉菌なら健康に向かい、これが逆転した時はあらゆる病気になりやすい。

大腸での善玉菌は主にビフィズス菌なので、この場合、ビフィズス菌の多さで健康が保たれ、ビフィズス菌が少ない（0・01％以下）場合は悪玉菌ばかりが存在します。それが、がん（全身または消化管）やあらゆる病気に直結していきます。

一般的に悪玉菌で有名なのは、ウェルシュ菌、ブドウ球菌です。ウェルシュ菌はクロストリジウム属のひとつですが、このクロストリジウム属そのものは腸に溜め込みたくないものです。悪玉菌のウェルシュ菌はそれ自体がアミン類（アンモニア群）を作り出し、消化器系、ならびに全身に悪影響をもたらすとされます。また、脂肪代謝にも悪影響をもたらします。一次胆汁酸が毒性のある二次胆汁酸になることも多い。この二次胆汁酸が出てくると、大腸がんになりやすくなるのです。

(6) 悪玉細菌自体による攻撃

腸内腐敗菌→アミン類による病気の成り立ちは既述した通りですが、悪玉細菌からは活性酸素が放出されます。この攻撃も見逃せません。

また、悪玉細菌が腸に出現すると、白血球の好中球が大量に出て悪玉細菌を殺します。この際の武器はなんと活性酸素です。好中球は活性酸素を出し細菌を退治しているのです。この時、適量であれば問題はありませんが、時に過剰に出てしまいます。この過剰出現は細菌を殺すだけにとどまらず、自らの組織、細胞を傷つけてしまいます。腸内腐敗の結果、次のような障害が出てきます。

○アミン類出現による障害
○悪玉細菌の出す活性酵素による障害
○好中球の出す活性酵素による障害
○二次胆汁酸の出現による病気
○短鎖脂肪酸の大幅な減少
○悪玉菌から「悪玉酵素」が出現

(7) 食べ物で腸内細菌叢は変化する

人間にとって不都合な食物はいくつもありますが、その中で最も不都合な食物のひとつに動物性タンパク質の過食があります。特に肉の過食は発がん物質が出現しやすくなります。その理由は腸内細菌叢の変化にあります。下図はそのことを明確にしたものです。菜食ではいわゆる善玉菌が増加し、肉食ではいわゆる悪玉菌が増加するということが、これで一目瞭然です。

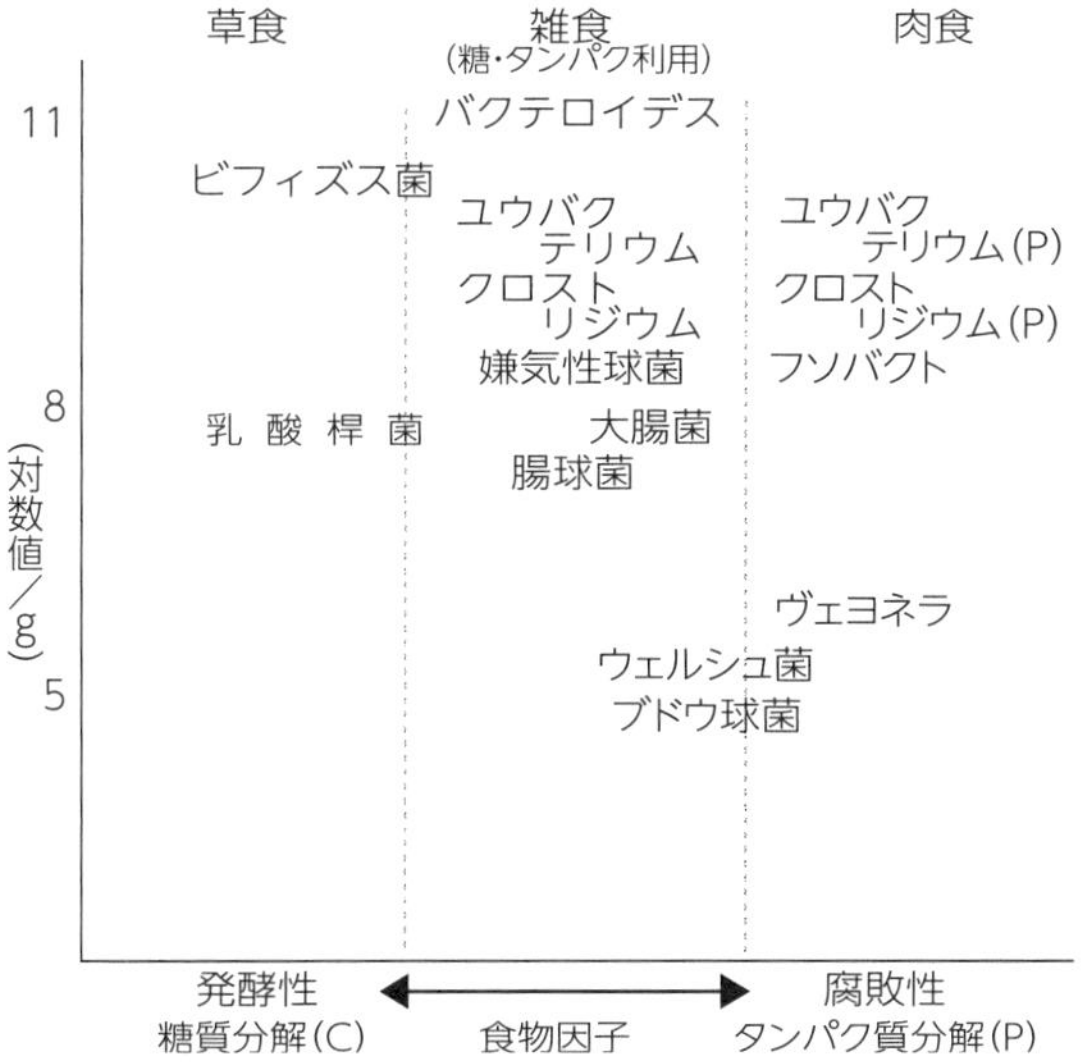

■食べ物で腸内細菌が変わる
出典：『腸内革命』森下芳行著（ごま書房）

そして、タンパク質を多く摂りすぎて未消化になると、腐敗→アミン類（アンモニア群）産生→あらゆる慢性病・難病というように、多くの病気産生の原因となるのです。

反対に、タンパク質の摂取を動物性から植物性に、かつその量を減らし、栄養摂取の主体を植物性にしていけば、菌叢は自然によくなり、病気発症のリスクも大幅に軽減できます。

(8) 便秘は病気産生の元凶

腸内細菌の働きが悪いと、消化不良や便秘の原因になります。便秘は病名ではなくその定義はなかなか難しいのですが、単に「硬い便」を指す人もいます。「便秘病」という病気があるわけではありません。毎日便通があっても便が硬く、いきんだり、時間がかかるなど排便に苦しむこと、排便時にお腹が痛く張ったり、肛門が痛いなどのときも「便秘」とされます。

また、「私は3日に1回だが、便が硬くなく、付随する症状もなく、出る量も多いので便秘じゃない」という人もいるし、医者でもそのように言う人もいますが、とんでもない認識違いです。この場合も便秘とすべきでしょう。

その理由は、1日1回大便が出ないと腐敗菌が加速度的に増加するからです。腐敗すればアンモニア（アミン類）が増えます。そしてあらゆる病気につながっていきますから、2日に1回でも、ましてや5日に1回とか7日に1回といった強者は、これは確実に〝病気の総合商社〟になっている状態です。

①便の色

腸内に乳酸菌などの善玉菌が多い場合は、腸内環境が弱酸性に保たれ、便の色は薄茶色か黄色に近い色になります。高タンパク食や白砂糖の多い食生活を長く続けると、腸内はアルカリ性となります。体内は弱アルカリ性がよいのですが、腸内（小腸・大腸）はむしろ弱酸性が望ましい。ところがアルカリ性になると腐敗菌が大繁殖してしまい、その結果〝病気の問屋〟になるのです。

②便のにおい

便のにおいは腸内の健康度を計るバロメーターです。腸内で腐敗菌が多くなると有害物質（アミン類や硫化水素他）が多くなり、ガス（おなら）も大便もにおいが臭くなります。この腐敗菌＝悪玉菌が増えれば増えるほどにおいは強くなります。

一方、味噌、ぬか漬け、キムチなど乳酸菌を多く含む食品や生野菜、フルーツ、豆類、イモ類、海藻等繊維質を多く含む食品を摂ると、腸内は腐敗から発酵状態に変わり、悪臭も軽減されるようになります。発酵性のにおい（漬物臭）が健康的なにおいと言えますが、1週間も断食をすると全く臭くなくなります。ガスも無臭となります。おならや大便はにおいがゼロとなるのが理想的です。

③便の水分

一般に便の水分含量は70～80％程度で、形は「バナナ状」となります。便は腸内を平均時速約10㎝の早さで進みますが、この進み方が遅くなると水分が吸収されすぎて便が硬くなります。すると、さらに進み方がにぶってしまい悪循環となります。また、便の水分含量が約85％以上になると軟便で下痢傾向となります。便は1日400g前後で硬すぎず軟らかすぎずが理想です。

3 小腸の働き

前項では主として大腸の働きと腸内細菌について述べましたが、小腸と腸内細菌の働きはより重要で、健康や病気に多大な影響を及ぼしています。生死に直結する免疫物質の70%は小腸で産生されていることや、血液も小腸で産生されているという「腸管造血説」もあるぐらいです。また、最近の研究では、小腸は精神疾患にも関与しているそうです。

(1) 小腸の多様な働き

小腸内の有用菌はさまざまな生理活性物質を産生して仲間の腸内細菌に互いに影響を与えると同時に、産生した生理活性物質が腸の内壁から体内に吸収されることにより、生体へのいろいろな働きに関与しています。

①脂質代謝の活性化

食物から取り込んだコレステロールは、体内で一定の量を保つようにできています。腸内細菌は余分なコレステロールを排泄型のコレステロールに変え、体内への吸収を調整し、糞便と一緒に余分なコレステロールを体外に排出させます。

②酵素の補充

小腸では多くの酵素が消化活動を行っていますが、腸内細菌は細菌自体から酵素を出し、人体が産生する酵素の大きなバックアップをしています。腸内善玉菌が産生する酵素の力は人体が産生する酵素の150倍もあります。

③消化・吸収の助長

腸内細菌は酵素では消化できない繊維質を分解したり、タンパク質や糖質を分解して消化を助けます。

④細菌に対する抵抗物質の産生

有用菌（善玉菌・日和見菌）の中には、外来の細菌を死滅させる物質を産生し、外来菌の定着を防ぎ、腸内フローラ全体のバランスを安定化に向けて働くものもあります。

⑤有害物質や発がん物質の分解排泄

口からは毒的物質や薬品などさまざまな化学物質も入ってきます。これらを分解、排泄する働きを持っています。

⑥ホルモン、ビタミンの産生

ステロイドホルモンやビタミンなどの合成、産生に関与しています。また、脳内にあるすべてのホルモン産生にも関与し、精神作用、睡眠作用にも影響を与えます。

⑦腸内pHの調整と腸の蠕動運動の活性化

腸内細菌が産生する酸の調整によって病原菌の増殖を防ぎ、腸を刺激して蠕動運動を活性化させ、消化活動などを助けます。

⑧恒常性維持調整機能に関与

腸内細菌がひとつもいない無菌動物は、免疫機能にかかわる脾臓、胸腺、リンパ節、骨髄などの組織が通常の動物に比べて不活性です。このことは、腸内細菌が各臓器の恒常性（ホメオスターシス）を保とうとする働きがあることを意味しています。つまり、腸内細菌は各種臓器の機能の活性化に関与しています。

⑨免疫系の助長

免疫力のアップは腸内細菌の働きがきっかけとなるので、正常な腸内細菌がないと免疫力も大きく落ちます。

⑩短鎖脂肪酸の産生

このことは腸内細菌の働きの最大の利点かもしれません。体内の粘液のほとんどの原料がこの短鎖脂肪酸なのです。だとすると、これは大変重要な役割を担っていることになります。短鎖脂肪酸については後に詳しく解説します。

⑵小腸の状態と健康の関係

○小腸の長さ……３ｍ（生体で）、死亡時６ｍ
○小腸の直径……約４㎝
○小腸の表面積…約60坪

小腸は無菌的と言われることがありますが、けっしてそうではありません。無菌的なら短鎖脂肪酸が作られるはずがないからです。

小腸には次の３つがあります。

○十二指腸

○空腸

○回腸

この３つの器官の役割の重要さはどんなものにも優ります。小腸の各部位別の役割とpHの状態を簡単に整理すると次の通りです。

①十二指腸：消化する場　pHは普段は6・5〜6・8の間、食物が入ると8・0

食物が胃から十二指腸に入ってきた時に上昇します。ふだん食物が入っていない場合のpHは6・7の弱酸性です。

胃酸で溶けた食物は十二指腸に入り、さらに、膵酵素により消化されるため膵酵素の流入が必要となります。食物が胃から十二指腸に入った後、膵からプロテアーゼ（タンパク質分解酵素）、アミラーゼ（炭水化物分解酵素）、リパーゼ（脂肪消化酵素）の3つが十二指腸に流入します。そのためには十二指腸のpHは弱アルカリ性でないと膵酵素は十二指腸に分泌されません。

pHを1・5から8まで上げるのがセクレチンというホルモンです。セクレチンは重炭酸イオンを出しpHを上昇させます。この重炭酸塩（重炭酸イオンを含む）によって十二指腸のpHは8、強アルカリ性となります。pHが8まで上昇したらコレシストキニンが出現して膵管口が開きます。ここで膵酵素は十二指腸に入っていき、どろどろの食物をさらに細かく最小の分子にまで分解していきます。

②空腸：栄養を吸収する場　pHは6・5〜6・8の間

空腸は根っこのように大変多くの腸絨毛が生えています。この腸絨毛は細かくなった栄養素を上手に吸収します。同時に乳酸菌の力によって短鎖脂肪酸（酢酸、酪酸、プロピオン酸）が産生され、pHを下げ（6・5〜6・8）細菌などを退活させます。

絨毛は空腸に最も多く、回腸にもあります。小腸絨毛による面積の増加は大変なもので、広げるとテニスコート1面分（約200㎡）にもなります。アコーディオンのように折り畳まれ、そこからありとあらゆる栄養素を上手に吸収していきます。この栄養素は本来は消化された栄養素しか吸収しません。

『三銃士』を書いたアレキサンドル・デュマは「人は食物で生きているのではない。消化された栄養素で生きているのだ」という名言を残していますが、まさしくその通りです。

消化活動をするのが酵素（作業員）、吸収する場（作業場）が空腸の絨毛なのです。食物が最小分子にスムーズに消化されれば病気のリスクは大きく軽減されます。しかし、炎症を起こす因子となる食物を食べると、小腸の絨毛が拡がります。拡がった小腸から普段は入らない大分子のものが入ってくる場合があります。それが「リーキー・ガット」という状態です。大分子のものは本来血中に入ってはいけないのですが、そのようなリーキー・ガット状態の時、入ってはならない大分子の栄養素が侵入するので大変です。一時的には抗体が処理しますが、同じ物が入った場合、さまざまなアレルギー症状を引き起こします。

リーキー・ガットで起こる有名な病気は次の5つです。これらは「リーキー・ガット症候群」とも呼ばれます。

○アトピー性皮膚炎
○クローン氏病
○気管支喘息
○花粉症
○アレルギー性気管支炎

2006年のブダペストでの肥満学会では、「ありとあらゆる慢性の病気はリーキー・ガットと関係がある、またはリーキー・ガット状態が必ずある」と発表されたため、この学会参加者はだれもが仰天したそうです。

小腸が炎症を起こすと、リーキー・ガット症候群をはじめとして大変なことになります。小腸に菌はないという学者もいますがそんなはずはありません。ないのではなく少ないだけです。そして、小腸自体に悪玉細菌が増えるとリーキー・ガットその他の病気が出現することになります。

③回腸：人体最大の免疫の場　pHは6・5〜6・8の間

ここにも腸絨毛はありますが空腸ほどではありません。むしろ回腸での中心的な役割は、免疫を司る力の強さです。腸管粘膜免疫という言葉が最近よく聞かれますが、その腸管粘膜免疫のほとんどはこの回腸が担っています。そしてこの粘膜免疫の力は全身の60〜70％にあたる（大腸では10％

程度担っている）というから驚きです。

１９９０年代後半から、小腸の腸管粘膜免疫の持つ力強さは世界的に指摘されるようになってきました。それまでは免疫の中心は細網内皮系（肝、脾、骨髄）にあると考えられていましたが、これらは全体の数％ずつにしかすぎず、最大の免疫の場は「小腸の粘膜」にあることがわかってきたのです。それゆえ免疫学の学者の間では、腸管粘膜免疫のことを「免疫の新世界」とか「免疫の新大陸」と表現されるようになったのです。

免疫の場以外にも回腸はいくつかの重要な機能があります。

○腸肝循環の場：コレステロールはここで99％吸収して腸肝循環をしています。

○すべての細胞の崩壊物が流れ込んでいく場：例えば、水と塩だけで断食すると便は出ないように思われていますが、しかし7日も経つと大量に出るのは細胞の新陳代謝によって崩壊し、回腸に流れ込み便となるからです。これが「宿便」です。

4 腸管粘膜免疫の構造

(1) 小腸が最大の免疫の場となった理由

腸管粘膜免疫の何をもって、そこまでの免疫力を発揮させるのでしょうか。

免疫学は１９７０年代半ばころから進歩しました。特に腸管には全身の60～70％もの免疫を司ることがわかってきたことで「腸管粘膜免疫」と言われ始めました。この腸管粘膜免疫は２０００年を過ぎてから世界の医学会でも定説化されました。この腸管粘膜免疫の力はどこにあるのかというと、主に次の３つです。

○パイエル板

○リンパ球（小腸上皮細胞由来と粘膜固有層由来）

○善玉細菌

なぜ腸管に全身の60～70％もの免疫が存在するようになったかというと、口から入ってきた食物や飲料は細菌だらけだからです。腸に入ってきた細菌や抗原は絶対に血中に侵入させたくありません。そのため、胃では胃酸（強酸）によって、小腸では酵素によって消化したり絨毛という関所によってブロックしたり、また人体最大の免疫の力によって、細菌を排除したり殺したりしなくてはなりません。とにかく体にとって悪いやつを「血中に入れない」という強い防御体制として、非常に多くの免疫を備えたのです。

もし血中に大量の細菌が侵入したとしたら、人体はひとたまりもないでしょう。肺炎をはじめとしてあらゆる炎症が起こり、生命は長くはもちません。そのため小腸には免疫が強く備わったと考えられます。

(2) パイエル板（特別なリンパ組織）

人体最大の免疫臓器である腸には、豊富で高度な免疫組織が集中しており、「腸管粘膜免疫」のエースです。腸管免疫を構成するものの中で最も代表的なのが「パイエル板」という集合リンパ節です。「パイエル」とは人の名前です。1677年、スイスの医師パイエルが、回腸の内側（管腔側）に絨毛とは別の板状の領域がパッチワーク状に点在していることを発見し、そこを「Peyer's patches（パイエル板）」と名付けました。このパッチの下にあたる粘膜固有層にリンパ小節が平面上に集合していることが明らかになり、このリンパ小節による平板状のリンパ組織をパイエル板と呼ぶようになりました。しかし、このパイエル板がここまで強い免疫力を保持していたとは発見者であるパイエル氏も知らなかったでしょう。

パイエル板は、回腸を中心におよそ180~240か所存在しています。その表面は「円柱上皮細胞」という円柱型の細胞に覆われています。円柱上皮細胞の一部にM細胞があり、ここから病原菌などの外敵やその構成成分が取り込まれ、マクロファージ、樹状細胞などと反応し、T細胞やN

K細胞などが活性化し、免疫反応が起こるのです（外的、異物などに対する攻撃）。

ひとつのパイエル板には約20個のリンパ小節が存在しています。リンパ節とは、リンパ管が枝分かれするところにある腺のことで、ここにはリンパ球が集まっており、免疫反応が起こる器官であり全身に数百個存在しています。腸を含む消化管壁には多くのリンパ球が分布していますが、回腸（小腸の下部５分の３）には特に多くのリンパ球が集まり、特別なリンパ組織を形成しています。

⑶ リンパ球

パイエル板にはリンパ球が多数集合していますが、その中でＢ細胞の一部はプラズマ細胞に分化して免疫グロブリンの中で主にＩｇＡを産生しています。パイエル板ではＭ細胞が重要な働きをしているし、Ｔ細胞やＢ細胞、マクロファージなどの免疫細胞群が活躍しています。

腸管には、全身のリンパ球の70％以上も集中しているリンパ組織があります。最近では、このリンパ球が持つ

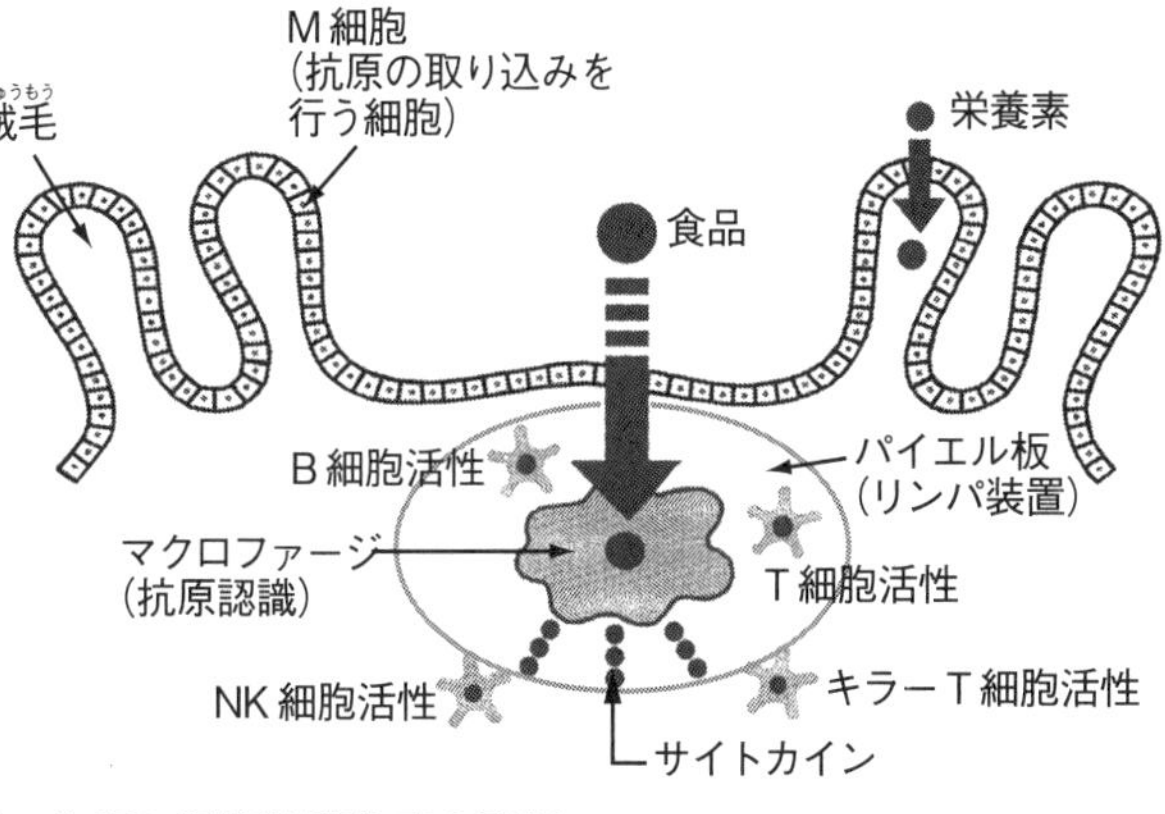

パイエル板と腸管粘膜免疫の関係

大きな力に注目が集まっています。

リンパ系細胞は、B細胞（Bリンパ球、体液性）とT細胞（Tリンパ球、細胞性）とマクロファージがあります。

B細胞は、抗原を識別し、T細胞の力を借りて、高速で抗体を合成・分泌します。骨髄で作られるほか、脾臓やリンパ節の中にあって、抗体を作る細胞の元になるのがB細胞です。抗原が体内に侵入した時、それに対応するB細胞が活性化して増殖し、抗体を作るリンパ球やプラズマ細胞に分化します。

T細胞は、骨髄の幹細胞が胸腺の中に入って分化熟成した細胞と言われ、B細胞とともに免疫反応に関係しています。抗体は作りません。

T細胞の主な働きには次の3つがあります。

○抗原を処理してリンパ球が免疫反応を起こしやすくなる

○いろいろなリンパ球の相互作用や反応を支援する

○リンパ球の免疫は反応の結果できた死滅物を排除する

このリンパ球が最も多く集まっているところが小腸の回腸であることから、小腸の免疫力が全身の70％とされるのです。腸管免疫で常に活性化しているものは全体の5％程度であり、残りの95％は不活性状態であると言われています（肝細胞などもそう）。この不活性状態の腸管免疫を活性化させれば、免疫力を強力に向上させることになります。がん細胞の破壊・壊死もこの活性化がキーとなるし、その他の病気治療もこの免疫力強化が第1のステップとなります。

(4) ＮＫ細胞とがん

人間の体は１日１兆個以上の細胞が破壊され同時に生成されています。試験管の中で１兆個の細胞を増やすと数千個の変異細胞（がん細胞）ができます。つまり、人間は体の中で毎日、数千個のがん細胞を作っているということです。それでもがんにならないのは、主に自然免疫の中心的存在であるＮＫ細胞ほかが働いて、がんになりかけの細胞をやっつけてくれているからにほかなりません。ＮＫ細胞はよく「不良少年を叩いているお巡りさん」と表現されます。人間からＮＫ細胞をなくしてしまうと、不良少年が悪さを続けて、急速に病気にもなるし、がんにもなるということです。

(5) 自然免疫と獲得免疫

免疫には、その働き方によって「自然免疫」と「獲得免疫」があります。

自然免疫は、体外から侵入してくる特定の抗原に対して特定の抗体を作るという特異性はありませんが、体を強くする、または抵抗力を全体的に上げるという機能があり、昨今非常に注目されています。この自然免疫は、70％は小腸が担っているのです。

同じ生活環境の３人がいて、Ａさんは１年間に２回ぐらい風邪をひくが、Ｂさんは全くひかない、Ｃさんは５回もひくといった差は、まさに自然免疫の強さの差によるものです。これも小腸（特に回腸）の状態がよいか悪いかで決まります。

自然免疫は、ウイルスに感染した細胞をみんなやっつけてしまう大変な力を持っています。しかし、自然免疫は年齢の影響を受けます。自然免疫では発がんもそのひとつで、高齢になるほどがんの発生率は高くなり、若い時ほど低いのは、若い人のほうが自然免疫が強いからです。

白血球の好中球や、外敵が来たら何でも食べてしまう白血球では、最も原始的なマクロファージ、それとリンパ球では異物を直接攻撃して排除するNK（ナチュラル・キラー）細胞も自然免疫です。

自然免疫は、こういう細胞群が生体防御の第一線で働いているということが一番の特徴です。例えば、隣の人の咳でウイルスをもらってウイルスが粘膜の中で増え始めると、NK細胞などがすぐ出動して、ウイルス感染した細胞を殺したりします。その自然免疫に関与する細胞が弱かったりして第一線が突破されると、T細胞やB細胞などの〝軍隊〟が出動してきて敵（ウイルス）をやっつけてくれます。これが獲得免疫の働きです。

NK細胞はその表面にT細胞抗原受容体を持たず、B細胞のように細胞表面免疫グロブリンも発現しません。そのキラー活性（殺傷能力）もT細胞やB細胞のように、抗原の提示があって初めて免疫が獲得されるのではなく、抗原の感作なしに自然のままの状態で標的を識別できるところから、「Natural Killer」という名がつけられているのです。

NK細胞などがウイルス感染細胞と戦っているときには熱も出ず、ほとんど症状を起こしません。ところが第一線を突破されて、T細胞やB細胞が出動すると、発熱とか痛みとか痒いとかいった反応が出てきます。重要なのは、体に何も症状が出ない時にはNK細胞が活躍してウイルス感染細胞を攻撃しているということです。

このように、自然免疫と獲得免疫とは連繋して生体を防御しています。その第一線の前線部隊は自然免疫であり、そして成人の場合は99％が自然免疫によって免疫を保っているとされています。

⑹ 小腸の特別な機能

小腸は本人の意思が全く反映しない独自の意思を持った臓器の代表格です。自分の意思でどうにもならない臓器で有名なのは心臓があります。心臓に向かって「たまには休んだら」といった場合、本当に休まれたら人間は即、死んでしまいます。心臓は一生働いてくれないと困る臓器であり、人間の意思で動いては困るのです。

このように独自な神経が支配し独自で一生動いている臓器の代表格は心臓と小腸です。肝臓や腎臓、膵臓などといった臓器も人間の意思で動いていませんが、小腸にはほかの臓器にはない自我が存在しているという点で、特異な働きをしています。それゆえ、脳より上位の臓器とする学者もいます。実際、発生学的には最初に小腸ができ、大腸ができ、その後全身ができていき、最後に脳ができていきます。

腔腸《こうちょう》動物という不思議な動物がいます。ヒドラやイソギンチャク、プラナリア、ナマコなどがその代表ですが、これら腔腸動物はヒゲと口と皮膚と腸しかなく、脳も胃も肝臓も心臓も膵臓も肺も腎臓もありません。基本的に腸しかない動物ですが、この腸は腹が減ったら食べ、満腹なら食べないという意思を持っています。食欲もあり餌を捕まえることで食べるし消化もできます。頭脳がないのに誠に不思議な動物です。

いったいどうしてこのような力があるのでしょうか。新潟大学名誉教授だった故藤田恒夫氏は次のように述べています。

「腸は自我を伴い、考えることもできるし腹が空いたら何か食えと指令をし、口のヒゲで餌を捕まえさせ、物を食べ生命を保たせている。とんでもない臓器こそ小腸である」

脳より先にできているため脳に優先しているのが腸です。したがって、脳の指令は腸には行きませんが、反対に腸の指令は脳に届くのです。脳の指令が到達しないのは、腸が独自の判断で動いているということです。大腸には脳の指令は結構行きますが、小腸は全く独自です。大腸は全部切除しても人間は生きられますが、小腸を全摘したら即死んでしまいます。

小腸の長さは3メートルです。絨毛を引き伸ばすと10mにもなります。藤田氏は、小腸で考える細胞は「基底顆粒細胞」と述べています。この基底顆粒細胞は「直感力」の細胞であるらしいのです。この細胞は「快」と「不快」をすばやくキャッチするそうです。したがって、小腸はある意味で「人間の心を表現しているのではないか」と藤田氏は指摘しています。

小腸から脳と同様のホルモンが出ているのもうなずけます。便秘をし、腸の中が腐敗すると基底顆粒細胞は働かなくなり、「心」は失われていくのです。小腸を大切にしないと「心の病」につながるのは、この場が「心の場」そのものであるからのようです。

(7) 脳と腸の相関

あらゆる臓器はストレスの影響を受けますが、胃と腸は特に強く受けます。「脳と腸の相関」といって、脳と腸は繋がっており、脳の情報は脊髄から自律神経を通じて、腸管粘膜の中にある神経細胞にすべての情報が伝達されます。ストレスを頭脳で受けるとダイレクトに腸が反応するのです。

脳の神経細胞と腸の神経細胞の発生部位は一緒であり、同じ神経管です。ということは「腸は考える臓器」なのです。プラナリア、ヒドラ、イソギンチャクといった生物は脳がなく腸で考えて判断して生きています。『ガット・ブレイン』の著者・ガーション博士は、腸は「第2の脳」と言っています。しかし、腸は「第1の脳」とも言えます。胎児は、腸→消化管→神経管→心・肺の後に大脳ができていくからです。

他の臓器と腸ではストレスの影響が格段に違います。腸をよりよく使うことが脳をよりよくしていきます。高齢者が高濃度栄養に頼っていると、すぐボケる理由はそこにあります。

「腹が立つ」「腹わたが煮えくりかえる」「腹にすえかねる」などとよく言われますが、不思議な言葉です。そもそも腹が立つというのは、具体的にどんなことでしょうか。きっと腹は喜怒哀楽と密接な関係があるからこんな言い方をしたのに違いありません。

したがって、精神病は「脳の病」であると同時に「腸の病」であるとも言えます。心労は、じつは腸管の疲労や炎症から出現するのです。精神科は脳を診る科ですが、心療内科は、本当は腸を診なくてはならない科ではないかと思っています。

アルツハイマー型認知症は、腸の考える部分の劣化が根本原因です。うつも全く同様です。うつは腸の腐敗から来ているケースが多く、それゆえ精神病を最も簡単によくする方法は、腸内の腐敗菌を減らし善玉菌優位にすることです。

5 短鎖脂肪酸の特別な力

腸の中で作り出される短鎖脂肪酸のことがテレビ番組『NHKスペシャル』(2015年2月22日)で放映され、この番組の取材班による『腸内フローラ10の真実』(主婦と生活社)が2015年に出版されるなど、大きくクローズアップされています。私は2010年に出版した『酵素がつくる腸免疫力』(大和書房)で、短鎖脂肪酸の持つすばらしい力を紹介しました。

(1) 短鎖脂肪酸とは

短鎖脂肪酸とは、脂肪酸のうち炭素数6以下のものを言います。飽和脂肪酸は、「短鎖」(炭素数2~6)と「中鎖」(炭素数8~9)「長鎖」(炭素数10~)とがありますが、そのうち最も炭素数の短いものであることから、吸収するとすぐに液状化します。それゆえ全身の粘液の多くはこの短鎖脂肪酸が原料となります。

粘液のほとんどの原料がこの短鎖脂肪酸だとすると、これは大変重要な役割を担っていることになります。なぜなら、唾も涙も、胃液も膣液も、すべての粘液の原料だということになるからです。

それだけではありません。短鎖脂肪酸がすごい薬効を持っていることがクローズアップされているのです。

短鎖脂肪酸の研究は牛の研究から始まりました。短鎖脂肪酸が注目され始めたのは１９９０年以降のことですが、実際は１９４０年頃から始まっています。当時は牛などの反芻動物が対象でした。「牛は草を食べているのに、なぜそれが筋肉になり霜降りの脂肪をつくるのか」がテーマでした。

⑵ 草を食べている牛がなぜ霜降り肉になるのか

牛には胃が４つもあります。このうち酵素が存在しているのは４番目の胃だけです。なぜ１〜３番目の胃に消化酵素が出ないのか。なぜ草を食べて筋肉や脂肪ができるのか。これらは長い間謎でした。この謎を解いたのは、ひとつはエドワード・ハウエル博士らの「酵素栄養学」であり、もうひとつは「短鎖脂肪酸の研究」でした。

牛に胃が４つある理由は、人間では全く消化できない食物繊維を消化するためです。この４つの胃にじつは秘密が隠されていました。最初の３つの胃には酵素は全くありません。牛の酵素は４番目の胃から出てきます。最初の胃はその代わり原虫が棲んでいます。原虫はプロトリアです。この原虫は牛の食べる草が大好きで、牛が食べてくれる草を食べようと牛の第１胃（ルーメン）に寄生しているのです。

牛は主として草しか食べませんが、その草を消化し、タンパク質と脂質をしっかりと吸収する機能を体に持っていました。

牛の栄養吸収は以下の順で行われます。

まず草を食べ、口で咀嚼《そしゃく》した後ルーメンと呼ばれる第1胃にどろどろの草を運び込みます。そのルーメンで行われる消化は次の3つです。

○草自体の持つ酵素

○ルーメンにもともと存在する原虫（プロトリア）による酵素の分泌

○草に存在する無数の細菌が出す酵素

酵素の存在は酵素栄養学の研究によって知られるようになりましたが、ルーメンに存在する原虫と細菌が出す酵素はよく知られてはいませんでした。牛には胃の中に原虫が寄生していたのです。口でどろどろにした草が第1胃に入ってくると、この原虫はどんどん食べ始めます。また、草自体にも無数の細菌が存在していて、この細菌はルーメン内で大量に出て草を溶かします。ここで主役になって消化するのは原虫の力、そして草に存在する細菌の持つ酵素力です（草自体の酵素力は弱い）。

この3つの働きによって、人間ではまるで消化しない草の繊維もかなり消化されます。これらは2番目の胃の中になだれ込み、さらなる消化が第3胃で行われます。いずれも原虫はついていきます。ここで一度反芻が行われ、第3胃までのどろどろの草と原虫は口まで逆流されます。いったん口に戻り、また飲み込むことを繰り返した後に、酵素の出る第4胃まで運ばれます。ここで、それまで増えに増えた原虫は死にます。繊維だらけの草は第4胃で短鎖脂肪酸を作ります。つまり、酢酸、酪酸、プロピオン酸、カプロン酸などが作られるわけです。この短鎖脂肪酸が大腸の粘膜を作り、また95％以上も吸収し全身の粘液になったり、ミトコンドリアを活性化したり、その他いくつもの体にプラスなことばかりを行うのです。

草を食べているだけなのに、なぜ多くの筋肉や脂肪を作ることができるのかの秘密は、４つの胃と原虫、酵素力、発酵によって出現する短鎖脂肪酸の力によるものであったのです。

草の中にもじつはタンパク質が大量に存在しています。しかし、草食動物以外はそれを消化し吸収することはできません。また、牛の脂肪は大量の脂肪酸から作られています。このことがきっかけとなって短鎖脂肪酸の研究が始まりました。

○牛の筋肉源＝草にあるタンパク質、大量の原虫

○牛の脂肪源＝大量の短鎖脂肪酸、草にある脂肪酸

⑶ 小腸での短鎖脂肪酸分泌とpH

短鎖脂肪酸は、酢酸、酪酸、プロピオン酸、カプロン酸、イソ吉草酸、コハク酸、乳酸などの低分子のモノカルボン酸を指します。水溶性食物繊維の多くは、大腸の善玉菌によって短鎖脂肪酸に分解されます。おそらく、小腸で先んじて短鎖脂肪酸が出ているに違いありません。そうでなければ、小腸のpHが６・５〜６・７という弱酸性になるはずがないからです。このpHにより、酸に弱い菌は死んでいきます。

小腸でも短鎖脂肪酸は大活躍します。この短鎖脂肪酸が出なくなって起こる代表的な病気を挙げます。

〔短鎖脂肪酸が出ない場合に生じる病気〕

○胆管炎、胆管がん、胆のう炎、胆のうがん

○膵炎
○膵がん
○糖尿病
○胃炎、胃潰瘍、食道炎
○生活習慣病全般
○心臓病、呼吸器疾患
○アルツハイマー病、うつ病
○リーキー・ガット症候群（アレルギー全般とクローン病）
○眼病（特に緑内障、白内障）
○耳鼻疾患

小腸は常に弱酸性にしておく必要があります。そうでないと細菌感染は免れません。腸の悪玉菌を退治する食材は、梅干し、黒酢、もろみ酢、梅肉エキス、乾燥しょうがの粉末などが適しています。

(4) 短鎖脂肪酸の働き

短鎖脂肪酸にはじつに多くの機能があります。それゆえ、短鎖脂肪酸の分泌と不足は病気産生に大きくかかわっているのです。

①大腸粘膜の原料と大腸からの水やナトリウム吸収

大腸の粘膜は短鎖脂肪酸によって形成されます。また、短鎖脂肪酸は大腸の上皮細胞の主要エネルギー源です。食物繊維の摂取が少ない人や抗生物質常用者は腸で発酵が行われず、短鎖脂肪酸ができにくい。その時、腸上皮細胞に供給されず、腸上皮細胞のエネルギーは不足するため、水やナトリウムの吸収がうまくいかず、下痢するし大腸炎を起こします。短鎖脂肪酸は大腸粘膜の原料となり、以下のような大変重要なことを行います。

②大腸の持続性収縮の維持

大腸は食物が入っていなくても空になっても、ある程度の形は維持されます。これは短鎖脂肪酸の働きです。これがないと腸壁が弛緩して閉塞（イレウス）を起こします。

③粘膜細胞の増殖維持と悪玉菌阻止

短鎖脂肪酸は大腸の粘膜細胞を増殖しますが、大腸のみならず、小腸の粘膜細胞の増殖も盛んにします。石巻専修大学教授の坂田隆氏は、粘膜細胞が増殖して大腸や小腸の吸収能力が増加することを動物実験で明らかにしています。短鎖脂肪酸が不足すると大腸や小腸の粘膜細胞への供給が不足します。pHが強アルカリ性になり、悪玉細菌の繁殖はこの条件で急速に行われます。それによって大腸炎のみならず、小腸にも炎症は起こってきます。

また、細菌(悪玉菌)はアミン類(アンモニア群)や脱炭酸系を大量に作り出します。そのため小腸、大腸、さらに胃や食道まで炎症だらけとなるし、それらが吸収されて全身の病気につながります。

④消化管運動

短鎖脂肪酸は大腸の蠕動《ぜんどう》運動を促進させます。蠕動運動によって内容物を移動させていきます。動物実験では短鎖脂肪酸を与えると蠕動運動が起こることが確認されています。この蠕動運動によって便秘も改善するのです。

⑤全身の粘液

全身の粘膜は、98％以上が大腸から短鎖脂肪酸を吸収して作られます。このことは、生体の健全な働きにとっては重要な因子です。

胃潰瘍（胃炎）になるかどうか、腎臓が悪いかどうか、肺が悪いかどうか（風邪をひきやすいか否か）、鼻が蓄膿か否か、膣がぬれにくいかどうか、膣炎や子宮炎が起こりやすいかどうか――こういった因子はまず間違いなく、腸の発酵・腐敗の状況→短鎖脂肪酸の産生と吸収に強く関係しているものと考えられます。

〔ある唾の出ない患者さん（75歳、女性）の例〕

唾が出にくくなって鶴見クリニックに来院した女性に対し、短鎖脂肪酸が出ないから唾が出にくいのだろうと判断し、「便秘していませんか？」と聞きました。便秘すると2日に1回しか便が出なくても短鎖脂肪酸は出にくくなり唾が出ないからです。案の定5～7日に1回しか出ないと言います。すると、腸の中は腐敗だらけになっているはずです。そこで水溶性ファイバーを大量＋酵素サプリメントを投与しました。その後2か月後に来院。便秘も唾の出もすっかり改善しました。

⑥糖新生の材料

短鎖脂肪酸のうち、主にプロピオン酸は肝臓で糖新生を行います。糖新生は糖質が口から入らなくなった時、体内のタンパク質や脂質が糖の代わりのエネルギー源になることです。

⑦がんのアポトーシス（自殺）

短鎖脂肪酸はヒストン脱アセチル化酵素を阻害することによって、がん細胞の遺伝子に介入し、アポトーシス（自殺）を誘導させせます。

⑧反芻動物のエネルギー源

反芻動物（例えば牛）は、胃や腸で発酵し大量に短鎖脂肪酸を作ることが知られていますが、この大量の短鎖脂肪酸は吸収したのちに全身の細胞膜となり、またエネルギー源となります。

⑨全身のミトコンドリア活性化

短鎖脂肪酸は大腸から98％以上も吸収して全身の細胞に送られますが、ミトコンドリアの活性化にも大きな役割を果たすことがわかっています。ですから、これがないと質の高い良いエネルギーが出ないのです。

⑩全身へのミネラル吸収の補助

特にカルシウム、マグネシウム、亜鉛、鉄、マンガン、セレニウム、クロム、硫黄などの吸収に大きな役割を果たしています。これらのミネラルが不足すると全身の生体機能は著しく停滞します。

⑪腸内免疫力の強化

このほか、糖尿病を起こさない、がんを発生させない、脳卒中を起こさない、心疾患を起こさない、胃潰瘍を起こさない因子に貢献するなど、短鎖脂肪酸の存在はあらゆる病気の最善の予防に関与しています。

(5) パールマター氏の報告

デイビッド・パールマター著、白澤卓二（元順天堂大学教授）訳の『腸の力であなたは変わる』（三笠書房）という素晴らしい本があります。この本の中で、短鎖脂肪酸について書かれている部分を少し引用させていただきます。


　ヨーロッパ人とアフリカ人のそれぞれの違いを調べると、かなり大きな差があった。下図をご覧いただきたい。

　この比率の意味を簡単に言うと、酪酸と酢酸が、プロピオン酸より多く必要である。プロピオン酸が多いというのは、腸によくない細菌がはびこっていることを意味する。そのため、結果を見るとアフリカ人はヨーロッパ人よりも、ずっと健康な腸内フローラを持っていることがわかる。

　この差には、食事の違いが表れている。アフリカ人の食事は繊維が多くて糖分が少ない。

短鎖脂肪酸	
酢　酸	抗菌活性、生合成素材、エネルギー源、血清コレステロール上昇（?）、酵素摂取機能を高める、結腸血流促進、カルシウム吸収促進
酪　酸	抗菌活性、大腸粘膜のエネルギー源、抗癌性、癌遺伝子抑制、細胞分化、正常細胞増殖促進、HIV 抗原顕在化、アポトーシス（ガン細胞は促進、好中球は遅らせる）、ヘモグロビン合成促進
プロピオン酸	抗菌活性、糖新生促進、血清コレステロール低下、カルシウム吸収促進

▮▮腸内細菌がつくる短鎖脂肪酸の働き
出典：『腸内革命』森下芳行著（ごま書房）より

ヨーロッパ人の食事はその反対である。肥満やぜん息などの症状がアフリカの田舎に見られない理由が、これでおわかりいただけるだろうか。

つまり、短鎖脂肪酸の３つの割合として、酢酸、酪酸がより多く、プロピオン酸が少ないほうがよいということです。同じ短鎖脂肪酸でも、その構成割合次第で健康に大きな差が出るのです。

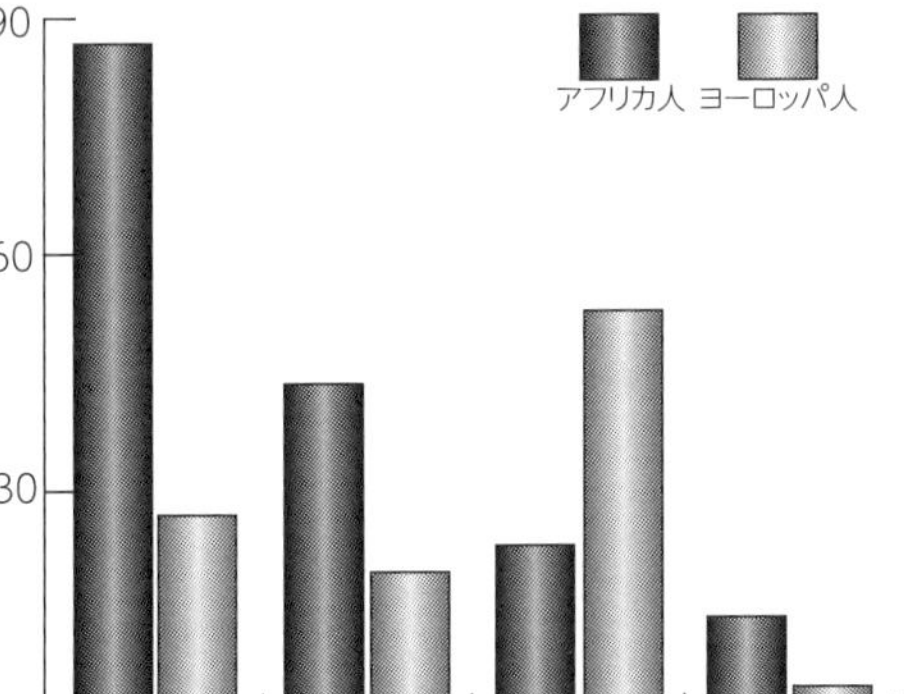

糞便サンプル中の短鎖脂肪酸

出典：『腸の力であなたは変わる』デイビッド・パールマター著、白澤卓二訳（三笠書房）

6 血液のルロー

(1) 血液と血流

ヒトの血管は、心臓から大動脈（冠動脈）が出て、その大動脈から次々と枝分かれして、全身のすみずみに張り巡らされています。太い動脈と末端の毛細血管の長さを総合計すると10万km、地球2周半にも及ぶというから驚きです。

太い動脈と太い静脈の長さは全体の7％。毛細血管の長さは全体の93％です。

血管内を流れる物質は、「赤血球」「白血球」「血小板」「血漿」その他です。この中で赤血球（血液）の役割が最も大きいでしょう。赤血球は全身にすべての栄養素と酸素を運び、

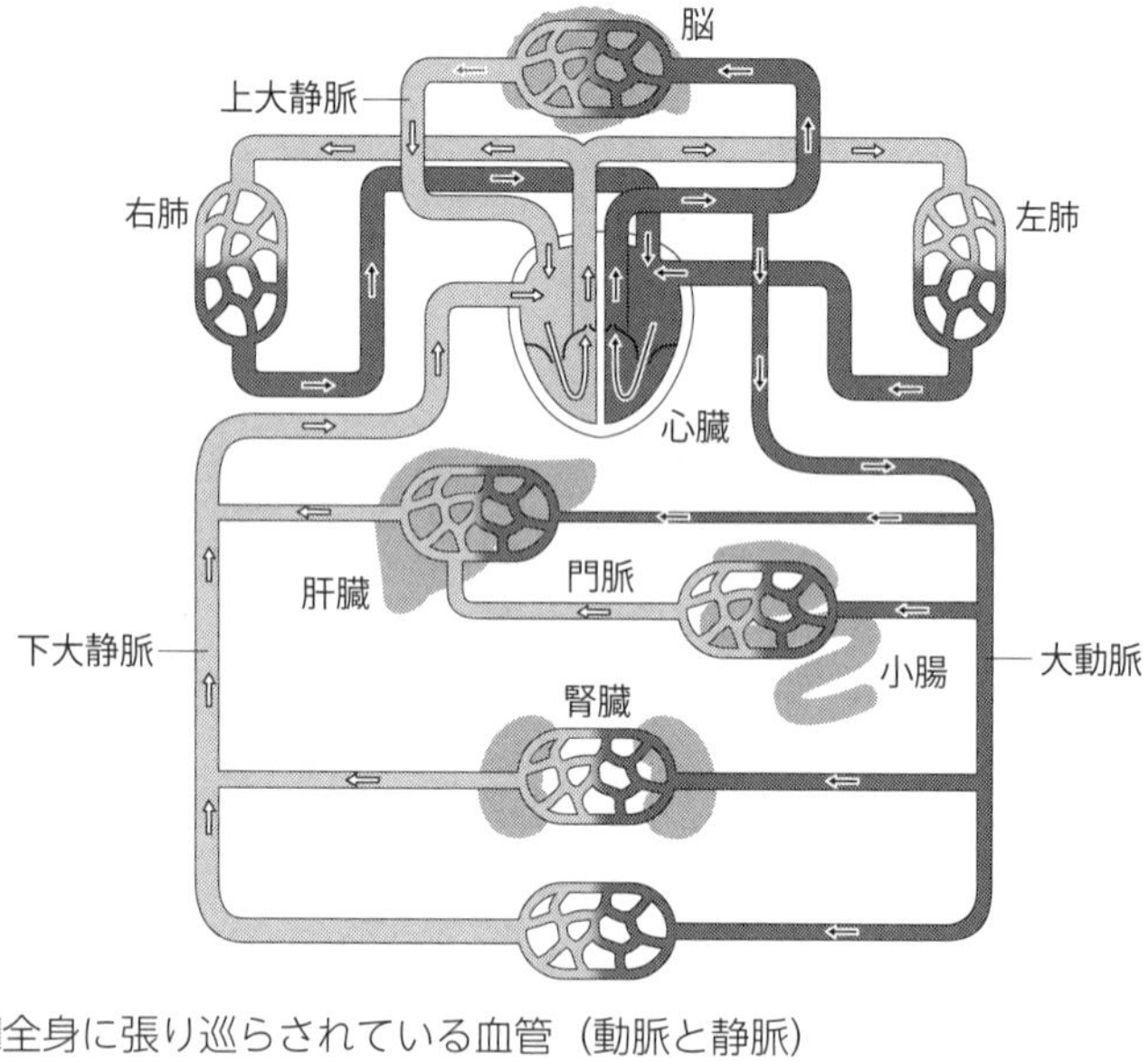

全身に張り巡らされている血管（動脈と静脈）

温度（体温）を調節するからです。

赤血球は全身に流れていきます。冠動脈から出発して最後に真毛細血管に流れていき、全身の組織に入っていきます。そこで、すべての栄養素と酸素、温度を供給し、空になった段階で、今度は各組織から毒素的物質と二酸化炭素をもらい、全身から合流して心臓に戻るわけです。いわば生命活動に最も必要なことをしています。

心臓から出発するのが「動脈血」、全身の組織から心臓に血液を戻すのが「静脈血」です。動脈をたどっていくと枝分かれを繰り返してどんどん細くなっていきます。そして栄養素と酸素を供給した後、今度は静脈を通って心臓に戻ってくるわけです。

人間の体には体重の8％、体重60kgの人なら約5ℓの血液があります。この血液が全身に循環することで、我々の生命は維持されているのです。

真毛細血管から各組織に栄養と酸素が渡され、組織はそれぞれ機能できるようになります。最も細い支流の真毛細血管は4〜5ミクロン（1ミクロン＝100万分の1ミリ）

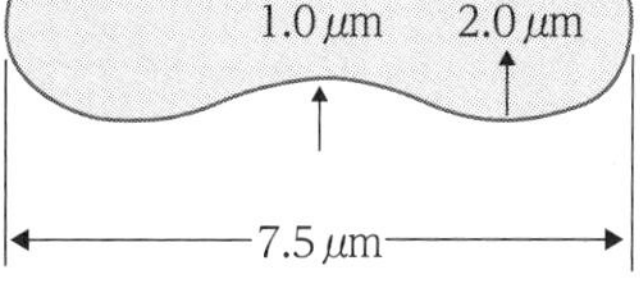

赤血球の形

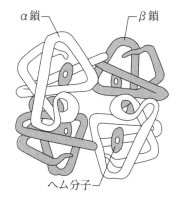

ヘモグロビンの構造図

の血管です。赤血球のそれは直径7・5ミクロンで、直径は真毛細血管より大きい。けれども、赤血球は球体ではなく、それゆえ自身よりも小さい真毛細血管にも入っていくことができます。

⑵ 赤血球の形状と働き

赤血球 ―― これも細胞のひとつですが、栄養素と酸素を運搬するためのタンパク質をぎっしり詰めこんだコンテナのようなものです。核はなく、長(直)径7・5ミクロンほどです。内部にはヘモグロビンというタンパク質がぎっしりと詰め込まれています。血液1㎤の中に400万～500万個ものヘモグロビンがあります。

ヘモグロビンはちょっと変わったタンパク質です。α鎖2本とβ鎖2本の計4本のペプチド鎖からなり、各鎖にヘムという鉄を含んだ分子をひとつずつ含んでいます。このヘムの鉄に酸素が結合します。

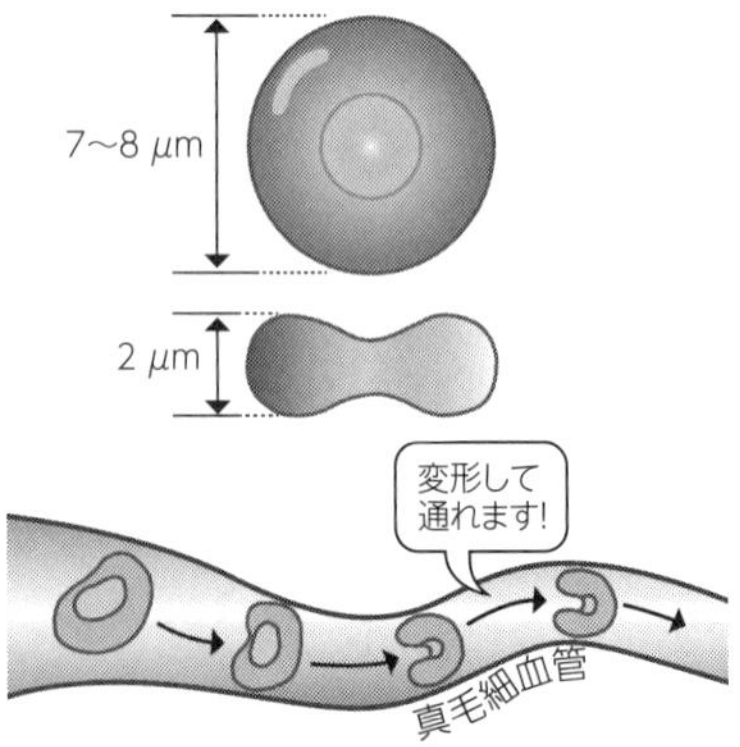

▊赤血球と真毛細血管

赤血球は肺で酸素を受け取り、全身の細胞まで運搬する役割があります。また、栄養素もぎっしりと詰め込まれています（タンパク質、糖質、脂質、ビタミン、ミネラル、ファイトケミカル、酵素）。

赤血球の寿命は約120日です。寿命を過ぎると細胞膜が脆く弱くなります。そして全身の血管を巡る間に壊れていきますが、脾臓の細い血管を通り抜けるときにこすれて、壊れることが多いのです。

人間の血液は約５ℓ。その１２０分の１にあたる40㎖分の血液中にある赤血球が、毎日産生・破壊され入れ替わっています。

真毛細血管の直径は４～５ミクロンです。しかし、前述のように赤血球のそれは７・５ミクロンです。赤血球は折りたたまないと毛細血管に入れません。つまり、円板状で中心が薄いという形は、狭い所にでも折り畳んで入っていけるのです。このことによって、全身の組織すべてに栄養と酸素を供給することができます。しかも、その場合の条件は、何と言っても赤血球が１個１個独立して運ばれていることです。

赤血球には以下の特徴があります。

○分子の過程で核を失う（脱核）ため、核を持たない。またミトコンドリアも失っているため、解糖系によりエネルギーを得ている。
○中央部がへこんだ円盤状の形態をしている。
○この形態により赤血球は高い変形能を持ち、自分の直径より狭い毛細血管内でも自由に通過することができる。

⑶ 赤血球の流れと健康

血液は心臓から送り出されますが、心臓の拍動数は１分間に70回ほどです。要するに１分間に70

回ほどのポンプの動きで血液を送っているということです。大動脈では1秒間に50㎝のスピードで流れ、1分間で全身を循環してすっかり入れ替わります。

血液は、生きている限り、常にすごいスピードで体中を流れ循環しているのです。血液がこのように早い動きで循環している理由の第1は、生命活動に必要な物質を体中に速やかに配達すること、すなわち酸素、タンパク質、脂質、炭水化物、ビタミン、ミネラル酵素、ホルモン、そして水分の補給です。第2は毒素の排除、第3は体温の保持、第4に免疫の維持、第5はガス交換です。

血液は末梢の真毛細血管に入って組織に到達するのですが、この時のスピードは1秒間に1ミリぐらいで、大動脈と比べると大変遅くなっています。このあたりではゆっくり流れないと栄養を手渡せないからです。

臓器に到着したら、栄養素と酸素をその臓器に手渡します。その時、臓器から二酸化炭素と老廃物を受け取り、今度は静脈血になり戻ってきます。そして最後は、尿や汗、便となって処理されていきます。

①血液サラサラの意味するもの

次の図❶のように、赤血球がバラバラに正常に流れていることを俗に「血液サラサラ」と言います。「血液がサラサラなんてない」と反論する人もいますが、それはLBA（ライブ・ブラッド・アナリシス）を見たことがない人でしょう。実際は血液のサラサラ状態は確実にあります。

血液が常にサラサラであるならば病気も症状も起こりません。なぜなら、あらゆる組織や細胞に栄養素と酸素が吸収されるからです。ところが、図❷のルロー（連銭状）の赤血球や図❸のアキャ

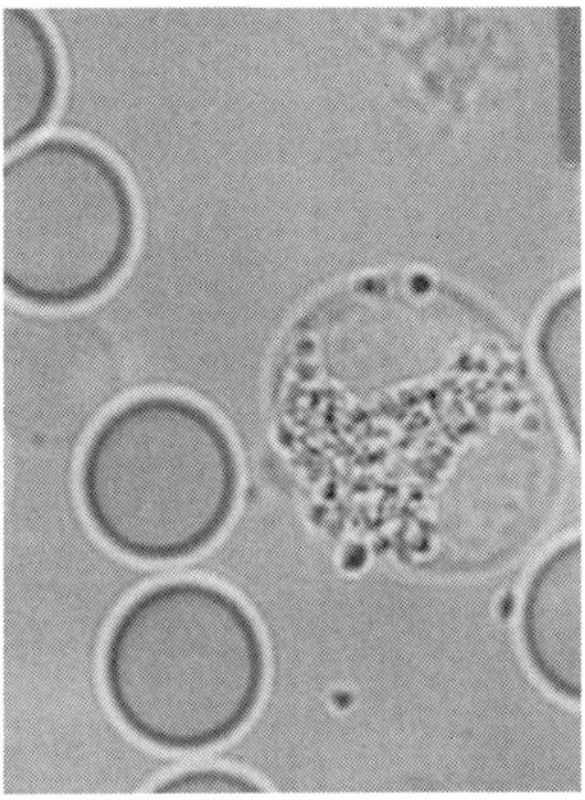

❶正常な赤血球

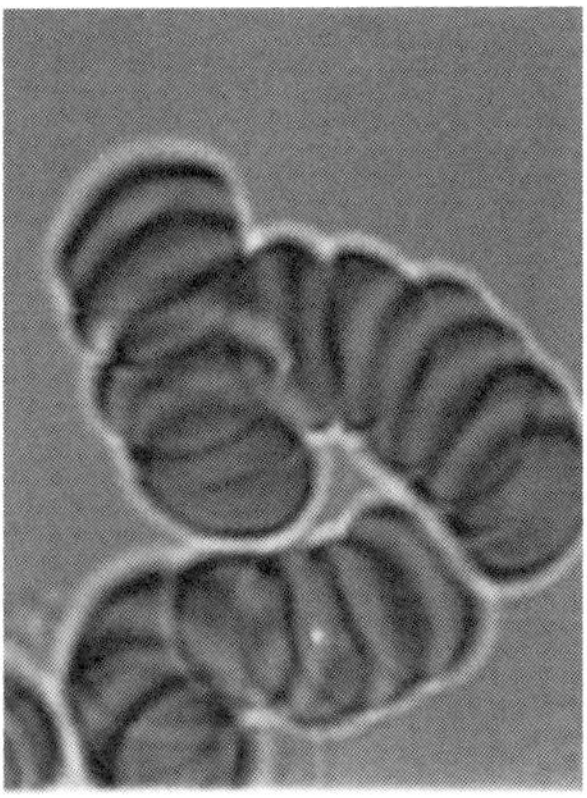

❷ルロー化した赤血球

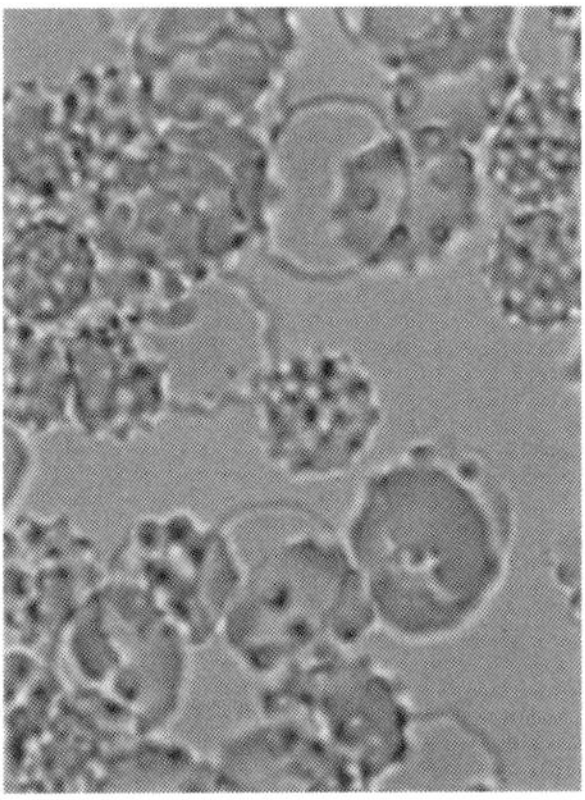

❸アキャンソサイト

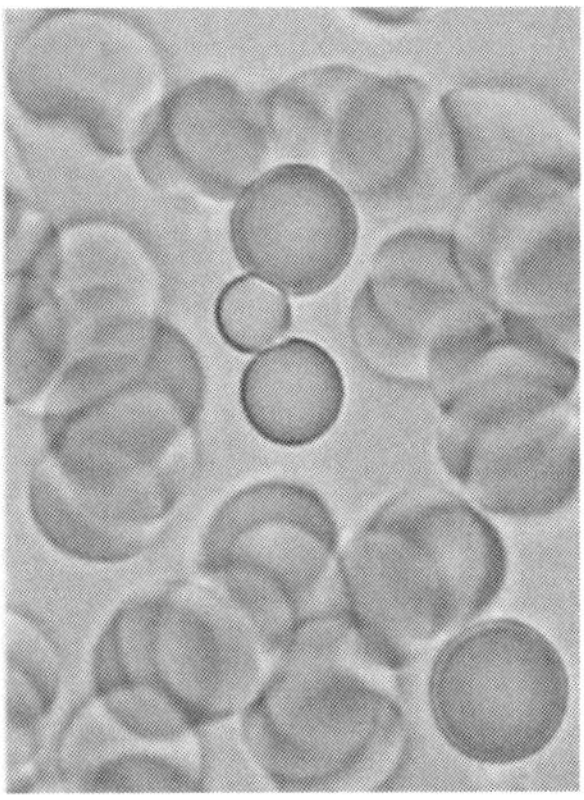

❹シュガークリスタル

LBA（Live Blood Analysis）で見た赤血球の状態

ンソサイト（球形で金平糖のように突起を持つ赤血球のこと。細菌が入ってきた場合に生じる）では、病気や症状は確実に出現します。その理由は、真毛細血管に赤血球が入って行かないところが出てくるからです。

②毛細血管に赤血球が入らなくなるとどうなるか（ルロー化したらどうなるか）

赤血球は真毛細血管に入った後は、必ず組織に行き着きます。そこで、全身の組織は栄養素と酸素を受け取り、あらゆる機能を動かし始めます。

ところが、ルローやアキャンソサイトでは赤血球が真毛細血管に入って行かなくなります。そうなると、臓器では次のふたつの現象が生じるのです。

○飢餓状態（栄養不足の組織）
○酸素不足（酸素不足の組織）

飢餓状態の組織ではエネルギーが回らなくなるし、酸素不足では活性酸素が生じます。活性酸素は、その名に酸素が入っているから酵素の一部だと思う人もいるかもしれませんが、全く違います。「活性酸素」とは、酸化を起こす凶暴な分子種のことで、酸素が入って行かないところに生じるおそろしい物質です。「腐敗」という現象は酸化によって起こりますが、その酸化は活性酸素によって生じます。つまり、赤血球が臓器に行かないと酸化し始めるのです。

なお、図❹のシュガークリスタルの状態は、砂糖を摂取したときに起きます。タンパク質を結合して糖化していくのです。糖化すると、これまた臓器に赤血球が行かなくなります。

③ルローやアキャンソサイトで起こる病気

ルローやアキャンソサイトの状態では、組織に栄養と酸素が行かなくなります。そこで生じるのが「症状（痛み、コリ、疲れ）」「あらゆる病気」と「冷え」です。それゆえ赤血球は単独で流れなくてはならないのです。このルローによってすぐ起こる疾病が子宮筋腫です。

病気や症状は、赤血球が組織に到達しないときに起きます。人間の血球は常にバラバラで、「どんな人間でも組織に血くらいあるはずだ」というのは全くの勘違いです。素人がそう思うのは仕方ないとしても、そのように勘違いしている医師が多いから驚きます。

ライブ・ブラッド・アナリシスで自分の血液を見てみるとよくわかります。もちろん赤血球がバラバラに流れている場合もありますが、意外とくっついて流れている場合も多く、糖が白く丸い団子のように入っている場合や、球体にイボのついている金平糖のようになって流れている場合もあります。赤血球がくっついて流れているものを「ルロー」と言います。

⑷血液がサラサラな状態からルロー化するのはなぜか

①陽イオン物質がルローの原因

赤血球の外膜はマイナスに帯電しており、赤血球同士は反発し合い、本来はくっつきません（磁石の陰極同士をくっつけても跳ね返るのと同じ現象）。赤血球は血液中ではプラスの電荷を持つイオンが集まるためです。その結果、血球の周囲はマイナスイオンのバリアを張ったような状態となりますが、これを「ゼータ電位」と言います。ところが、そこにプラスイオンが入ってくると、ゼータ電位は中和されてしまい、糊がくっついたような赤血球になります。その時、赤血球同士がくっつきはじめます。

そのゼータ電位を中和する物質こそタンパク質や糖化物質です。これらは赤血球同士をくっつけたり、アキャンソサイトを起こすのですが、高タンパク質（特に動物性）と糖化物質がよくないのは、ルローを起こすという大欠点が存在するからです。特に動物性タンパク質は強烈にルロー化したりアキャンソサイト化したりするので、摂りすぎるととても危険です。

「なぜ糖化が悪いのか」という質問の答えのひとつもここにあります。糖化とは、糖がタンパク質とくっついたものです。そして、これが強烈な陽イオン物質となり、ルロー化を起こします。その結果、組織は栄養失調、酸素不足そして「活性酸素」だらけになっていきます。

赤血球はマイナスイオンが周囲をチャージしている。そのため赤血球同士がはじいてしまい、くっつかないため、どこにでも入っていくことが可能である。

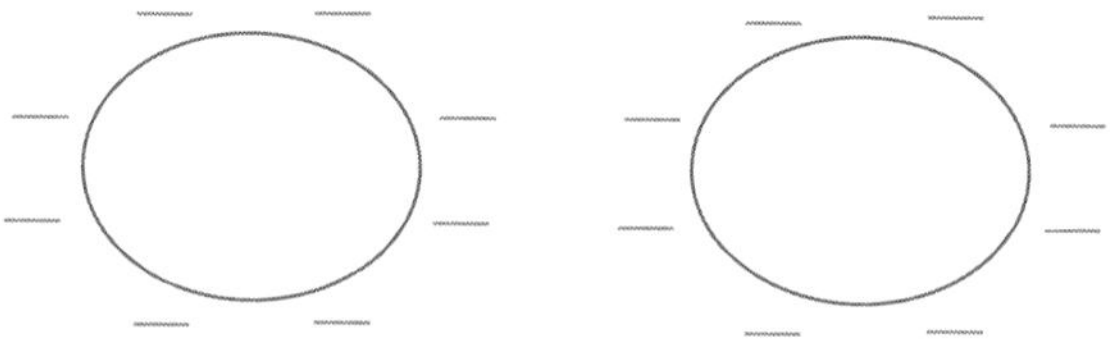

ところがルロー（連銭形成）となることが多い。それは、赤血球と赤血球の間に陽イオンで形成されている物質が入って糊の役目をすることによってルローとなる。

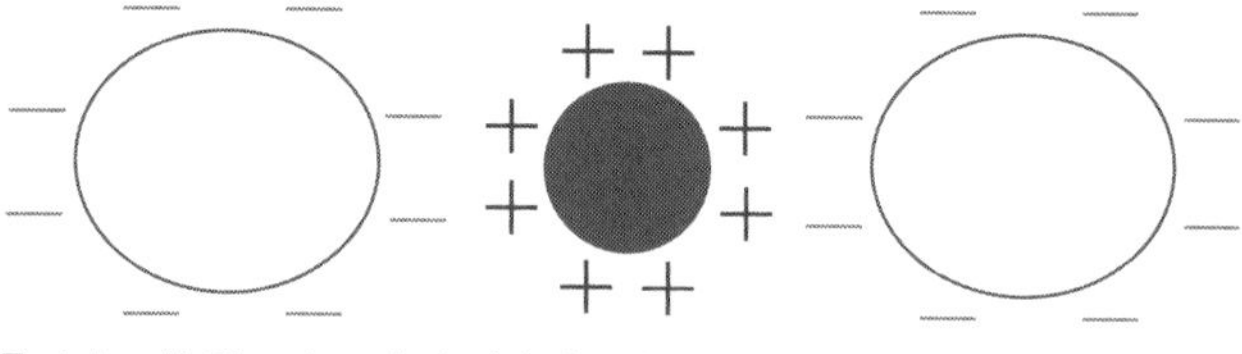

陽イオン物質による赤血球変化の概念

②ルローで起こる病気

ルロー化によってすべての慢性疾患が生じます。特に有名なのは次の疾患です。また、アキャンソサイトという現象でも、全く同様の疾患が生じます。

アキャンソサイトは血中を流れる赤血球がアミン類の影響で丸い球状になったうえに、まるで金平糖のようにイボイボがくっついたものを言います。

○子宮筋腫、月経困難症
○網膜症、白内障
○痔疾
○下肢静脈瘤、足の壊疽
○腎不全、糖尿病
○狭心症、心筋梗塞
○脳卒中、脳梗塞
○がん全般
○神経疾患
○膠原病
○難病（神経疾患含む）

⑸ 血管と血流の状態で病気の原因がわかる

１９９０年代初め、京都で武野照男さんという方が毛細血管の血液の走りと流れを見る目的で開発した装置「血管美人」という機器があります。あまりに素晴らしい機器なので、ここで少し取り上げます。

この装置は毛細血管の血液の流れ方や毛細血管自体の存在を確かめることができ、血液の流れの良し悪しなどを肉眼で観察することができます。観察する場所は左手薬指先の爪手前部分で、ＬＥＤランプを一か所に集中して当てることで、マイクロスコープとＣＣＤカメラにより約３００～６００倍に拡大してモニター上に映し出し、血流を観察することができます。

驚くのは、その人の微小循環の流れがしっかりわかることです。血管の中を血液が流れていることがとても明瞭で、血液がよく流れているか、詰まっていないか、バイパスができていないかなどをしっかりとその場で確認することができます。爪下の皮膚にはヘアピンのような血管が1㎜幅に8～12本あり、血流を確認することができます。

この機器を活用すると、外部の検査会社に分析を依頼するまでもなく、その場で血流の善し悪しを確認することができます。

そこで、この装置で映し出された画像を提示してみ

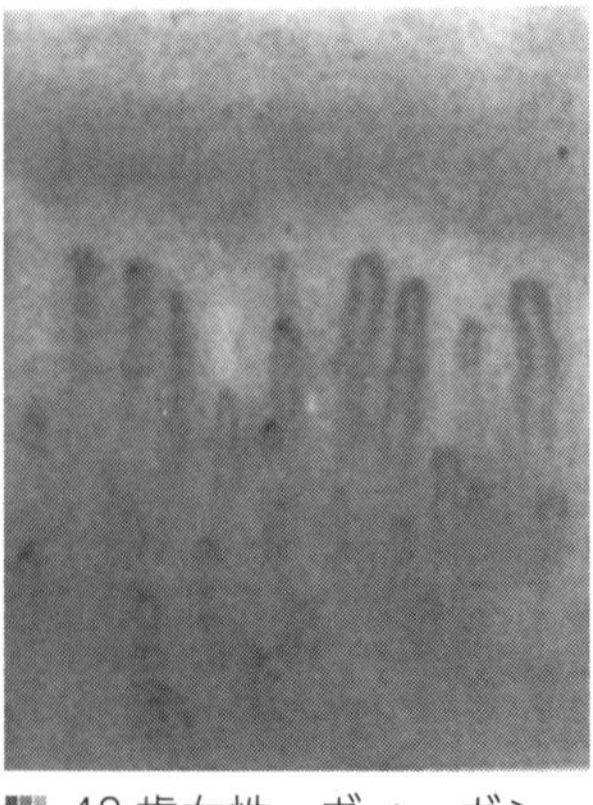

48歳女性　ヴィーガン
比較的正常

ます。実際にはひとつひとつの赤血球がヘアピンをグルグルと走っている様子がわかります。そして早く流れているほど血液がサラサラしていて、健康なのです。

この装置では左手薬指の爪の根元を観察します。そうすると微小血管循環がよくわかるのです。これでわかることは以下の4点です。
○微小血管がスムーズか
○毛細血管に血液がよく流れているか
○過去に微小循環を悪くするものを多く食べる生活をしてきたか否か
○現在病気につながる可能性があるか否か

(6) 血流が悪いと必ず病気になる

病人は血液の流れが悪く、詰まっている人が多いようです。逆に言えば、血の流れが悪いから病気になっているのです。

例えば、胃がんの患者さんの血流は特に最悪です。毛細血管の先端には行かず、途中でバイパスを形成してい

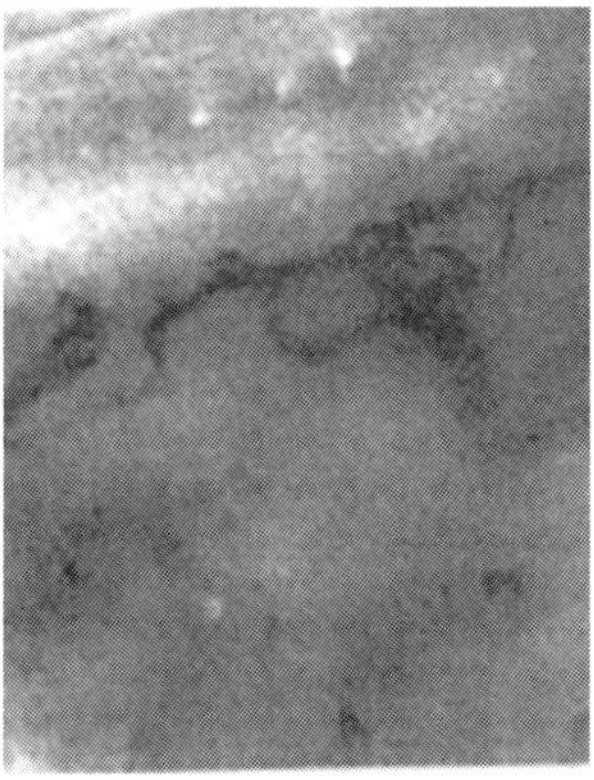

64歳男性　胃がん肝転移

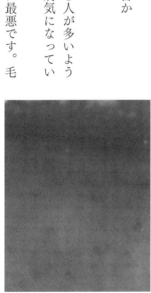

65歳男性　身長162cm　体重72kg　肥満高脂血症

ます。本人の話を聞くと、肉が好きで、酒好き、タバコ好きと言っていました。これだけ血流が悪いと胃がんのみならず、全身どこもかしこも悪いだろうと推測されます。その後の検査で転移は至るところにあり、あらゆる症状を持っていました。

肥満体型の人の血流も悪いし、肺がんの人も大腸がんの人も、子宮筋腫の人も血流はきわめて悪い。大腸がんや肺腺がん、肺がんの人はもっとひどい。全身の微小循環が最悪なことがわかります。この結果、組織は酸素不足、栄養不足が生じ、活性酸素だらけになり、がんが生じたのだろうと推測できます。

医療界ではアンチエイジングがひとつのテーマですが、ヒトは血流の悪さから老いていくと言っても過言ではありません。微小循環が特に悪くなったところにがんや難病やらが生じるのです。

⑺ルローをほどく方法

ルローやアキャンソサイトを改善するには、根本的には食養生を行う以外にはないのですが、即効性のある方法がないわけではありません。ルローが病因である場合には特に即効性が求められます。

①プロテアーゼはルローをほどく

ルローをほどき、早めに血液をサラサラにしたいならば、プロテアーゼ（タンパク分解酵素）がしっかり入ったサプリメントを摂ることに尽きます。私が使っている酵素はプロテアーゼの力が非常に強く、すぐに血液がサラサラになります。サプリメントの多くは摂取して数週間後とか短くても数日後にその効果が出てくるものですが、この酵素は数分後に血液を改善してくれます。酵素というものはすごい働きをするということがわかります。

このようなサプリメントには、アミラーゼ、リパーゼもしっかり入っています。

食物でプロテアーゼが多い食物は南国産フルーツ（マンゴー、パイナップル、キウイフルーツ、バナナ、パパイヤほか）です。これらの食物の糖化指数は低く、体によいことづくめです。メロンのプロテアーゼの力を借りてハムやステーキを柔らかくする知恵はよく知られています。

②スカベンジャー

スカベンジャー物質とは「お掃除人」のことで、「活性酸素を退治する物質」のこと。すなわち抗酸化物質です。一般に、ビタミン、ミネラル、ファイトケミカルの多い物がスカベンジャーとなりますが、「酵素」も「水素」もスカベンジャーです。これらの物質が多く入っている食物やサプリメントを摂ることが体を抗酸化させ若返らせる秘訣となります。

こういった食物や最高のスカベンジャーサプリを摂り、動物性タンパク質や白砂糖を極力減らすとルローは少しずつほどかれていきます。

③腸を清浄する

腸が腐敗だらけだと血液は汚れます。腐敗はアンモニアを生じさせ、アンモニア群（アミン類）は血液に侵入しルローを作り、その結果、活性酸素だらけとなります。

血液にルローが多くなる原因は腸の汚れからです。腸が汚れて腐敗すると必ずＢＵＮ（血液尿素窒素）が上昇します。そのＢＵＮがルローの元となり、あらゆる臓器を痛めつけるのです。ＢＵＮ

36.5℃	健康体、免疫力旺盛
36.0℃	ふるえることによって熱産生を増加させようとする
35.5℃	恒常的に続くと ・排泄機能低下 ・自律神経失調症状が出現 ・アレルギー症状が出現
35℃	がん細胞が最も増殖する温度
34℃	水におぼれた人を救出後、生命の回復ができるかギリギリの体温
33℃	冬山で遭難し、凍死する前に幻覚が出てくる体温
30℃	意識消失
29℃	瞳孔拡大
27℃以下	死体の体温

体温が下がるとどんな症状が表れるか

出典：『「体を温める」と病気は必ず治る』石原結實著（三笠書房）より

がさらに多くなると、特に腎機能が低下して腎不全に向かいます。

腸をよくしていくには、腸内細菌を乳酸菌など善玉菌優位にして、その善玉菌が増殖しやすい物を食べることです。

④体温を上げる

赤血球の重要な働きのひとつに「体温の保持」があります。

赤血球ひとつひとつが全身をくまなく流れていれば、人間の体温は常に36・5℃前後を保つことができます。しかし、ルローとなったりアキャンソサイトになったりして、血液が真毛細血管に入って行かない場合は、病気がちになると同時に「冷え症」が生じてきます。

石原結實医師の著書『「体を温める」と病気は必ず治る』（三笠書房）によると、35℃の体温では、がん細胞が最も増殖する温度だそうです。逆にがん細胞は39・3℃以上に体温が上がった時に死んでいき、実際、がん細胞は42℃ぐらいで死滅します。

免疫は体温が1℃下がると30％も落ちるそうです。心臓や脾臓にがんができないのは血液が充満しているからです。心臓の重さは体重のわずか0・8％しかないのに、体熱は11％も産生しています。がんになりやすいのは、骨や大腸、食道、子宮、卵巣、肺といった臓器ですが、これらの臓器は中が空洞です。そのため臓器全体としては温度が低いのです。

最近、がんに効果があるとしてよく行われているのは「温熱療法」です。やはり免疫力が下がらないからですが、一理も二理もある療法だと思います。

人間は正常な体温以下に冷えてはいけないのですが、この冷えをつくる最悪因子こそ赤血球が真毛細血管に入らないことなのです。すなわちルローやアキャンソサイトが原因です。

これを防ぐ手立てとしては、ルローやアキャンソサイトの原因物質をできるだけ摂らないことに尽きますが、体の冷えを解消するためにも、食生活が重要です。具体的には、生野菜、生フルーツ、生野菜＋フルーツジュース（汁とカス）の食生活が第1です。これだと「冷える」感じになりますが（体内は冷えない）、より冷えない＝温めるには、生野菜・フルールとともに次の併用をおすすめします。

○金時しょうがの粉、小さじ3分の1～2分の1杯を熱いお湯にといて1日何杯も飲む
○梅干しを1日4個分けて食す
○味噌汁を熱くして飲む
○酒粕汁を味噌汁代りに飲む

⑤ホルミシスを併用する

私は温熱療法を治療に用いていますが、ホルミシス（微量放射線）の出る装置を使っています。普通の温熱ではエネルギーが高くなく、温まってもすぐに元に戻りやすいし、遠赤岩盤浴ではカビ菌や細菌は死なないからです。ところが、ホルミシスが出る装置は、次のような効果があります。

○エネルギーが高く、時間が経った後も長く温まっている
○ビタミンCの1万倍以上の抗酸化力が体の中の活性酸素を駆逐する
○ホルミシス遠赤岩盤浴に入ると体温が37・7℃以上になり、HSPが出現する
○ホルミシスはβ線、γ線が出るため体の中の重金属（ヒ素やアルミニウム、カドミウム他）を汗で排泄させる（毒素出し）

HSPとはヒート・ショック・プロテインと言って、壊れた体の中のタンパク質を修復するタンパク質です。世界的な科学誌『ネイチャー』では「HSPはどんな小さながん細胞も見つけ出し提示抗原となり、体のNK細胞を発生させ、がん細胞を殺すものである」としています。体温が37・7℃以上になると、このHSPが出て、がん細胞を殺す力となるのです。

ホルミシスは出ませんが、足首やふくらはぎを温める、背中の腎臓部にホッカイロを貼る、フットヒーターで温める、足湯に浸かる、といったことも体温を上げるためには効果的です。

7 千島学説の腸管造血

(1) 顕微鏡で見る血液

私は、昔はよく顕微鏡を覗いていました。見ていたものは「生きた血液」です。前述したＬＢＡ（ライブ・ブラッド・アナリシス＝生血分析法）という生血を分析する方法に基づいたものです（事情があって今はＬＢＡ以外の方法を用いています）。

血液は人それぞれでさまざまな姿を見せてくれます。血液を顕微鏡で見ると、驚くほどいろいろな情報を得ることができます。そのときの提供者の体調がびっくりするほどよくわかります。

それは、体質判定に本当に役に立つのです。それゆえ顕微鏡による血液診断は、私のクリニックでは欠かせない重要な検査のひとつになりました。血液を見る道具は光学顕微鏡による１０００倍の画像で、血液中の次のような成分を見ることができます。

○赤血球
○血小板
○白血球
○リンパ球（Ｔ細胞、Ｂ細胞）

○プラークと呼ばれる異物（いろいろな異物が見られる）
○「バクテリアのまゆ」と呼ばれる、バクテリアの集合胞子
○ファンガス（真菌の塊）
○フィブリノーゲン
○コレステロール塊
○シュガークリスタル（砂糖の小塊）
○バクテリア
○尿酸
○中性脂肪
○血漿
○その他

もちろん、全部が一度に見られるわけではありません。これらの中には健康な人なら見出せないものもあります。そして、人によってその内容も質も大きく違います。それはびっくりするほどの違いです。

どの成分も患者の判定材料として重要ですが、最も多く使われるのは赤血球です。正常な赤血球は、厚さは1・8〜2・0ミクロン、大きさは7・5ミクロンの円形で、中心部がやや薄く見えます。しかし、誰もがこのような正常な赤血球ではありません。それこそ千差万別で、むしろ正常な形を見つけることがむずかしいくらいです。

とにかく、今の人たちは誰も彼もが体質が悪いせいか、質の悪い赤血球が多いのです。そのいろいろな悪しき形を見て、何を食してきたか、ストレスはどうだったか、今後何をしなければならないか……などの判定ができます。

⑵ 食べた物は血となり肉となる

生物学者であり医学博士である千島喜久夫（1899～1978）は、特に病気と血液についてさまざまな新説を打ち立て、医療界や世間を驚かせました。

千島学説は、一言で言えば「腸管造血説」です。つまり「食べた物が血になり肉となる」という説です。血液は西洋医学のいうように骨髄などではなく、腸で消化された後、赤血球となっていくのです。腸で赤血球となった後、分化して血小板、白血球、リンパ球を作り、さらに全身の組織を形成していく。千島のこの考えは、私はきわめて妥当だと考えます。この説を臨床に応用すると、どのような病気もよく改善します。

今の医療界は100％「骨髄造血説」を採用しています。しかし私は、千島の「腸管造血説」を棄てられないでいます。なぜなら、小腸の持つ驚くほどの機能がここにきて数多く判明してきたからです。腸で血液が造られるなら、血液の汚れから活性酸素が出て病気が生じることもうなずけます。骨髄造血説か腸管造血説か、これにこだわる必要もないでしょう。腸が正常で血液がサラサラならば病気はよくなるからで、その成り立ちに固執する必要もないと思います。

(3) 血液の状態を見る方法

私がLBAでヒトの生血を見ることをやりだして、本当に長い年月が経ちました。しかし、このLBAで血を見る方法は、今では廃ってしまいました。心ない人が自分の商品を売る目的でLBAを使ったからです。この人達はいわば詐欺的商法で当局に検挙されました。

私は今ではLBAを使わなくなりましたが、純粋に医学的に判断すればLBAは価値の高い方法だと今でも思います。心ない人達のせいでLBAが葬られたことは残念で仕方ありません。

①血管美人の出現

しかし、技術は日進月歩で、新しい検査機器も発明されています。私が注目しているのは、先述した「血管美人」です。これは、LBAがなくても血液の流れの状態を見ることができ、ルローの判定はこれで十分にできるので私は大変満足しています。ただ、LBAでしか判明できないこともあるのは確かです。例えば、「プラーク」「バクテリアのマユ」「赤血球の形」「中性脂肪の存在」「活性酸素の存在」「菌血症」などはLBAで確かめられるのです。血管美人とLBAを併用すれば、より有効な診断材料になると思います。

②ボディチェッカーの出現

最近、この血管美人に優るとも劣らない画期的な計測機器が出てきました。末梢の血管を調べ分析して、各種の数値を提示する装置です。

左の人差し指をクリップに挟み込んでスイッチを入れると、約2分半でその人特有の波形が表示されるとともにいろんなことが測定できます。脈波計のようなものですが、ある学者が膨大な数の検体を調査した結果、指先の細動脈の波形によって血管年齢を結論づけました。その脈波でわかることは次の通りです。

○波形
○心拍出度
○血管の弾力性
○残血量

この機器で得られたデータと血管美人での真毛細血管の画像とを比較してみたら、１００％一致したのでした。ですから、私は最近ではこの脈波計だけで診断しています。

「あなたの実年齢は60歳ですが、血管年齢は75歳。だから気をつけないと将来的にあらゆる病気につながりますよ」といったアドバイスになります。

血管年齢がおそろしく悪かった患者さんは、抗がん剤使用者でした。ある実年齢44歳の女性は、乳がんの手術後にリンパに転移し、４か月間抗がん剤を使用。しかしリンパ節転移は治らず、鶴見クリニックに来院した人でした。この女性の血管年齢はなんと78歳でした。その後、この患者さんは私の治療を受け、リンパ節転移を含め完治しました。ただ、血管年齢はまだ悪く、抗がん剤の強い毒性を実感したことでした。

8 糖　化

糖化とは「変性タンパク質」のことであり、タンパク質と糖質が結びつくことにより、タンパク質が劣化することです。ブドウ糖がタンパク質に結合するときに、時間とともに数回にわたってブドウ糖の構造が変わり、初期には可逆性だったものが、後期は結合が強くなり、離れなくなります。それゆえ不可逆性の最終糖化産物になるのです。

糖化は「ＡＧＥ」または「ＡＧＥｓ」と言います。ＡＧＥとは、Advanced Glycation End Productという英文の頭文字をとったもので、「終末糖化産物」と訳されます。ＡＧＥｓは、その複数形です。Glycation（グリケーション）とは、酵素反応によらない糖化であり、酵素による糖化のGlycosylation（グリコジーレーション）とは区別されています。

ＡＧＥ＝糖化物質は、体の中で必ず酸化状態を作ります。それゆえ糖化物質そのものや体の中で糖化するようなものを食べると必ず酸化し、すなわち活性酸素の毒に見舞われることになります。

ＣＲＰという炎症反応も腫瘍マーカーも、ＡＧＥの蓄積から説明できます。糖化は必ず酸化をもたらし、活性酸素を強烈に増多させるからです。糖化は「現代の食と病」の問題では、必ず学んでおかなくてはならないテーマです。

(1) 糖化の発見

世界で初めて「糖化」を発見したのは、フランスの化学者、ルイ・カミーユ・メラールです。1912年のことです。メラールを英語読みするとメイラード。そこから糖化の反応のことを「メイラード反応」と呼ぶようになりました。

しかし、この糖化が一躍有名になったのは、1999年スウェーデンでの「アクリルアミドに関する共同研究」の発表です（スウェーデンの研究は1997年頃から始まった）。

ストックホルム大学は、ジャガイモを揚げて作るポテトチップスやフライドポテトには、ジャガイモを蒸したものとは比較にもならないほどのアクリルアミド物質が存在することを確かめました。そして、そのアクリルアミドは強い発がん性があると結論づけたのです。

この発表は全世界を驚かせました。その後、イギリス、カナダ、ノルウェー、スイス、アメリカなどの各国は独自に調査しましたが、スウェーデンでの発表が正しいことを再確認する結果となりました。

日本でも2005年に厚生労働省が「アクリルアミド濃度を下げる努力が必要」と発表しました。そしてアクリルアミドの毒性の調査をするよう指示したのです。

糖化物質は20種類以上が見つかっていますが、最悪なのがアクリルアミドであり、その他「カルボキシメチルリジン」「ペントシジン」「クロスリン」などがあります。

2007年のオランダでの調査で、「アクリルアミドの摂取量が多いと発がんリスクが高くなる」ことが初めて示されました。55～69歳の女性6万2000人から無作為に抽出した2500人を約

11年間追跡調査したところ、子宮内膜がん、卵巣がん、乳がんに罹る率がアクリルアミドを多く摂っている女性ほど多かったのです。

そこで以前は「ヒトに対する発がん性が疑われる」とされていましたが、最近は「ヒトに対しておそらく発がん性がある」（２０１６年、ＷＨＯの下部組織ＩＡＲＣ＝国際がん研究機関による）とされています。

アメリカではこの糖化を点数化する方法を見つけ、２００４年以降、点数化して「KU」という単位で表すことになりました。おおむね１０００KU以上が糖化しているとされ、50KU以下はあまり糖化していないとされているようです。

(2) 食物の糖化

糖化には「外因性糖化」と「内因性糖化」があります。

外因性糖化とは、初めから糖化してしまっている食物で、具体的には高ＧＩ食品（ＧＩ＝グリセミック・インデックス）です。高ＧＩ食は、高血糖→低血糖→高血糖→低血糖を繰り返しますが、同時に血中で糖化を起こし、その結果、ルロー（赤血球連銭形状）になるなどさまざまな問題を起こします。

外因性糖化は、焼く、炒める、揚げる（天ぷら、フライ等）ことで起こります。加工肉（ハム、ウインナー、ソーセージ、ベーコン、サラミ）や小麦粉製品（パン、パスタ、うどん、ラーメン）でも起こります。蒸す、ゆでる、煮ることによっては、糖化はほとんど起こりません。

内因性の糖化とは、体内でメイラード反応を起こして糖化することです。具体的には、糖質の食物を多く摂取すると、血中のヘモグロビンと反応してＨｂＡ１Ｃ（糖化ヘモグロビン）が多量に発生し、これが糖尿病の原因物質になります。

糖化物質を食べると大半は消化のプロセスの過程で分解され便になって出てきますが、10％は分解されず吸収します。吸収されたうち０・７％は細胞に吸収され沈着します。この量は０・７％ぐらいですからたいしたことはなさそうですが、積もり積もれば相当な量になります。年間１０００回食事しＡＧＥを貯めるとなると大変な量が細胞に沈着していることになるからです。しかも、一度細胞に入ってしまうとそれを排泄する手段はきわめて少ないとされています。

⑶ 糖化は病気産生の元

糖化した食品を食べ続けると、ありとあらゆる病気になります。がん、骨粗鬆症、心疾患、脳血管疾患、膠原病、認知症、パーキンソン病、神経疾患、血管の老化、白内障、壊疽、腎臓病、耳鼻疾患、その他。

なぜ、糖化した食品を多く摂ると病気になるのでしょうか。

①細胞内糖化

㋐ 細胞破壊＝ミトコンドリアの破壊

細胞に少しずつ沈着していった糖化物質は、積もり積もると大変な量になります。人間はそれを排泄できないため、細胞内の重要な物質「ミトコンドリア」が冒されていきます。ミトコンドリアは生命エネルギーの産生物質です。生きて行くための必須の物質です。

ひとつの細胞に何千というミトコンドリアが存在することがわかってきましたが、糖化物質がミトコンドリアを次々に破壊していくと大変です。ミトコンドリア系のエネルギー回路が機能しなくなっていけば、エネルギーも力も出なくなってしまうのです。

(イ) 細胞内破壊＝細胞核の破壊

細胞内で最も重要な場所は「細胞核」です。この核の中にDNAが格納されているからです。細胞に入った糖化物質は、最終的には核まで冒していきます。核がやられたら起こること……それは「発がん」です。どのような種類のがんも、この細胞核がやられて起こるというのが今の医学界の常識です。糖化物質がこわいというのは、細胞核の破壊による細胞のがん化なのです。

(ウ) 細胞の酸化

糖化物質は酸化も起こします。糖化物質の毒に加えて酸化というダブルパンチも加わるからおそろしいのです。

②血管内の糖化

血液の中を流れる糖化物質は次のように害をもたらします。

(ア) 糖化は血液の循環を悪くする

「ヒトは血管から老いる」と言ったのは、1800年代に活躍した医師ウィリアム・オスラー博士です。この名言は今でも生きています。

血管の最も内側にある内皮細胞にマクロファージがプラーク（血管内に生じる斑状肥厚性病変の

こと。大きくなってくると血管内を狭くする）を作ることが血管脆弱化の主要因とされています。それは確かなのですが、プラークにより一番細い毛細血管（真毛細血管）に血（赤血球）が入らなくなることがその大原因です。その結果、あらゆる病気と症状が出現するようになるのです。もっとも、内皮細胞のプラークも糖化が主原因ですが。

血管はあらゆる栄養素と酸素、水分、体温を運ぶ赤血球の通路です。体を国土に例えると、血管が道路、血液（赤血球）はトラックになります。人間の血管系は閉鎖血管系という構造を持ち、体の中をぐるりと循環しています。血液が循環していることを発見したのはイギリスのウィリアム・ハーヴェイという人です。しかし彼は、当時（17世紀）の社会風土から、「血液循環説」が神を冒涜するものとして迫害されるのをおそれて発表を控えたそうです。

さて、心臓から送り出された血液はすべての血管を巡りめぐって再び心臓に戻ってくるのですが、その時間はなんと40〜60秒という早さです。血液は全身をすごいスピードで循環しているのです。血液を循環させる意味は何でしょうか。その第一義的な意味は、「生命活動に必要な物質を体中に配達すること」です。この循環が悪くなれば病気は必至です。

(イ) 糖化は活性酸素を作り出す

糖化は最終的に体の中を活性酸素だらけにします。その結果、痛みやコリはもちろん、あらゆる病気の発生に関与していきます。糖化は糖とタンパク質が不可逆的に結合した物質ですが、なぜ、必ずと言ってよいほど活性酸素を作り出すのでしょうか。

その理由は、糖化物質がタンパク質を含んでいること。しかも、ゼータ電位を中和する陽イオンが非常に多いタンパク質となっていることが原因です。そのため、ルローは確実に出現します。ルローまたはアキャンソサイトにより、真毛細血管への血流は失われます。その結果、その場所の真毛細血管が行く臓器は飢餓状態かつ酸素不足となります。

酸素のない臓器に活性酸素は生じます。これは原則です。それゆえ、糖化した物が血中を流れるとルローとなり、真毛細血管への血流不足、そして活性酸素は必ず発生します。

(ウ) 糖尿病者が三大合併症を起こすのはなぜか

糖尿病者がいわゆる三大合併症（網膜症、腎症、壊疽《えそ》）を引き起こすのは、その最大の原因は糖化物質が血中を流れ、ルロー化（またはアキャンソサイト化）するからです。何度も述べていますが、ルロー化したら、末梢の血流（真毛細血管）は必ず流れなくなります。末梢に血液が行かなくなれば、その先の臓器はまさに破綻状態となります。栄養は入らず、酸素は行かず、活性酸素の餌食になります。特に真っ先に起こるのが細い血管の箇所です。それが目の網膜であり、腎臓であり、下肢の末端です。そのため、糖尿病がひどくなると、この3か所で合併症が生じやすくなるのです。

糖尿病神経症で起こるのが「壊疽」です。壊疽は足先が腐ってきて、それが拡がるおそろしい症状で、下肢を切断しなければならない場合もあります。

(4) 糖化を防ぐひとつの方法

糖化がいけないから、焼きたくない、炒めたくない、天ぷらやフライにしたくないとなると、食卓は味気なくなってしまいます。

そこで、糖化はほとんどせず、還元までする土鍋を紹介します。これを使えば、食養生的にはいろいろ制限のある調理法がバラエティに富むものとなります。その土鍋とは「磁性鍋」です。

この磁性鍋は河野武平さんが開発したもので、「マンガンフェライト」というミネラル物質を土鍋の内側に塗布して焼いたもので、電子レンジの中に入れて〝チン〟する目的で作られたものです。

電子レンジはマイクロ波という人体には悪い波長が出るので嫌う人も多いのですが、食物をこの磁性鍋の中に入れてチンすると１００％遠赤外線に転換して調理できるのです。この働きだけでなく、糖化もしにくいのです。つまり、「糖化せず」「還元までする」というすごい機能を持っているのが磁性鍋なのです。私も以前は電子レンジで調理されたものは、先の理由やタンパク質が変性したりするので好みませんでしたが、磁性鍋を使えば、電子レンジは本当に便利な調理家電になります。

現代社会はなんでもかんでも便利で簡単な機械器具が発達したことで、それによる弊害（例えば電子レンジでの調理など）があっても使われるものです。しかし、科学技術の発達や発明はかつての悪い器具を本当に便利なものにしてくれます。

磁性鍋の中に少し腐りかけた魚を入れて、電子レンジでチンしたことがあります。きちんとしっかり調理されて美味しく食べられました。これはつまり、酸化していたものが還元したという証拠です。

魚や肉を焼くと必ず糖化します。しかし、磁性鍋で電子レンジでチンして焼いても、糖化しにくいのです。

今の電子レンジはいろんな機能があり、調理方法もバラエティに富んでいます。磁性鍋はあくまで電子レンジで使用するために開発されたものですが、調理方法が広がった電子レンジであれば、ほぼ磁性鍋でどんな料理もできるということになります。これはすごい発明です。

煮物、焼き物、蒸し物、温め物……といった調理だけでなく、枝豆やナッツを磁性鍋に入れてチンすれば、これらは種でありいわば酵素阻害剤なのですが、この阻害剤としての弊害も解除してくれるわけです。その多種多様な機能・用途からしても、磁性鍋は糖化を防止するすぐれた傑作物と言えるでしょう。

9 糖尿病の考察

食の人体へのメカニズムが解析され、ますます食と病は密接な関係があるということがわかってきました。

わが国では成人5人のうち1人は糖尿病に悩まされています。現代社会を象徴するような病気ですが、いったいどうしてこのようになったのでしょうか。糖尿病の成り立ちや症状、食養生などによる糖尿病の治療などについて解説していきます。

糖尿病患者および糖尿病を強く疑われる人（HbA1cが6・5％以上）の割合は、男女とも少しずつ上昇している傾向にあります。その総数は約1600万人で、これに血糖値が高い「糖尿病の可能性を否定できない人」を加えると、わが国の広義での糖尿病者は約2200万人以上と推定されるそうです。

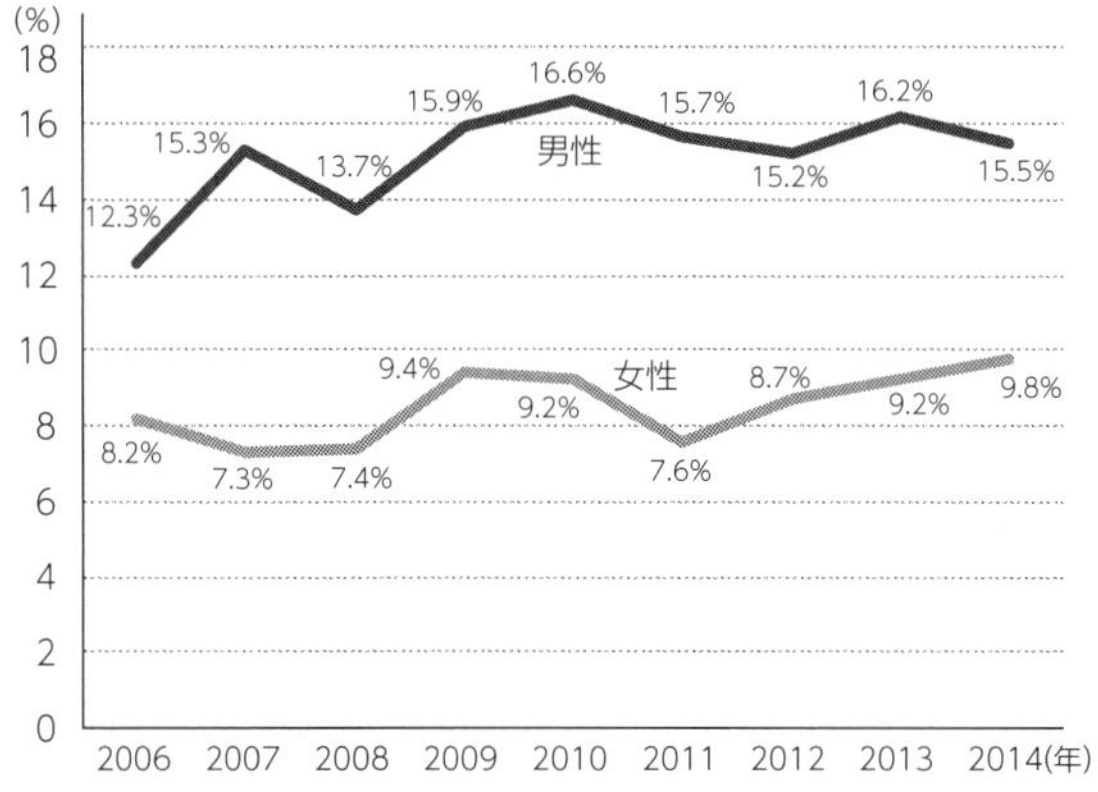

糖尿病患者と予備軍
出典：厚生労働省「国民健康・栄養調査」より

⑴ 糖尿病の原因による種別

糖尿病はインスリンの作用の不足による慢性の高血糖状態を主徴とする代謝症候群です。発症の機序により4つに分類されます。

①1型糖尿病

自己免疫を基礎にした膵β細胞の破壊病変によるインスリン欠乏によって発症します。HLA(ヒト白血球抗原)などの遺伝因子に、ウイルス感染などの何らかの誘因・環境因子が加わったことによります。家系内の発症は2型に比べて少なく、小児期から思春期にかけての発症が多く、中高年でも認められます。肥満との関係はありません。しかし、T・コリン・キャンベル教授らによると、牛乳のカゼインタンパクが原因のひとつとされています。

②2型糖尿病

糖尿病の多くは2型の多因子遺伝病タイプです。インスリン分泌不足やインスリン抵抗性をきたす遺伝的な素因と環境因子によって発症します。家系内血縁者に糖尿病が見られる場合が多い。40歳以上の発症が多いけれども、近年は若年の発症が増加しています。肥満または肥満歴が見られます。糖尿病の95%はこの2型です。

③妊娠糖尿病

妊娠中に初めて発見または発症します。糖尿病にいたっていない糖代謝異常です。

④その他

遺伝子異常、膵疾患、肝疾患などで2次的に発症する糖尿病もあります。

Ⅰ．１型
膵β細胞の破壊、通常は絶対的インスリン欠乏に至る。 A．自己免疫性 B．特発性 C．食事性（カゼイン他）
Ⅱ．２型
インスリン分泌低下を主体とするものと、インスリン抵抗性が主体で、それにインスリンの相対的不足を伴うものなどがある。
Ⅲ．妊娠糖尿病
Ⅳ．その他の特定の機序、疾患によるもの
A．遺伝因子として遺伝子異常が同定されたもの ①膵β細胞機能にかかわる遺伝子異常 ②インスリン作用の伝達機構にかかわる遺伝子異常 B．他の疾患、条件に伴うもの ①膵外分泌疾患 ②内分泌疾患 ③肝疾患 ④薬剤や化学物質によるもの ⑤感染症 ⑥免疫機序によるまれな病態 ⑦その他の遺伝的症候群で糖尿病を伴うことの多いもの

糖尿病の成因分類

出典：日本糖尿病学会糖尿病診断基準検討委員会「糖尿病の分類と診断基準に関する委員会報告」を改変。

このほか、慢性膵炎によりインスリンの分泌障害や、膵臓の外傷や切除などで膵β細胞の欠損により発症する2次性糖尿病もあります。

以上が糖尿病の原因とされますが、これらは原因ではなく、原因から生じる発症のプロセスです。最大の原因は「高ＧＩ食＋低繊維食」の過食です。次に、肥満（ＢＭＩ22・0以下に比べて24・0〜24・9では糖尿病発症の相対危険度は5倍とされる）、高脂肪食、運動不足、そして低出生体重児が挙げられます。

また、新しい原因として、カゼインタンパクを過剰に摂ると膵臓のβ細胞が破壊され1型糖尿病が起こるという報告があります。これは注目に値します。

(2) 1型と2型の自己免疫機序

ヒトの体には、細菌やウイルスなどの自己とは異なる「異物」が体内に侵入したときに、これを排除しようとする機能があります（免疫機能）。しかし、この機序が誤って作用し、自己がもともと持っている物質を「異物」として認識してしまうことがあります。この機序は1型糖尿病に見られる現象です。そして自己免疫でβ細胞を破壊する物質は「カゼインタンパク」のようです。

①1型糖尿病＝インスリン依存症

なんらかの原因で膵臓のランゲルハンス島が機能せず、インスリン分泌能力が著しく低下して起こります。若年者に多く「若年性糖尿病」とも言います。治療にインスリン注射は絶対に不可欠です。遺伝性が指摘されています。

	１型	２型
頻度	全体の５%以下、あまり多くない。	全体の95%で圧倒的に多い。
年齢	15歳以下の小児、特に思春期に多い。	40歳以上の成人に多い。しかし最近、肥満による子供の糖尿病が増えている。
性別	男女問わない。	男性が少し多い。(比率１：0.7)
肥満との関係	肥満、運動不足とは全く関係ない。	長年の過食と運動不足による肥満が大きく関与。
発症の仕方	ある日突然（風邪の症状のあと）体調不良となり、喉が渇き発病する。原因不明だが、ウイルス感染でなることもある。	生活習慣の乱れにより血糖値が少しずつ高くなり、平均すると12年後に発症する。健康診断で見つかることが多い。
遺伝との関係	片親が糖尿病なら25%以上、両親ともに糖尿病なら75%以上の確率で発症する。しかし、親、親戚に糖尿病がなくても発症することはある。	不明
治療	インスリンは全く出ない。インスリン治療は不可欠で、薬は効果がない。	インスリンは出ているが、その量や働きが不十分。食事、運動療法が主体。断食で著効。
合併症の危険度	２型と同じ。	三大合併症として、糖尿病性網膜症、糖尿病性腎症、糖尿病性神経障害。

１型糖尿病と２型糖尿病の違い

②2型糖尿病＝インスリン非依存症型糖尿病

2型糖尿病では膵臓のインスリン合成能は比較的正常とされます。なぜ糖尿病になるかというと下記の2通りです。

○インスリンを分泌する能力に問題→膵臓サイド

○細胞が血糖を取り込む感度（センサー）が鈍る→細胞サイド

ほとんどが後者による機序とされています。後者は細胞膜の血糖を取り込むドア（入り口）が何らかの支障により開かず、血糖をよく取り込めないパターンです。インスリンはあるのですが、細胞膜のセンサーが不調なのです。また、前者と後者の混合タイプもあります。

(3) 糖尿病増加の背景

わが国における糖尿病患者が増加している原因は、主として以下の通りです。

○高ＧＩ食の過多ならびに糖化食

○食物繊維（水溶性繊維）の不足した食物の過剰摂取（肉、卵、魚、乳脂製品等）

○酵素のない食品の摂取

○生活習慣の乱れ

第2章、第3章で述べたように、19世紀までのアメリカは糖尿病者もがんも脳卒中も心臓疾患もほとんどなかったという意外な事実があります。この当時の死亡原因は、主に肺炎、腸チフス、結核といった感染症でした。日本も戦前には糖尿病者はほとんどいませんでした。戦後も昭和30年代までは少なかったのですが近年になればなるほど糖尿病者が増えています。飽食の人が多くなったからですが、お金持ち大国の先進国ほど糖尿病者が増えているようです。お金を持てば持つほど「美食」になり、肉食を中心とした「飽食」の度合いが増すのです。

(4) なぜ糖尿病になるのか

糖尿病はいわゆる「生活習慣病」のひとつに分類されていて、単に食べ過ぎ・飲み過ぎ・スイーツ好きでなる病気と考えている人も少なくありません。それはその通りですが、「糖尿病はこわい病気なのだ」と認識している人は少ないようです。「生活習慣病」という軽い感じのする言葉のイメージが影響しているのかもしれませんが、どのようにして糖尿病を発症するのか、発症するとどうなるかをよく知っておくべきでしょう。

①糖化と糖尿病

糖化したものを食べ続けると、糖尿病のみならずあらゆる病気の原因となることは、最近ではよく知られた事実です。

糖尿病に関して言えば、体内に入った糖化物質が合併症その他余病の原因となることから注目されています。ヘモグロビンA1c（HbA1c）は糖尿病の指標として有名ですが、これは糖化の一段階前のアマドリ化合物のことです。ほぼ糖化物質といってよい物質で、長時間の平均血糖値を反映するため、糖尿病のコントロールには欠かせない指標となっています。HbA1cは約2か月間の平均血糖コントロール状況を推定するための指標なので、いまやこれを計らないで糖尿か否かは言えないほど重要な指標です。

ＨｂＡ1ｃは、ヘモグロビンというタンパク質とブドウ糖が結合し、非可逆的になって赤血球に存在した場合を言います。ヘモグロビンが消失するには約120日間かかるため、この間の高血糖を反映する指標となるのです。それゆえ血糖があまり高くなくてもＨｂＡ1ｃが高い場合、血糖は内部では常に高くなっていることを示し、糖尿病を示唆しているのです。

ＨｂＡ1ｃの正常値は4・3％～5・8％とされ、6・5％以上になると、細小血管の合併症が進行し始めるとされます。そのため、ＨｂＡ1ｃは常に正常値を保っておかないと危険なことになるのです。

糖化は糖尿病の大きな因子ですが、糖尿病以外に、がんなどさまざまな病気の因子にもなっています。

②糖尿病の本当の原因

糖尿病を起こす最大の原因は、先述の高ＧＩ食の多食です。次の図を見るとよくわかります。

高ＧＩ食とは、それを食べると血糖が急速に上がる食物です。おおむね1時間以内に160以上となり180近くまで達するものを言います。ブドウ糖（グルコース）を100とした時の相対的指標により、

○71以上……高ＧＩ
○70～61……中ＧＩ
○60以下……低ＧＩ

とされています。高GI食は単純炭水化物がほとんどです。

③インスリン・スパイク

高GI食を食べ続けていると血糖は必ず急上昇します。そのとき、人間の体は鋭敏に反応してインスリン・ホルモンを出します。インスリンによってブドウ糖（グルコース）が細胞の中に急速に押し込められて、これで血中の糖はなくなり、いちおう事なきを得ます。急速にインスリン・ホルモンが出現する現象を「インスリン・スパイク」と言います。

インスリン・スパイクになると必要以上にインスリンが分泌され、その結果、糖は一挙に細胞内に押し込められてしまいます。

インスリンというホルモンは、言ってみれば、ホームと電車内の乗客をコント

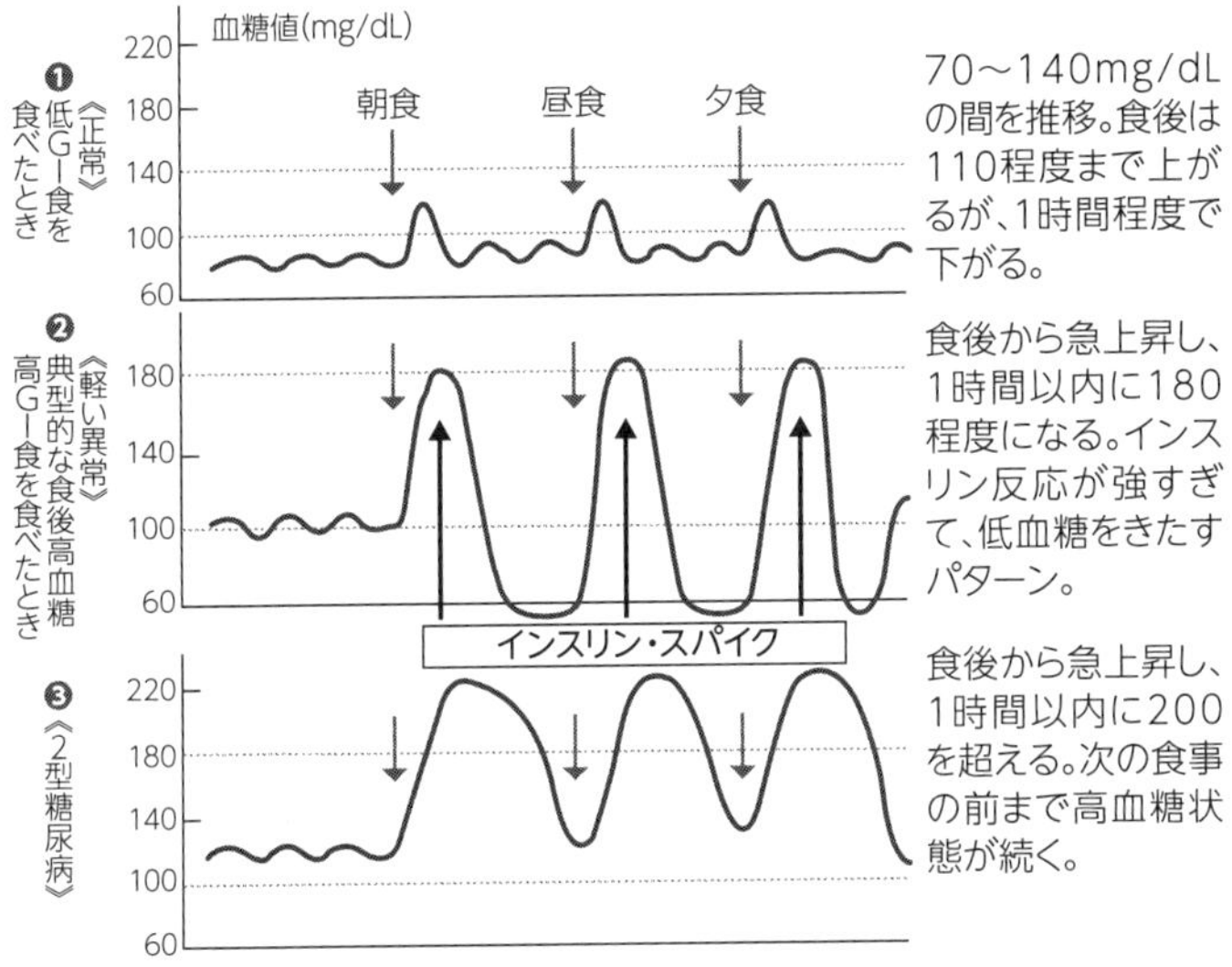
血糖値(mg/dL)
❶《正常》低GI食を食べたとき
220
180
140
100
60
朝食
昼食
夕食
70〜140mg/dLの間を推移。食後は110程度まで上がるが、1時間程度で下がる。
❷《軽い異常》典型的な食後高血糖 高GI食を食べたとき
食後から急上昇し、1時間以内に180程度になる。インスリン反応が強すぎて、低血糖をきたすパターン。
インスリン・スパイク
❸《2型糖尿病》
食後から急上昇し、1時間以内に200を超える。次の食事の前まで高血糖状態が続く。

■ 1日の血糖値変動のイメージとインスリン・スパイク
出典：東京慈恵会医科大学准教授・西村理明氏のデータをもとに作成し、改訂したもの

ロールする駅員（インスリン）のようなものです。駅のホーム（血中）に乗客（糖）が多いと不都合が多々起こるので、駅員は電車（細胞）のドアを開け、糖がフィットしやすいように乗客を電車に乗せます（細胞内に入れます）。この電車は自動ではなく駅員がドアを開ける手動式です。駅員は乗客を電車に乗せようとしますが、電車の中が超満員だと駅員ひとりではなかなか扉が開かないことになります。プラットホームにいる乗客は電車の中に入りたくてうずうずしているのに、ドアが開かない。これが「インスリン抵抗性」です。

インスリンという駅員はいるのに、糖から脂肪細胞に化した多くの（電車内）乗客がドアを中から押しまくっているため開かないのです。一般的な2型糖尿病はこのタイプです。つまり、インスリンが糖を適切にさばききれない状態です。

ならば早急に駅員（インスリン）を増員する必要性が生じます。増派された駅員は「とにかく乗客を電車に押し込めよ！」と指令されていますから、糖は一挙に細胞内に押し込められ、それがやがて脂肪となって蓄えられるのです。

④一般の2型糖尿病はインスリン抵抗性

インスリン抵抗性をきたす主な標的器官としては、「肝臓」「筋」「脂肪組織」が挙げられます。インスリン抵抗性が生じる原因のひとつとして、内臓脂肪蓄積（過食や高GI食、低繊維食の食習慣が主な原因）に加え、最近ではTNF-α増加やアディポネクチンの低下が注目されています。

このときの指標で面白いものがあります。CPR（CRPではない）という指標です。

CPRとはC-ペプチドと言い、インスリンの前駆体であるプロインスリンから産生される物質であり、１分子のプロインスリンから１分子のインスリンと１分子のC-ペプチドが産生されます。血中に分泌されるインスリンとC-ペプチドは同モル数であるので、C-ペプチドの量を測定することにより、内因性インスリン（つまり膵臓のβ細胞からインスリンが出ているか否か）を評価することができます。内因性インスリンはCPRで判明します。

「CPR基準値は0.8～2.5㎎／㎖」この範囲ならインスリンは膵臓から出ており、インスリンの注射など全く必要がありません。それでも糖尿病になるということは、ただただ細胞の中が脂肪細胞（乗客）でいっぱいで、あまりのギュウギュウ詰めのためドアが中から押さえられており、ドアが開かないか開きにくくなっている状態なのです。

CPRが正常の時の糖尿病は、インスリン自体は膵臓から出ています。けれども、インスリン抵抗性、すなわちドアの開閉が悪いタイプと言えます。

高GI食すなわち単純炭水化物を食べると、いきなり180㎎／dLもの高血糖になります。これではまずいとして、インスリンという駅員が登場してドアを開け乗客を車中に押し込むのです。ところが、いきなり高血糖になる高GI食だとその反動は大きく、ドアは開くが大量の乗客（糖）は電車内になだれ込みます。つまり車中に乗客（糖）を入れすぎた超満員の状態。プラットホームに少しは乗客を残してほしいのに全部電車に詰め込んでしまう。ここで起こるのが「低血糖」です。低血糖は大変こわい現象を起こすため、すぐに「何か食え」という指令が出ます。脳のエネルギーはブドウ糖が中心なので、脳にブドウ糖が行かないと大変なことになるという危機感からです。

本当は、この状態が続けば代理の脳のエネルギーとしてケトン体が出るので我慢すればよいのですが、その前に「何かまず食べろ！」と指令されます。そこで血糖を上げるためにアドレナリンという凶暴なホルモンが出てきます。アドレナリンは血糖を上げるグルカゴンというホルモンを突っついたり、空腹中枢を刺激するホルモンだからです。そして「ひとまずエネルギーを入れろ」という無意識の行動となるのです。

ここで血糖を急激に上げない複合炭水化物を食せば、1日の血糖変動のイメージの❶のようなパターンとなりますが、血糖値をすぐに上げてくれる高GI食(飴やチョコレート)を食べるのが普通です。そして再び、インスリン・スパイク→高GI食→インスリン・スパイク→高GI食という悪循環が続きます。

その結果、細胞はどんどん太っていきます。グルコースは必ず脂肪に置き換えられているので、このパターンが続いたときには必ず脂肪太りが生じます。つまり、肥満それも質の悪い肥満です。

こうして細胞に入ったブドウ糖はすぐに脂肪になります。そして、できた脂肪細胞の質は驚くほど悪い。その脂肪細胞からは悪玉アディポサイトカインが出て、あらゆる生活習慣病や慢性病（がん、高血圧、糖尿病、脳梗塞、心筋梗塞他）が生じるのです。アディポサイトカインについては後述します。

(5) 低血糖による症状

高血糖はこわい状態ですが、低血糖も大変おそろしいものです。先述のように、インスリン・スパイクが起きてインスリンが大量に出すぎ、血糖値は思い切り上がり、また下がりすぎてしまう。

この結果、インスリン・スパイクの時には必ず低血糖になります。

このままでは脳が障害を受けるため、副腎からはアドレナリンが大量に分泌されます。アドレナリンは血糖値を上げる作用があるからです。しかし、アドレナリンは攻撃性があります。まさに「闘争」か「逃走」かといった危機的状況で出るホルモンであり、そのためイライラし落ち着きはなくなり、怒りっぽくなり、ADHD（＝注意欠陥多動性障害）になったりします。

①低血糖は高GI食で起こる

低血糖では、このほか次のような症状が起こります。不安感、めまい、動悸、発汗、震え、著しい空腹感、落ち込みの落差が激しくなったり、暴力的になったり、記憶力の低下などです。こういった低血糖症状は高GI食、特に白砂糖の過食で起こることが多い。それゆえ、高血糖→インスリン・スパイク→低血糖のパターンの対策には、何よりも低GI食に切り替えることです。加えて食物繊維食です。

次の表を見ると、野菜は人参、ジャガイモ、カボチャ、山芋、長芋、とうもろこし、里芋、切り干し大根を除くと、ほとんどが低GI値です。しかも30以下が多い。また、芋類も海藻も30以下ばかりです。

②低血糖になるとなぜ凶暴になるのか

低血糖になると前述の症状とともに性格の変化、特に凶暴になったりすることがあります。とりわけ単純炭水化物を食べて一気に血糖が上がった後にインスリンが多量に出るインスリン・スパイク後の低血糖の時、凶暴になります。

■高GI値（71以上）食品

110	グラニュー糖	×
	氷砂糖	×
109	粉砂糖	×
	上白糖	×
108	三温糖	×
	キャンディ	×
99	黒砂糖	△
95	あんぱん	×
	どら焼き	×
93	水飴	×
	フランスパン	×
91	食パン	×
90	じゃが芋	△
89	煎餅	×
88	蜂蜜	△
	大福餅	×
	ビーフン	×

86	キャラメル	×
85	餅	×
	うどん	×
84	白米	×
	かりんとう	×
83	バターロール	×
	さらし飴	×
82	ケーキ	×
	ナン	×
	イチゴジャム	×
80	餅米	×
	人参	△
	餡団子	×
	こし餡	×
	ホットケーキ	×
	ドーナツ	×
	チョコレート	×

79	みたらし団子	×
78	つぶ餡	×
77	クッキー	×
	赤飯	×
75	山芋	△
	ベーグル	×
	チーズケーキ	×
74	切り干し大根	○
73	メープルシロップ	△
	インスタントラーメン	×
	コショウ	△
71	マカロニ	×
	中華麺	×
70	胚芽米	×
	クラッカー	×

■中GI値（70～61）食品

70	胚芽米	×
	クラッカー	×
	パン粉	○
	トウモロコシ	○
69	カステラ	×
68	そうめん	○
	クロワッサン	×

65	ドライバナナ	○
	アイスクリーム	×
	パイナップル	○
	片栗粉	○
	白玉粉	○
	スパゲティ	○
	玄米フレーク	○
	長芋	○
	かぼちゃ	○

64	里芋	○
63	桃の缶詰	○
62	パイナップルの缶詰	○

■低GI値（60以下）食品

60	栗	◎
59	蕎麦	◎
58	五分づき米	◎
	ぎんなん	◎
	ライ麦パン	◎
57	粥	◎
56	玄米	◎

55	五穀米	◎
	さつま芋	◎
	オートミール	◎
50	全粒粉パン	◎
49	赤米	◎
48	ハトムギ	◎
45	ごぼう	◎

34	ナッツ	◎
32	春雨	◎
33	アーモンド	◎
28	ピーナツ	◎
18	くるみ	◎
	ピスタチオ	◎

GI値＝ブドウ糖を100とした場合の値

×＝食べないほうがよい食品
△＝あまり食べないほうがよい食品
○＝食べてよい食品
◎＝積極的に摂りたい食品

■主な食品のGI値

なぜ凶暴になるのかというと、低血糖になったとき、血糖を上げる反応として、インスリン以外に副腎からアドレナリンが出るからです。このアドレナリンが肝臓を刺激し、グリコーゲンを出させて血糖値を上げます。このアドレナリンは危機的場面に直面したときに出るホルモンで、「攻撃ホルモン」とも呼ばれています。心臓を活性化させ精神を闘争に向かわせるホルモンであるため、低血糖の時に怒りや敵意の感情となり攻撃的かつ凶暴になるのです。また、アドレナリンは血糖を上昇させるホルモンでもあります。

さらにノルアドレナリンも出て大脳辺縁系を刺激し、恐怖、自殺願望、不安感、強迫観念も出てきます。

○アドレナリン出現→凶暴、怒り、敵意、戦意、イライラ、多動、注意散漫

○ノルアドレナリン出現→不安、自殺願望、強迫観念、落ち込み

このように高ＧＩ食を食べ続けていくと大変なことになります。［高血糖］→［低血糖］→［精神不安］→［高ＧＩ食］の悪循環の結果、膵臓のβ細胞（ここから出てくるのがインスリン）は疲れ果ててきます。また、インスリン抵抗性が起きてきます。つまり駅員（インスリン）を増員してもドアがなかなか開きにくい状態になるのです。

③糖毒性

インスリンが出ているうちはまだよいのですが、深刻なのはインスリンそのものが出にくくなり１型に近い状態になることです。インスリン抵抗性が強く、高血糖が長く続くと、膵β細胞のインスリン分泌能そのものが悪化します。

インスリン抵抗性亢進とインスリン分泌能低下の悪循環を「糖毒性」と言います。こうなるとインスリン注射はやむを得なくなります。

(6) 糖尿病を根本的に解決せずに治療するとどうなるか

わが国の糖尿病患者のうち、2型は2014年で300万人を越えているとされます。これは、糖尿病になりかけの状態を根本的に治療することをせず、美食を長く続けたあげく、安易にインスリンを打つことによって、糖尿病患者がどんどん増えた結果にほかなりません。患者本人も悪いが、すぐにインスリン注射を指示する医師にも問題がないとは言えません。

2型糖尿病のほとんどは、インスリン抵抗性です。先述のように、インスリン抵抗性になると、細胞ははちきれんばかりに大きくなります。その結果、体重はどんどん増えます。その脂肪細胞から悪玉アディポサイトカインがどんどん出現してきます。

糖尿病を根源的に解決しないと、ほとんどの人がこのようなことになります。インスリンを打っても（駅員を増員しても）同じです。いや、簡単にインスリンなど打ったらろくなことがないというのがおわかりいただけると思います。根本的に少しも解決していないのに、インスリン治療でかえって悪化するのです。

ここで起こるのは次のふたつの現象です。

○悪玉サイトカインの増多
○活性酸素の増多

これらがとんでもない病気を出現させるのです。

〔2型糖尿病患者（65歳、男性）の例〕

彼は大変な美食家で、その結果2型糖尿病となり苦しんでいました。何かの伝手で鶴見クリニックを知り、受診しました。

Cペプチドは正常だったので、2型糖尿病でインスリン抵抗性のタイプ、断食をすると比較的早めによくなるタイプでした。しかし、彼は少しも改善しませんでした。私がすすめるファスティング(断食)ができなかったからです。それでも私が処方した抗酸化のサプリメントを飲むことによってけっこう元気でしたし、体調も悪くありませんでした。しかし、出てきた数値データはよくはなりませんでした。

1年半ほどして来院したとき、彼はとんでもないことを私に言いました。

「いやあ、すべてがよくなる方法を見つけましたよ！」

私は驚いて聞きました。

「えっ？　すべてがよくなるって、何ですか？」

「インスリン注射をやることですわ」

私はまたまた驚きました。

「そんなことをしたらどんどん余病が出て、大変なことになりますよ！」

「いや、それも大丈夫らしい。主治医に確かめたから」

彼の頭には、主治医はもうすでに私ではなく、どこかの糖尿病専門医になっていたことがわかりました。

「それじゃインスリンを打ち始めたのですか？」

「もちろん。先生(私)がいけないというものも食べているんですわ。でも血糖値も上がらないし、調子もいいですよ」

もはやこの人に何を言っても無駄です。私の彼に対する治療は終わりました。

それから6か月ほどしたある日、もう二度と来ないと思われたその男性が来院しました。その時は奥さんに付き添われてでした。

「久しぶりですね。どうしたのですか？」

「いや、大変なことがどんどん起こったのですわ」

「それは、何ですか？」

「先生のところをやめて4か月したら急に眼が見えにくくなり、ゴルフボールひとつが4つにも見えるようになって、ゴルフどころじゃなくなって、眼科医へ行ったところ、かなりの網膜症だと。眼科でレーザー治療をしてもあまりよくは見えないのです。外を歩けなくなって困ってます。家内がいないとどこにも行けないのです」

「だから言ったでしょう。そうなりやすいから断食して！と」

「最近では急に腎機能も悪化してしまって、近々透析を開始することになってしまったんです」

この患者にクレアチニン値を聞いたら、なんと7・5もあると言います（通常1・0以下）。その日は、私はいろいろな対策を彼に指導して帰しました。しかし、その後も腎機能の悪化は歯止めがきかず、透析になってしまいました。

半年前まで、彼の腎機能は正常だったのです。

彼の関係者が私のクリニックの患者さんだったので、彼のその後を聞くことができました。半年後、つまり私のところに来なくなって1年後には、なんと呆けてしまったそうです。眼が見えなくかつ透析患者となり、かつアルツハイマー病ではそれこそ目も当てられません。

この急速な病気進行の原因は、食養生の大切さを馬鹿にして、安易にインスリンなどを打ったことにあることは間違いないでしょう。糖尿病になったら、何よりもまずやらなくてはならないことは、微小循環を改善させる食養生を行うことです。それをせずにインスリンとなると、このような結果になるのは当然です。

(7) キャンベル教授らの「糖尿病食実験」の結果

インスリン注射はたいていの場合は止められません。しかし、C-ペプチド（CPR）という血中の値が正常なら、本来はインスリンを中止してファスティングをやれば正常化することが多いのです。インスリンを打たなくても正常に戻るのです。もし、CPRが正常範囲（0・8〜2・5㎎／㎖）なら、細胞のインスリン・レセプターが異常なだけで、本来インスリンは出ていると考えてよいので、外からインスリンを打つ必要などありません。

しかし、このCPRが非常に低値な場合（例えば1型糖尿病）は、外からインスリンを注射せざるを得ません。（注：CPRはC-ペプチドの略であり、炎症反応を示すCRPとは全く無関係）

T・コリン・キャンベル教授による「糖尿病食」は、インスリンを打っている人に対して行った実験です。この実験は大変興味深い。

米国糖尿病協会推奨の食事がAの段階ですが、ほとんど効果がないとわかります。つまり、インスリンの注射の量はそんなに減っていません。この米国糖尿病協会推奨の食事は、控えめなアメリカ風食事と書かれている通り、カロリーだけ制限して肉・卵などアメリカ人の好きな食物はこのまま摂らせたのでしょう。

一方、キャンベル教授推奨の食事＝Bは、高炭水化物・高食物繊維の食事内容となっています。ただし書きとして、「植物性食品中心の食事」と書かれています。つまり、生野菜を中心に、豆、茸、ボイルした野菜を摂取して、動物性タンパク質はほとんど排除した内容でしょう。

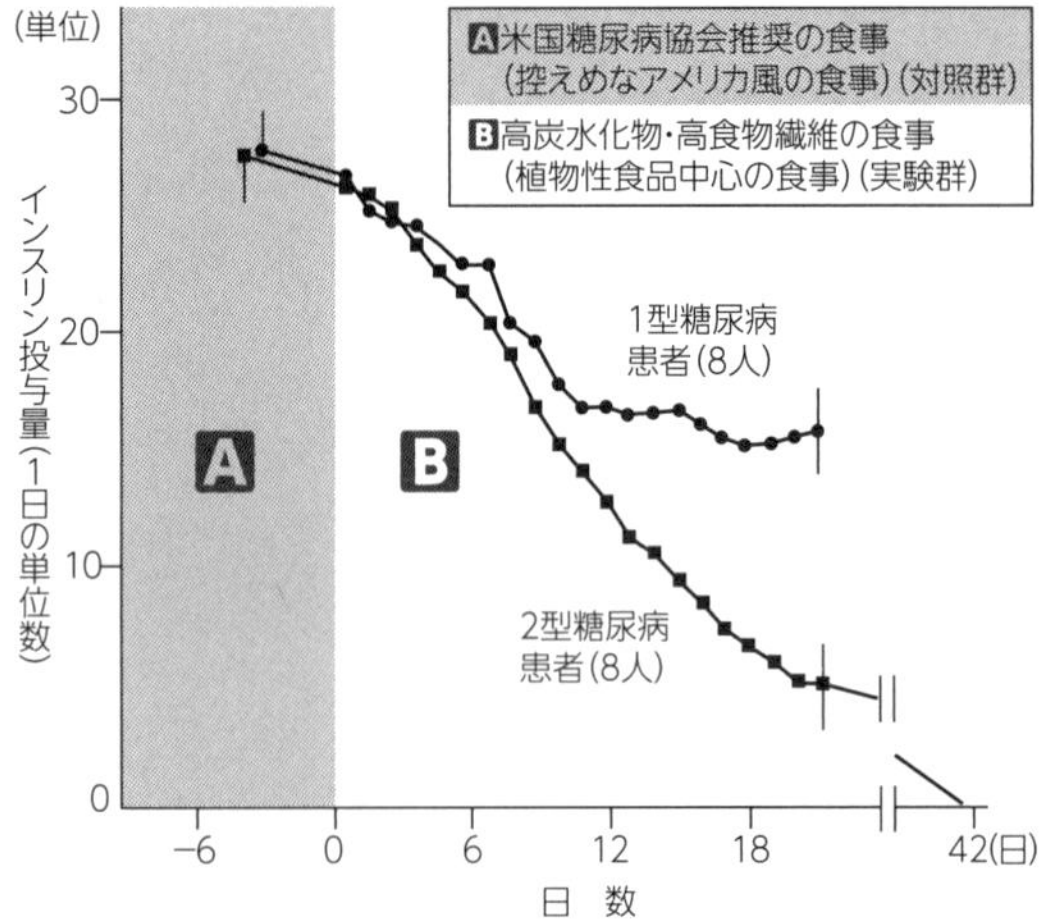

食事内容とインスリン投与量の関係

出典：『チャイナ・スタディー』T・コリン・キャンベル／トーマス・M・キャンベル著、松田麻美子訳（グスコー出版）

すると、Aの米国風のパターンと比較にならないほどの違いが結果に出ています。たとえインスリンは打っていても、インスリン投与量が大幅に少なくなることがわかります。人体の負担も減ることになるのだから、少ないほどよいわけです。止められるのがベストです。

とにかく、いわゆるカロリー制限だけのAのような糖尿病食は何の意味もないことがわかるし、生野菜中心の動物性食物を排除した「植物性中心食」はこんなにも効果があることが歴然です。

キャンベル教授はここであえて生野菜を多くしたはずで、生野菜食と書いたのには理由があります。彼は著書『The LOW-CARB FRAUD』（低炭水化物食の欺瞞）で次のように書いているからです。

「ごく単純に言って、動物性食品を植物性に置き換えるほどより健康になれる。私は純野菜食のヴィーガン食（生食）が理想の食事と考えている。ヴィーガン食、特に低脂肪食は、病気のリスクを大幅に減らすのである」

第5章

酵素栄養学～ハウエル博士による食養生の科学

1 注目される酵素栄養学

(1) 酵素ブーム

2000年をすぎてから、サプリメント市場で「酵素」の存在がクローズアップされるようになりました。アメリカ中で酵素ブームが起こったこと、それを伝える書籍（酵素の本や雑誌の健康特集）がよく売れたことなどがきっかけになったのでしょう。いまや日本中が「〇〇〇酵素」「コエンザイム△△」と、酵素あるいは酵素関連の商品に関する人気が高いようです。

アメリカは日本以上のサプリメント大国です。1994年にDSHEA法というサプリメントに門戸を開く法律が制定されました。それ以前もサプリメントはやたらと売れていましたが、この法律によってサプリメントの売上は急増しました。

アメリカで売られているサプリメントの種類はビタミン、ミネラル、アミノ酸、オメガ-3油など多種類ですが、その中でも圧倒的に売れ続けていたのはビタミンCでした。ビタミンC製剤は何十年もずっと売上第1位の座を守り続けていましたが、2000年以降、酵素サプリメントがビタミンCを抜いて1位に躍り出たのだから驚きです。しかも、その差は年々開く一方です。

アメリカでなぜ酵素サプリメントがビタミンCを抜いて売上第1位になったのか——その答え

は、ビタミンCでは不定愁訴が改善しないけれども、酵素サプリメントではよく改善したからです。

不定愁訴とは、何らかの明確な病気があるわけではありませんが、不快で嫌悪症状がつきまとうことです。一般的に、ゲップやおなかの張り、口臭、胃もたれ、悪心、下痢・軟便、頭重、頭痛、めまい、耳鳴り、食後の睡魔、不眠、肩コリ、腰痛、関節痛といった症状を指します。

アメリカ人はこういった症状を持つ人が多く、何千万人もこの不定愁訴に苦しめられていると報告されています。腰痛を持っている人は1億2500万人、膝関節痛を訴える人だけでも5000万人いると報告されています。

ビタミンCを高く評価して大量に飲むことをすすめたのは、ノーベル賞を2度授賞したライナス・ポーリング博士でした。しかしながら、ビタミンCを大量に飲んでも、これらの症状を抑えることはほとんどできませんでした。もちろん、ビタミンC製剤が悪いのではありません。

そんな時に出現したのが、ハウエル博士が生み出したとも言える酵素のサプリメントです。私が尊敬してやまないヒューストンのマハマン・ママドウ博士の作った酵素サプリメントもそのひとつです。彼の酵素は当時、世界最強とも言うべきものでした。この酵素サプリメントを飲むと、不定愁訴の大半の不愉快な症状が解消したのです。

ママドゥ博士や、現在ニューヨークにいるロイ博士、その他ハウエル博士の弟子などによるヒューストンの研究グループが作った酵素サプリメントを飲むと、少なくとも胃腸関係の症状はかなり和らぎます。こういった不定愁訴の解消に役立つだけでなく、酵素を飲むことで全身の状態が改善する人が増えていったことで、酵素サプリメントの売上は急増したのです。

(2) 酵素との出会い

私は1990年代初めに「酵素の神様」と呼ばれるエドワード・ハウエル博士(1899〜1986)の『Enzyme Nutrition』(酵素栄養学)を知りました。当時、日本でこの本を知っている人はほとんどいませんでした。この本は、50年以上も酵素の研究を続けたハウエル博士の最後の著書であり、1985年にアメリカで出版されました。ハウエル博士はこの本を出版後の1986年に87歳で亡くなりました。

『Enzyme Nutrition』が日本に上陸したのはそれから15年後のことでした。私はいち早く手に入れて読み、その教え(ロー・フード食やプラント・フード食)を診療に取り入れました。

1998年に出版した私の著書『新食物養生法』(第三書館)において、日本で初めてハウエル博士の「酵素栄養学」について触れたのでした。さらに2002年に加筆した改訂版『現代版食物養生法』(評言社)を出版していますが、本書はこれに続く大幅改訂版となります。およそ30年前のハウエル博士の著書の内容ですが、今もってすばらしい輝きを放っています。

私は2000年に東京で「鶴見クリニック」を開業しました。静岡県の田舎を離れた理由はいろいろありますが、地方都市ではいくら酵素のあるもの、すなわち生野菜とフルーツ中心食の話をしても、少しも受け入れられなかったことが大きいのです。どれだけ「よい」と言っても、「生野菜は冷えるしね」「フルーツは果糖で太る」などと相手にされないことが多かったのです。体によい証拠はこうだとその根拠を示しても、信じてくれる人は非常に少なかったのです。

日本では昭和40年代の初めに、「野菜は茹でるか煮たほうがよい」ということが人々に浸透し、常識となっていたことがその理由のひとつに数えられるでしょう。なぜ、野菜は煮たり茹でたりしたほうがよいと言われたのか？　それは、野菜がほとんど水分でできており、煮たり茹でたりして水分を飛ばしたりすることで、繊維量を増やすほうがよいと理屈づけられていたことが原因でしょう。もうひとつには、「生野菜ほど陰性なものはない」という根拠のない先入観に基づく教えが挙げられます。生野菜を食べると冷えてがん体質になるから、野菜を食べるなら温野菜のほうがよい、とこじつけられていたことが原因として考えられます。

このふたつの〝教え〟は完全に間違いです。しかし、当時はそのように信じられていたのです。

(3) マクロビオティックの問題点と酵素

このふたつの教え（特に2番目）のベースは、1980年代頃にやたらと盛んになったマクロビオティックの影響が強いでしょう。マクロビオティックの考えは今でも信じてやっている人が多いようですが、その教えは「玄米と加熱菜食」中心なので、マクロビ的加熱のみの食生活をしばらく続けたりすると、老化や病気の遠因になる可能性が高いのです。

マクロビに徹した人で長命者はあまりいないでしょう。なぜなら、どんな病気でも活性酸素による酸化が原因だからです。生食にたっぷりある「抗酸化なもの」を食べないとそのうち体の中の酸化が進み、病気になるのはあたり前です。

ところが、最近になってこのマクロビが「酵素は身体によい」と言い始め、酵素サプリメントを売り始めたのだから驚きます。しかも「バランスよく生食も食べよう」と言っているようです。酵素ブームになったため、時流に流されないように急に方向転換をしたのでしょう。

マクロビの教えの根本は「陽性」とされるものを摂ることです。一番問題なのは玄米食＋加熱した野菜、豆類などの食事ばかりを食べさせることです。それゆえ、マクロビ食に少しの野菜やフルーツを加えたら、よくなるのは間違いありません。

マクロビ食は酵素やファイトケミカルがないから問題となっているだけなのです。食物繊維は多いし、よい栄養素もけっこう多いからこそ、私は本当に惜しいと思います。（正しく適切な）玄米食自体は大変よいものだし、煮た豆や芋、海藻、野菜もそれなりによいところが多々あります。問題は、マクロビ食に酵素が全く含まれていなかったことです。

⑷ 酵素と生食に関する数々の実験

生の食物には酵素があるし、そのほかに抗酸化栄養素の代表であるファイトケミカルやビタミン、ミネラルが豊富にあります。加熱すると酵素は失活するし、その他の抗酸化栄養素もかなり少なくなります。特にファイトケミカルはほとんどゼロになります（ただし、野菜によっては煮ても全くなくならない物もある）。

つまり、活性酵素がしっかりと解除されるものは、「生の野菜」と「生のフルーツ」なのです。その他では納豆や生味噌、キムチ、漬物などといった発酵食品も大変強い抗酸化力を有しています。生野菜やフルーツなど酵素の入ったものを摂るとどれだけ寿命が違ってくるかを実験したデータを次に示します。

①ロウェット研究所での実験（1960年代、スコットランド）

スコットランド・アバーディンにあるロウェット研究所のオアー氏らは、2年半にわたりラットを多数飼って実験をしました。

A群…1211匹のラットには、人間が食べるごく普通の何種類もの野菜や魚、牛乳を加熱した食物を与えた

B群…1706匹のラットには生野菜と生牛乳を与えた

Aの加熱食で飼ったラットは、血液中の免疫グロブリンが著しく低下して、繁殖能力も低下、感染症にもかかりやすく、動きや毛並みも悪くなり、すぐ死ぬラットが多かった。死後の解剖で、腸炎、肺炎、貧血、心膜炎が多く見つかりました。そして、すべてが半年以内に死にました。これらの病気は、野生のラットの集団では、稀にしか出現しない病気です。また、このラットに人工的な餌に加えてビタミン、ミネラルを補った餌を与えても、肺、腎臓、生殖器などに病気が多数出現し、無効でした。ビタミンやミネラルを補っても生（酵素）が加わらないと全く効果がないのです。

これに対して、Bの生食群ラットは、長く病気知らずで健康だったそうです。2年経って全く病気なし、4年前後も生きたラットもいました。ラットの普通の寿命は1年半前後だから、生食オンリーのラットは大変長命だったのです。

②ヘイザー博士の実験（1970年代、アメリカ）

アメリカのヘイザー博士は4000匹ものラットで実験を行いました。

A群…半分の2000匹のラットには自然な生の餌を与えた

B群…残りの半分のラットには、人間の食事と同じ加熱食を与えた

Aの自然な生食のグループは、2年目の終わりになっても病気はありませんでしたが、人間と同じ加熱食のB群は、痛風、胃潰瘍、関節炎、肺結核など、いろいろな病気になりすぐ死にました。

③アメリカの動物園の話（1950年代〜1970年代）

アメリカの動物園の動物たちは、第2次世界大戦の戦前には、病気になってよく死んだという。そこで、1950年代に「ビタミン不足ではないか」ということになり、餌にビタミン剤を入れて与えましたが、状況は少しも改善しませんでした。次は「ミネラル不足ではないか」ということになり、ビタミンとミネラルを一緒に入れて与えました（1960年代）。しかし、これも効果はなく、多くの動物たちが死んでしまいました。

1970年頃になり、「野生に戻さないからいけないのではないか」と指摘されるようになりました。そして、生食オンリーにした餌を与える動物園が出現しました。シカゴにあるリンカーン・パーク動物園が生食オンリー動物園の第1号でした。

そこでは、ライオンやトラ、チータなどには、生食、生骨、生レバーのみ、サルやオランウータン、チンパンジーらには、生フルーツと生野菜、牛乳というように、すべての動物に生食を与えていました。もちろん加熱食はゼロ。その結果、すべての動物が病気をしなくなり、長生きしました。

この頃、アメリカで漫才のような笑い話がありました。

ある獣医が動物園の園長にお願いに行きました。

「チータの解剖をしたい。チータが死んだら、1頭私に譲ってくれませんか？」

園長はこう答えました。

「ああいいですよ。でも、10年以上待ってくださいませんか」

「どうして？」

「今は、動物はみんな長生きで死なないからです」

④フランシス・ポテンジャーの実験（1920年）

900匹の猫の実験を10年続けてきた研究です。
Aグループ…酵素を含んだ新鮮な牛肉とミルクを与えた
Bグループ…加熱調理した肉、低温殺菌されたミルクを与えた
〈その結果〉
Aグループの猫たちは、何世代もわたり健康で活力に満ちていた
Bグループの猫たちは、人間と同じ病気になった
●心臓病、腎臓病、甲状腺の病気、歯を失う、肺炎、脳卒中、下痢などの病気
●2代目は、死産あるいは病気を持って生まれるものが出てきた
●3代目は、雌猫は不妊症になった

このふたつの報告は、『Food Enzyme: The Missing Link To Radiant Hearth』でハンバート・サンティロ氏が詳述しています。生にあって加熱で失われているものの力は、ここまで健康と不健康を分ける――これこそ「酵素」だったのです。

2 ハウエル博士の酵素栄養学

酵素は人間のみならずあらゆる生物に存在するものです（ウイルス除く）。人間はもちろん動物も植物もあらゆる生物は酵素なしでは生きられません。

酵素を研究し、その本質を見つけ出した偉人エドワード・ハウエル博士の功績は限りなく大きい。博士がいなかったら、酵素の真実が語られることは長い年月の間になかっただろうからです。

ハウエル博士が50年もの歳月をかけて調べ上げたその真実は、最近になればなるほど根づき始めています。どんなにいろんな反論や間違いを言ったところで、「真実には敵わない」ということです。ハウエル博士の努力と真実を見る眼はまさに天才的です。

その真実をこれから語りますが、酵素の歴史などは拙著『スーパー酵素医療』（グスコー出版、2003年）に書いてあるし、新たな発見などは『酵素の謎』（祥伝社、2010年）でも詳述しています。

(1) 酵素栄養学がないがしろにされた理由

酵素は長い間、栄養素とは認められませんでした。それはいまだにそうです。しかし、ハウエル博士は「外から入れる必要なものがあるなら、それは絶対に栄養素にすべきだ」と主張しました。「酵素栄養学は50年も遅れた」とハウエル博士は述べていますが、なかでも決定的に遅れた理由は次のふたつによると言います。

○ロシアのB・P・バブキン教授の発表（1902年）
○1947年、アメリカのサムナーが「酵素はタンパク質」だと基定してノーベル賞を受賞したこと（同年、ノースロップも受賞）

サムナーは1926年に、ウレアーゼという酵素を結晶として取り出すのに成功しました。この結晶がタンパク質であったことから、酵素はタンパク質と基定したのです。

このことにより「酵素栄養学は50年遅れた」とハウエル博士は言うのです。どういうことでしょうか。それぞれの内容を調べてみましょう。

①バブキン教授の「並行分泌理論」

まずバブキン教授の発表は「並行分泌理論」と言います。

(ア)酵素は人体に存在する。この酵素量は常に一定で減ることはない
(イ)消化酵素はひとつの酵素で複数の基質(例えばタンパク質と炭水化物)を掛け持ちで消化できる

バブキン教授は1935年になって「タンパク質、炭水化物、脂質の3つの分解酵素（プロアーゼ、アミラーゼ、リパーゼ）は、人間や他の動物は膵臓にある分泌腺によって、同じ濃度で分泌される」と念を押すように発表し直したのです。つまり「酵素はどれだけ消費しても永久に体内で作られ続ける」と、全くの間違いを世の中に植え付けたのでした。

しかし、このことの間違いは「適応分泌の法則」として1800年代初めに確認された事項でした。適応分泌の法則は、多くの科学者達がさまざまな研究によって証明してきたのですが、ハウエル博士の「食物酵素概念」の結論はこの法則に従ったものです。

酵素は基質（例えばタンパク質）によって出現するものが決まります。炭水化物が多ければアミラーゼ、タンパク質が多ければトリプシン（プロテアーゼの一種）というように、基質によってそれぞれに適した消化酵素が分泌されます。このことは今ではあたり前のようになっていますが、当時はバブキンの言った「ひとつの酵素で何でも消化される」と考えられていたのです。

このことは、L・G・サイモンほか多くの科学者によって否定され、酵素は適応分泌されることがはっきりしました。これは上記(イ)の間違いを証明したものです。(ア)に関しても、ハウエル博士らの研究や追試により、常に一定などということはないことが判明しました。

「酵素は毎日遺伝子が生産するし、その生産量は徐々にだが減ってくる。それゆえ酵素を無駄遣いすると寿命が短くなる」

このことが遺伝子やDNAの発見によってよりはっきりしてきたのです。

②ノーベル賞科学者・サムナーの大きな間違い

しかし、バブキンの言ったことは誰でもわかりそうな間違いでしたが、問題はアメリカ人のジェームズ・サムナーの仕事でした。

サムナーは、ナタマメからウレアーゼという酵素を結晶として取り出すのに成功しました。この結晶はじつはタンパク質でした。サムナーはその結晶からペプシンやトリプシン、キモトリプシンを取り出すことによって、「酵素はタンパク質である」としたのです。このことにより、一緒に仕事をしたノースロップとともに１９４６年にノーベル化学賞を受賞しました。しかしながら皮肉なもので、この受賞により、真実の酵素栄養学は大きく遅れることになりました。「酵素はタンパク質である。それゆえタンパク質を摂ると酵素も摂れる」とした全くの間違いが常識となってしまったのです。

真実の答えは次の通りです。

○酵素はタンパク質という殻に囲まれた生命体である
○タンパク質は酵素が中に入っているものと全く入っていないものとがある
○酵素には必ず外殻にタンパク質が存在するが、そうでないと成り立たないから
○タンパク質を外から摂っても酵素が摂取できるわけではない

要は、酵素という生命物質はタンパク質という鎧をまとった生命体なのです。つまり、亀と甲羅の関係に似ています。亀の本体が酵素（中身）であり、甲羅がタンパク質です。甲羅が亀そのものかというとけっしてそうでないことは誰でもわかります。その「甲羅を亀だ」と主張したのがサムナーというわけです。これでは真実が伝わるどころではありません。

⑵ 酵素栄養学の基礎知識

さて、上記のような予備知識を得たうえで、エドワード・ハウエル博士が50年の歳月をかけて構築した酵素栄養学の概念を私自身の研究を追加して述べてみます。

酵素には生命力があります。ハウエル博士が酵素のことを「生命の光」と呼んだほどです。人間の体の中では凄まじい勢いで化学反応による新陳代謝が行われています。その反応を促すのに絶対不可欠な物質が酵素です。

①９つ目の栄養素

酵素はすべての生物（ウイルス以外の動植物、細菌も）に宿る〝ある物質〟です。

現在は栄養素として位置づけられていないけれども、もしかしたら本当は絶対に必要な栄養素である可能性が高い。ハウエル博士は明言しませんでしたが、栄養素というような書き方をいたるところでしています。もし栄養素だとすると、８つの栄養素が「資材」、酵素のみが「作業員」となります。８つの栄養素とは次のもので、酵素を入れると９つになります。

(ア) タンパク質
(イ) 炭水化物

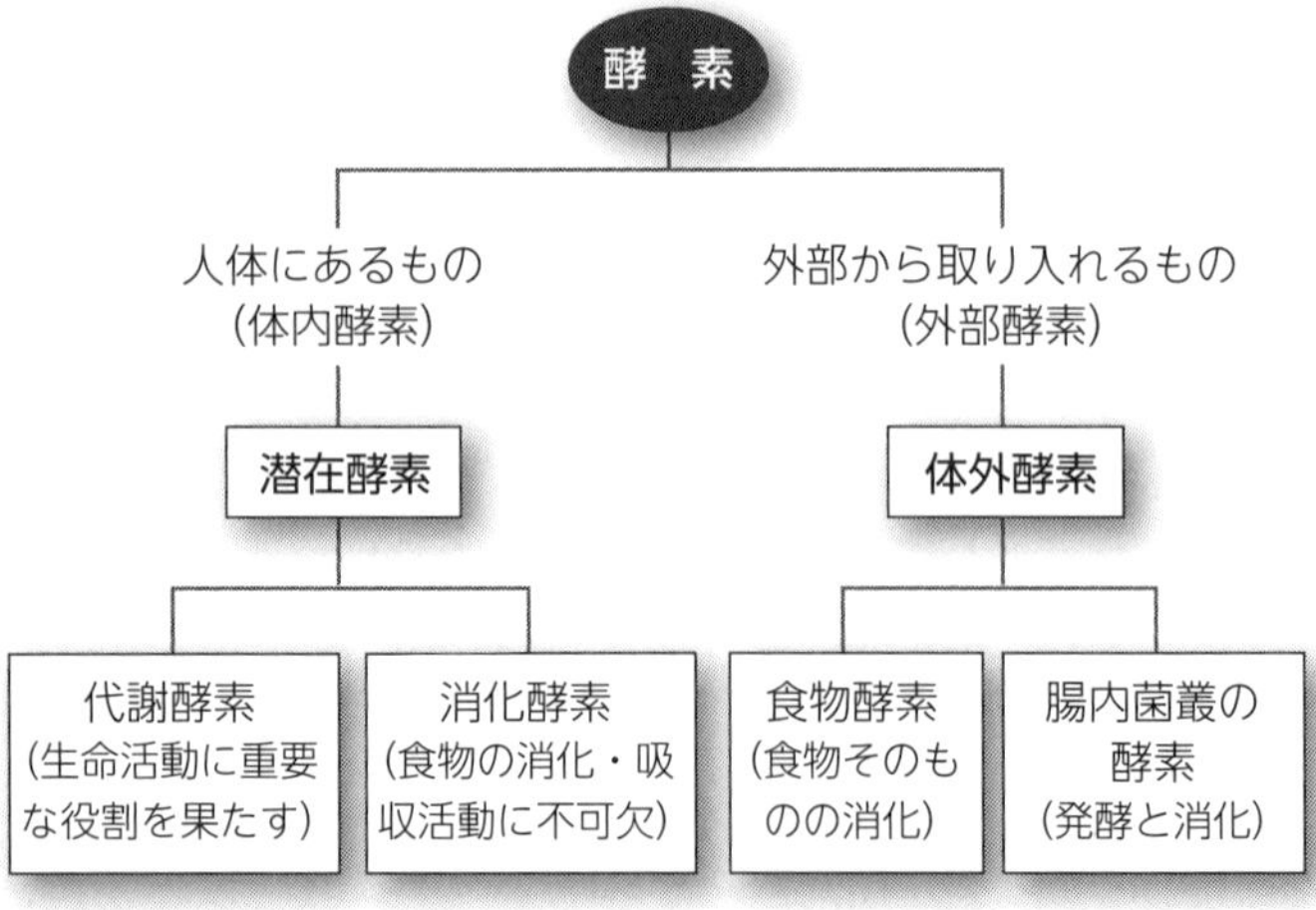

酵素の種類

(ウ) 脂質
(エ) ビタミン
(オ) ミネラル
(カ) 食物繊維
(キ) 水
(ク) ファイトケミカル
(ケ) 酵素

(ク)のファイトケミカルはなくても一応生きていけるので栄養素には入っていないことになっていますが、私はこれも立派な栄養素だと考えています。ファイトケミカルがなければ、酸化が進んで何らかの病気になることは間違いありません。

さて、この9つの栄養素を建築に例えると大変わかりやすい。

②消化酵素は24種類、代謝酵素は2万種類以上

(ア)～(ク)の栄養素を建築で使用される資材に例えてみましょう。

建築には、これらの資材を用いて設計したり組み立てたりデザインしたり、あるいは解体したりするには作業員が必ず必要です。それが酵素です。作業員だから各種の作業をこなしますが、さまざまな専門分野があって、その種類は多岐にわたります。設計士、基礎、鉄骨、大工、左官、塗装などといった専門技能者です。

資材を集めてきて建築材料になるまで細かく加工するのは、人間であれば「消化酵素」の役割です。さらに建築材料を家として造作するのが建築作業ですが、この作業と、出来上がった時の掃除や廃材の処理をするのが「代謝酵素」の仕事となります。

昔の栄養学では、三大栄養素とビタミン、ミネラルばかりに関心が向けられていたのではないかと思います。資材ばかり入れても、その資材を組み合わせたり解体したりする作業員の存在なしに家は建てられないし、建てた家も年月とともに歪んだり朽ちてくるでしょう。資材を取り替えて、修繕、改築していく必要もあります。その過程で最も重要なのは、資材よりも、資材をいかようにも加工して家を建て、修繕し、増改築する作業員=酵素です。

それにしてもハウエル博士の天才的なところはここです。まず、酵素を「**独立させた**」こと。そして唯一「**生命のある栄養素**」と見なしたこと。酵素以外の栄養素は「**資材**」に例えたこと。さらに、「**1日の生産量が一定**」であることを発見したことです。

体内には酵素の量は無数にありますが、消化で使われる酵素は24種類、代謝で使われる酵素は約2万種類もあります（現在も次々と新しい酵素が見つかっている）。

③酵素は年齢で変化する

アメリカ・シカゴにあるマイケル・リース病院のメイヤー博士とそのグループの研究では、69歳以上の人の唾液中の酵素は、若い人に比べ30倍も酵素活性が低かったと報告しています。ドイツのエカード博士も同様の報告をしています。

メイヤー博士は、1200人の尿を採取し尿に混じる消化酵素のアミラーゼを調べたところ、老人のアミラーゼは若者の半分しか活性がなかったのでした。年を取るにつれて体内の酵素は次第に減少すると同時に活性も低下していくのです。

これらのことから、酵素は自動車や携帯電話のバッテリー、銀行預金にも例えられます。携帯電話は買った当初は長く通話できても年月を経過するといくら充電しても買ったときほど長くは話せません。徐々に蓄電能力が落ちていくわけですが、体内の酵素生産量と活性の関係もこれによく似ています。収入もないのにお金を使い続ければ、預金残高はあっという間に減っていきます。悪しき生活習慣で酵素を浪費し、潜在酵素という貯金を使い果たした者は、本来予定されていた時間より大幅に寿命を縮めることになります。預金や携帯電話を使いすぎてもお金でなんとかなりますが、酵素の使いすぎは命を縮めてしまいます。

④人間の酵素貯蔵量と長寿国

私は、人間の「酵素貯蔵量」は１５０歳分ぐらいあると考えています。潜在酵素（体内生産量）は一生分あるけれども、ただし無駄遣いをしなければというのが前提です。

４０００年前のバビロニア国（今のイラク辺り）の平均寿命は１８０〜２００歳と言われています。当時は今と違って砂漠ではなく緑豊かな楽園だったとされています。バビロニア人の平均寿命が１８０〜２００歳だったというのは、当時の人骨を調べた結果わかったことです。これが事実だとしたら、なぜ古代バビロニア人はそんなにも長寿でいられたのでしょうか。

その答えはやはり「酵素が入った食べ物ばかりを食べていたから」と考えられます。また、日本の縄文時代も、最近では超長寿だったとする説が有力です。この時代の日本人は１５０歳以上の長寿が当たり前だったのではないかと思います。

バビロニア時代も縄文時代も次の特徴を持っています。
○ロー・フード（生食）
○プラント・フード（菜食果食）
○ホール・フード（全体食）
この3つは、ナチュラル・ハイジーンの考え方ですが、正しい考え方です。ただし、ホール・フードの場合、生の種だけは食べてはいけません。強い酵素阻害剤だからです。

⑤酵素生産能力と睡眠

人間でも動物でも、毎日作られる酵素には限りがあります。細胞の核の中に存在する遺伝子が毎日毎日（特に夜間）せっせと酵素を生産しています。その生産量は一定量までしか作れません。これを「酵素生産能力」と言います。

「酵素は1日に一定量しか産生されない」

その酵素の生産はほぼ夜間であり、しかも眠っている間です。ここで睡眠の問題が出てきます。なぜ睡眠しなくてはならないのか――人間は1日の3分の1ほども眠っていますが、その時間を勉強や仕事で使うことができたらどれほど生産的か？　と思ったことがあるでしょう。

しかし、そうはいかないのです。人間は必ず眠くなるし、夜は眠るようにできています。しかも、7～8時間ぐらい寝ないと次の日の活動が鈍ります。なぜ毎日毎日眠らなくてはならないのでしょうか。その理由は、酵素栄養学的に説明すると明白です。酵素は夜間、睡眠中に作られるからです。

⑥酵素の限定生産と老化

人間も動物も、遺伝子が1日に一定量の酵素を生産すると述べましたが、その生産量はいつも同じではありません。加齢とともに毎日ほんのちょっとだけその生産量は減っていくのです。酵素が減って起こることは老化であり、何らかの病気です。老人になればなるほど疾病をかかえている人が多くなるのは、体内の酵素貯蔵量（潜在酵素）が少なくなってくるからです。

「酵素の生産能力は段階的に減っていく」

この原則を忘れないことです。人間の体内に潜んでいる酵素量はいちおう〝無限〟とされていますが、その潜んでいる酵素量のことをハウエル博士は「潜在酵素」と呼びました。

ハウエル博士の慧眼はここにあります。酵素予備量のことを明確に「潜在酵素」と呼んだのです。酵素の量は計れるものではありません。博士による潜在酵素の存在は直感的な発見です。科学者が理屈を越えて感性・直感で仕事することは素晴らしいことです。ハウエル博士の酵素栄養学は感性（直感）そのものです。もし、博士が理詰めの理論や実験結果で考えていたら、こんな大胆な発表は行われなかっただろうし、いまだに酵素栄養学は世に出ていなかったかもしれません。潜在酵素の存在はそれほど画期的な発見だったのです。

さて、人間や動物の酵素生産量は経年とともに減っていくと述べました。人間で言えば何十年か経つと、酵素の減少は「老化」「病気」につながっていきます。また、酵素は自動車や携帯電話のバッテリーにも例えました。つまり、酵素が減っていくとともに老化現象が起こり、各種の病気になり、そして酵素の涸渇とともに寿命を迎え死んでいくのです。

酵素の量がだいたい半分ぐらいになると死が来るようです。なぜ酵素が半分残っているのに死に至るのか――それは、半分程度残しておかないと、死体を分解することができなくなるからです。死体は焼却しないでそのまま放置しておけば、腐敗して数か月後には骨だけになります。この死体処理の力もやはり酵素なのです。

⑦酵素が活性する温度

酵素は50℃で最も強く働きます。ただし、50℃で20分経過すると失活します。だから、50℃で20分以内に野菜を洗うと、酵素は最大限のパワーを発揮します。野菜の「50℃洗い」が流行ったのはこのためです。

病気になった時に体温が上がるのは、代謝酵素の力を最大限発揮させたいからです。高熱の時、解熱剤を使うとろくなことがないのは、酵素の働きをなくし細菌を殺す力を減少させるからです。人間が風邪をひいたり病気をしたりする時、高熱（39℃前後）が出るのは体の中の酵素活性を最大限発揮して、細菌やウイルスと闘うためなのです。

したがって、高熱が出ても安易に解熱剤を使ってはいけません。下手に下げると細菌とウイルスがますます増殖して大変なことになります。風邪をひいたら、氷のうをして、足元には湯たんぽをして温めて寝て、大根おろし（酵素たっぷり）のみの食事をすると、まず3日以内には治ります。薬も不要です。人間の体はそのようにできているのです。

キウイフルーツのアクチニジンなどの例外を除いて、酵素は50℃で最も働きがよくなりますが、時間の経過とともに劣化して、53℃ではほぼ失活（死）します。

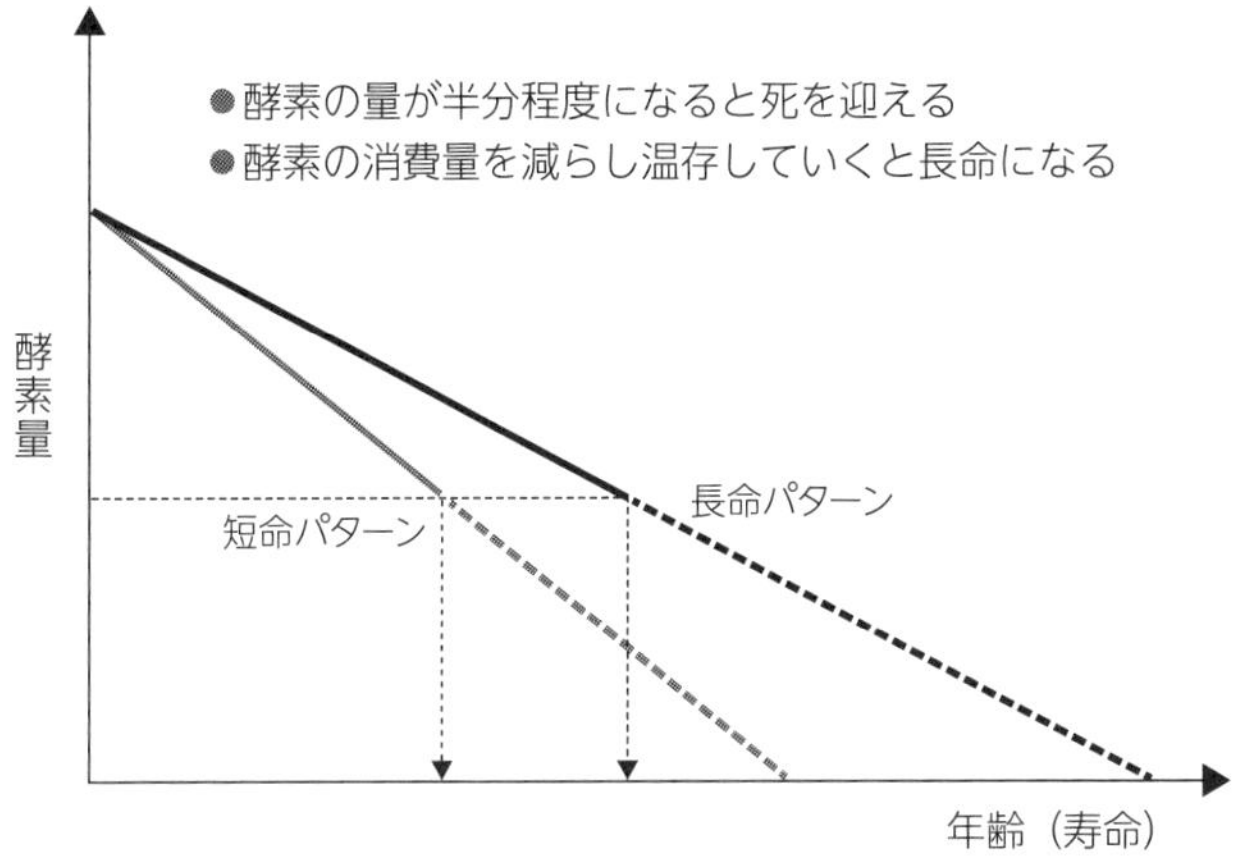

酵素の残存量と寿命のイメージ

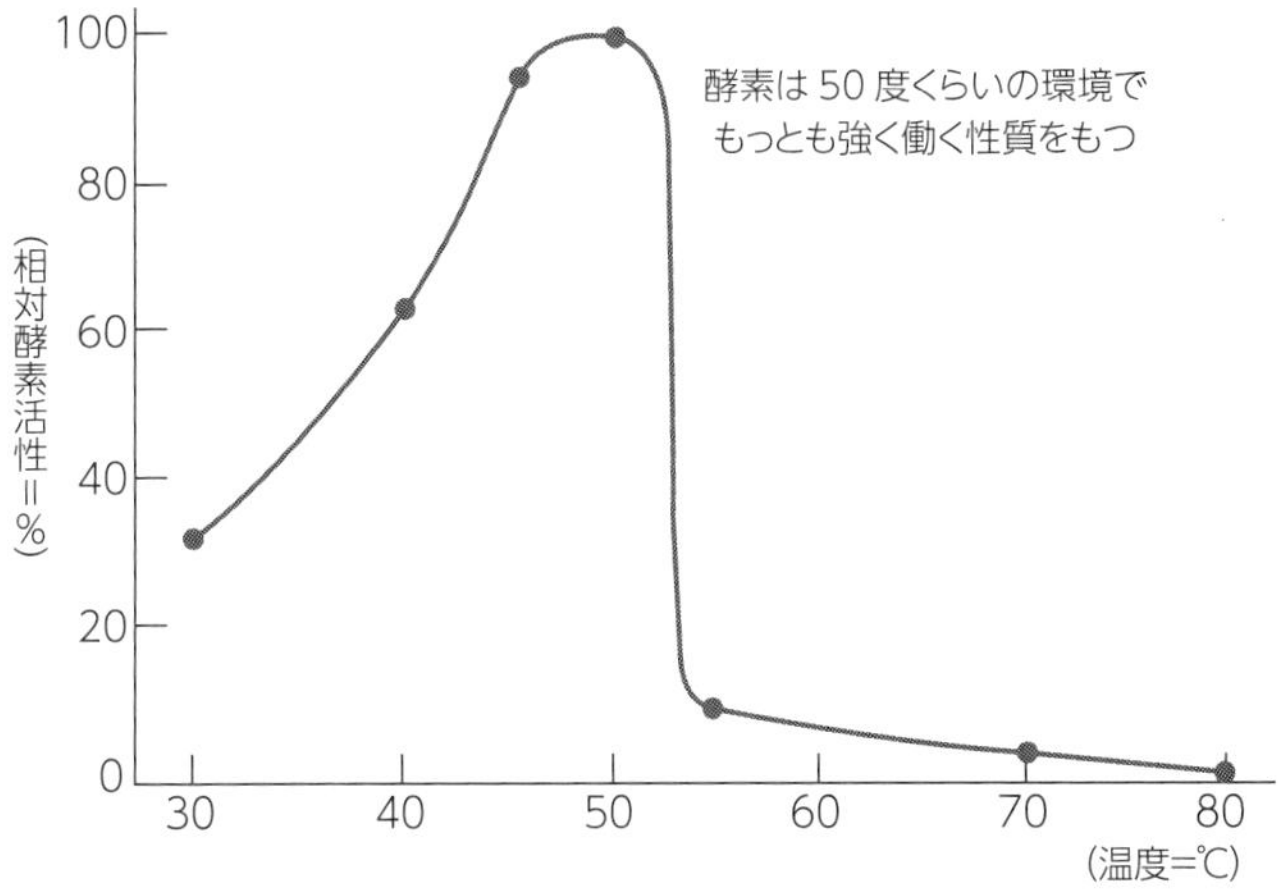

酵素の活性と温度の関係

3 消化酵素の働きと消化のメカニズム

(1) 消化酵素の働き

人間は何らかの食物（栄養素）を食べなければ生きることはできません。そこで何かを食べるのですが、どんな物でも、けっこう大きな分子のままで食べています（これはよいこと）。その大きな分子の物を小さくすることが消化作業であり、小さくするための物質が消化酵素です。

つまり消化とは、栄養素を最小単位まで小さくすることでもあります。例えば、1個の珠が糸でつながり数珠のようになっているのが炭水化物とタンパク質ですが、それを切り取るハサミの役が消化酵素です。

炭水化物はブドウ糖という珠が数珠状にくっついてつながったもので、「アミラーゼ」という酵素（ハサミ）によって切られ、1個ずつの珠となります。口の中ではα-アミラーゼという酵素によってある程度切り離され小さくなります。炭水化物は胃ではほとんど消化しません。胃にはアミラーゼが存在しないからです。食物が小腸に入り、小腸から出る炭水化物分解酵素（スクラーゼ、ラクターゼ、イソマルターゼほか）で消化されます。

タンパク質は、アミノ酸という珠が糸で数珠状につながったもので、タンパク分解酵素というハサミでこれが切られます。胃に入って、ペプシノーゲンがペプシンになってある程度消化されます。十二指腸に入って、膵臓から多くのタンパク分解酵素が出ます。例えば、トリプシン、キモトリプシン、カルボキシペプチダーゼほか。また、タンパク質は小腸粘膜から出るタンパク分解酵素でも消化されます。タンパク質だけは、分子が単独（モノペプチド）でも２個（ジペプチド）でも３個（トリペプチド）でも吸収されます。

脂質は、小腸の十二指腸で膵臓から出る脂肪分解酵素（リパーゼ、エラスターゼ、コリパーゼほか）と小腸粘膜から出る脂肪分解酵素（リパーゼほか）、そして胆汁酸によって消化されます。何らかの理由で胆のうを摘出したりしている人の場合、胆汁酸はきわめて薄くなります。そのため脂肪の消化がかなり悪くなります。胆汁酸の脂肪分解の力はかなりのものなので、よほどのことがない限り胆のうは切除したくないものです。

ここで、もうひとつ消化酵素として備えるものがあります。それは、善玉細菌が出現させる酵素力です。善玉の細菌は人間が作り出す酵素の１５０倍も保有します。ただ、小腸での善玉細菌は大腸に比べてかなり少ないので、額面どおりに１５０倍の消化酵素が小腸に出現して機能しているかどうかとなるとかなり疑わしい。善玉細菌の酵素が小腸で働かないわけではありませんが、善玉細菌によって発生する酵素群の大半は大腸で活躍しているものと思われます。

また、悪玉細菌だらけの場合は、けっしてよい消化は行えません。悪玉細菌の出す〝悪玉酵素〟によって体内はさまざまなよくない状態になる可能性があるのです。最近では、悪玉細菌が悪玉酵素を出し、それが病気を作っていくのではないかという論議もあります。小腸で善玉菌の出す〝善玉酵素〟の力はどのくらいか？　今後の研究にかかっています。

(2) 消化過程とpHと時間

口～食道～胃～腸～肛門の経路を消化道と言いますが、途中にある肝臓、胆のう、膵臓なども重要な消化器官です。主な消化器官での消化時間、pHは以下の通りです。

①胃で行われる消化

○空腹時の胃は、弱酸性である（pH5・5）
○胃に野菜、でんぷん質、果物、脂肪、タンパク質など、何らかの食べ物が入ると、タンパク質を分解する酸の分泌を促す信号が送られる
○胃酸で環境は強い酸性になるが（pH1・5）、胃壁は粘膜分泌液層（胃液）により守られている。この胃液は腸内の発酵で生じた短鎖脂肪酸が原料となる。それゆえ腸が善玉菌優位でないと短鎖脂肪酸も胃液も作られなくなる
○すべてのタンパク質は、胃でタンパク質分解酵素により一部分解される
○塩酸は信号を送る仕組みの一部である。タンパク質が分解

消化器官	pH	時　間
胃	空腹時は 5.0 前後 食物が入ると 1.5	空になるまでの時間は約 5 時間
小腸	6.0 ～ 6.8 （十二指腸だけは食物が入った時のみ 8.0）	空になるまでの時間は 5 ～ 7 時間。
肝臓	肝臓（血液）は 7.0 ～ 7.5	消化管よりも長時間必要
大腸	活動中は 6.7 以下	便になるまでの時間は 16 時間～ 2 日間

■各器官での消化時間と pH

される3〜5時間にわたり、食べ物は胃の中に留まる

○食べてすぐ眠ると消化は著しく悪化する

胃にはタンパク質の分解以外にも仕事があります。ビタミンB_{12}やカルシウムなどの一部のミネラルを利用するためには、胃でタンパク質を分解し、その栄養素を解放する必要があります。

胃の中では、病気の元となる多くの細菌、ウイルス、寄生虫が退治されます。胃薬はほとんどが胃酸中和剤です。これを飲み続けていると胃酸は薄まりpHは上昇し、胃にピロリ菌はじめ細菌が大量に発生し、胃炎、胃潰瘍、胃がんへとつながることになるので、一時的に服用するに留めたほうがよいでしょう。

②栄養の供給

○消化器官は免疫系の大部分を宿し、さらに腸神経系も含有している。免疫系の割合は小腸で全身の70％も存在するとされる

○消化器官は、食道から肛門まで約9mの長さがあり、「第2の脳」（第4章の腸管粘膜免疫で紹介）とは、その内膜に存在する腸神経細胞を指す

○第2の脳の腸神経細胞の数は約1億もあり、脊髄や末梢神経系の神経細胞数よりも多い

(3) 消化不良

人間は無意識のうちにエネルギー源を欲しがります。そのエネルギー源こそ三大栄養素（タンパク質、脂質、炭水化物）です。これらがエネルギーとなることから、三大栄養素こそが栄養である

というイメージになりました。

しかし、この三大栄養素は栄養素の一部でしかありません。単にエネルギーになるので他より重要と勘違いされただけなのです。とにかく人間(もちろん動物も)はエネルギー源を欲しがります。そのためにこの三大栄養素を真っ先に食べます。

さて、食べた物はすべて消化されるとは限りません。消化不良を起こすこともあります。消化不良とは、この三大栄養素が分子ひとつまで(タンパク質は3つの結合まで大丈夫)細かくならない場合、すなわち比較的長い数珠のまま腸で残った場合を言います。

①タンパク質の消化不良＝「**腐敗**」

タンパク質の消化不良は、アミノ酸が4つ以上つながって残った状態です。また、タンパク質の消化不良で起こる現象を「腐敗」と呼びます。この状態は否が応でも腐敗菌の強い繁殖を招きます。腐敗菌が腸で増殖すると脱炭酸し、必ずアンモニア群(各種アンモニア)が増殖します。

このアンモニアの毒性は強烈で、胃・小腸・大腸のみならず胆管・胆のう、膵臓といった消化器系に炎症を起こします。また、全身に少なからず吸収してあらゆる症状になり病気につながるのです。タンパク質の腐敗で出るガス(オナラ)は音が出ずかつ非常に臭い。

②炭水化物の消化不良＝「**異常発酵**」

炭水化物の消化不良で起こる現象は「異常発酵」と呼ばれます。ただ炭水化物の場合、分子が3個〜8個までの少糖類ならむしろ善玉菌の餌となりよいと言われます。この少糖類は「オリゴ糖」です。

炭水化物が消化されない場合の異常発酵でも腐敗菌の繁殖は強い。この時は腐敗現象と同時にガスが大きな音と共に出ます（臭い）。異常発酵＝発酵＋腐敗のことです。

③脂質の消化不良＝「**酸敗**」

脂質の消化不良で起こる現象は「酸敗」と呼びます。この消化不良は、トリグリセリド（中性脂肪）がモノグリセリドと脂肪酸に切れない状態のことを言います。

酸敗で起こることは次の４つです。

○二次胆汁酸出現
○活性酸素の大量出現
○悪玉コレステロール（ＬＤＬ）の増多と酸化したＬＤＬの増多
○脂溶性ビタミンの吸収不良（ビタミンＡ・Ｄ・Ｅ・Ｋ）

人間にとって一次胆汁酸は必須の物質です。脂肪の消化したリパーゼともども一役も二役も買うからです。一次胆汁酸とは、コール酸とケノデオキンコール酸です。ところが、「酸敗」(脂肪の腐敗)すると、二次胆汁酸となります。この二次胆汁酸は必要なもので、悪玉の細菌（例えば赤痢菌やチフス菌）を殺す目的でやむを得ず出てくるものです。しかし、腸に長く滞在すると、がん化していくのです。特に大腸がんは、この二次胆汁酸のうっ滞（血流の停滞）から生じるとされます。大腸がんはタンパク質の消化不良によって腐敗菌が生じ、ニトロソアミンというアンモニアが腸に多くなった際、二次胆汁酸と結合することによって出現するがんです。

そこで最も必要になるのが、リパーゼという脂肪分解酵素です。加齢とともにこれもかなり少なくなります。そのためリパーゼをサプリメントとして摂ることも必要になってきます。

(4) 腐敗現象

タンパク質でも炭水化物でも、消化不良になると最終的には腐敗現象が起こります。腐敗は、腐敗菌がきわめて優位になった場合です。必ず脱炭酸してアンモニア群（アミン類とも窒素残留物ともいう）が腸の中で生じます。すべての慢性病はここから出発するといっても過言ではありません。

腐敗で起こる症状は主に次のようなものです。

○胃もたれ、げっぷ、悪心、朝起きにくい、食欲の異常亢進、下痢、軟便、食後眠くなる、肩こり……さらに、これが嵩じると次のような症状が出てくる

○めまい、頭痛、しゃっくり、唾が出にくい、涙が出にくい、腰痛、食欲不振、便秘と下痢の繰り返し

○心臓、腎臓、肺、肝臓、下肢静脈瘤、糖尿、脳の疾患など

(5) 代謝が悪くなった時に病気になる

人間は代謝がうまくいかなくなった時に病気になります。その理由は次の2つの図を見れば明確にわかります。

人間の酵素の生産量は、1日にほぼ一定量です。そして、その限られた酵素は「消費用」と「代謝用」に振り分けられます。消化が円滑にいくと代謝は楽々とできます。それが左の図の状態です。

しかし、消化が悪いと代謝は大変おろそかになります。それが消化のほうにより多くの酵素が使われるからです。それが右の図の状態です。

代謝は、入れ換え、再生、解毒、排泄、免疫、運動エネルギーといった体内の化学反応の一連の活動ですから、これがおろそかになれば当然、各種の体調不良となり、さまざまな病気が出現してきます。

○健康な人＝酵素たっぷりの食生活を送っていると消化が順調に行われ、代謝酵素を温存して、体のために有効に使うことができる

○不健康な人＝酵素の少ない食生活を送っていると、消化のために消化酵素が多量に使われてしまうので、その分、代謝酵素が少なくなり体に負担がかかる

問題は、酵素が消化エネルギーにより多く費やされることです。消化エネルギーに費やされるということは、具体的には次のことなどです。

○過食、夜食（特に20時以降）

○加熱食オンリーまたは加熱しすぎる食事

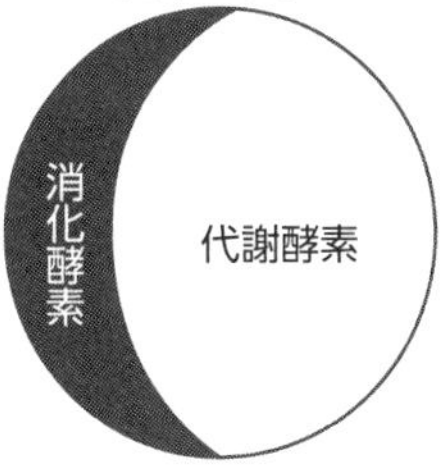

酵素たっぷりの食生活を送っていると、消化が順調に行われ、代謝酵素を温存して、体のために有効に使うことができる。

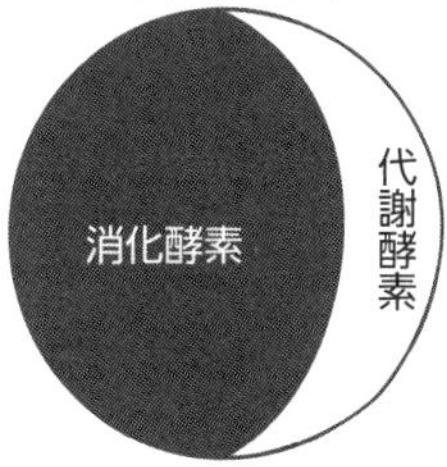

酵素の少ない食生活を送っていると、消化のために消化酵素が多量に消費されてしまうので、その分、代謝酵素が少なくなり、体に負担がかかる。

■消化酵素と代謝酵素のバランス

○朝食の加熱
○高GI食
○糖化した食事

(6) 病気の時は何も食べるな!

消化は膨大なエネルギーを必要とします。ナチュラル・ハイジーンを日本に広めた松田麻美子さんは「1食をしっかり食べるということは、フルマラソンを走るエネルギーに匹敵する」と言っているほどです。食べ過ぎた時、特に足先と首の後ろから冷たくなったり、記憶が悪くなったりするのは、血流が胃と腸に充満し、ほかの器官に流れにくくなっているからです。

したがって、「消化に負担をかけない食事」ということが重要なキーワードになります。特に病人はこのことをしっかり意識する必要があります。

「どうか消化酵素を無駄遣いしないでください。今は健康を回復するために代謝酵素が忙しく働いているのです」というのが病気を持っている人への正しい指導です。だが、「病気の時は体力が落ちているから、元気をつけるために無理しても食べたほうがよい」という誤ったメッセージを発している医師や栄養士がいるので本当に困ります。

動物を観察すればわかります。動物は、体調が悪い時は何も食べずにじっとしています。食べ物を口に入れず、ファスティング（断食）することで消化酵素を温存させ、代謝酵素の働きを取り戻す術を本能的に知っています。

私達も動物の自然の摂理に則した生き方に学んだほうがよいでしょう。病気の時は、消化器官に負担のかからない食生活こそがベストです。実際には、２〜３日ほど梅干しと水だけで、その後は梅干しと水と野菜おろしだけで８日間、さらに、梅干しと水と野菜おろしとフルーツで10日以上過ごすと、たいていの病気は驚くほどよく治ります。

※ファスティングについては、第６章で詳述します。

4 体内酵素の特徴

(1) 潜在酵素と代謝酵素

体内に存在している酵素は「潜在酵素」と呼ばれます。この潜在酵素は無数に存在しますが、それでも年を取れば取るほど減っていきます。潜在酵素には「消化酵素」と「代謝酵素」があります。消化酵素は24種類しかありませんが、代謝酵素は2万種類以上発見されています。

体内での酵素の働きはまさに〝生きた触媒〟です。消化酵素の役割は、長い数珠の糸を切り取るハサミの役。代謝酵素の役割は、ある物質を包み込んだら2つに分け、ある物質と違った物質を包み込み、ひとつの物質にしたりします。要は、代謝酵素は化学反応を起こし、全く違った物質への変換をするわけです。

代謝酵素は形としては鍵穴のような形をしています。ある化学物質がどの鍵穴にでも入れるようではよい代謝はできないため、いろいろなタイプの専門家的な鍵穴が用意されます。代謝酵素には多くの役割があり、それぞれ専門とする酵素があるので種類が多いのです。

こういった体内の酵素は、消化を含めてありとあらゆる新陳代謝を行っています。したがって、この酵素がうまく働かないと人間は一気に病気へと向かうのです。

体内の酵素にはいくつかの特徴があります。その代表的なものについて以下に解説します。

①高温に弱い

酵素は下記の温度で失活します。

○48℃で２時間
○50℃で20分
○53℃で３分

失活とは、酵素の機能が失われた場合を言います。これらの温度と時間によって鍵穴の形が変形・破壊し、開閉できていたドアが開かなくなるということです。

一般的にはこの温度で失活しますが、キウイフルーツのように70℃で初めて失活するような酵素も例外的にあります。これはあくまで例外で、キウイフルーツのような例はきわめて少ない。

さて、逆に酵素を冷凍するとどうなるか ―― 普通は失活せずに眠ってしまう状態になります。したがって、じっくりと自然解凍すると再び活動を始めます。あくまでゆっくりですが。

②酵素はpHに応じて作動する

胃は食物がないときはpH５・０くらい（酸性）ですが、食物が入ると１・５まで下がり強酸性になります。強酸性となって初めて胃での消化が可能になるからです。

その強酸性の環境下でも働く強者の酵素もあります。ペプシンがそれです。

外部から入った食物（と含まれている酵素）は、このpH１・５の環境では作動しないものが多い。しかし、それは失活しているわけではありません。こういった酵素は、十二指腸に入って作動します。十二指腸は食物が入っていない時はpH6・0〜7・0の間（弱酸性）ですが、食物が入ると、セクレチンやコレストキニンなどのホルモンによりpHは一気に8まで上がります（アルカリになる）。pH8で作動する酵素も多い。膵酵素はpH8で十二指腸にどっと流れ込み消化を促進します。

空腸以下のpHは6・0〜7・0の間が一般的です（これがもっと高くなると炎症感染が起こる）。

要は、食物や体液が人間の消化器官を移動していく際、pHは各消化器官で変わりますが、そのpHの違いに応じて、酵素もそれぞれタイプの違うもの（各種消化酵素）が働くことになるのです。

③基質特異性

「基質」とは、タンパク質、脂質、炭水化物のこと。これらエネルギーの元となる物質に対応して酵素が消化を行います。そのための特異的な酵素がいくつも用意されています。

タンパク質ならばプロテアーゼが機能し、いくつものタンパク分解酵素があります（トリプシン、キモトリプシンほか）。炭水化物ならばアミラーゼ、脂質ならばリパーゼが機能します。

酵素は特殊反応の触媒をする物質です。まさに鍵穴が酵素であり、

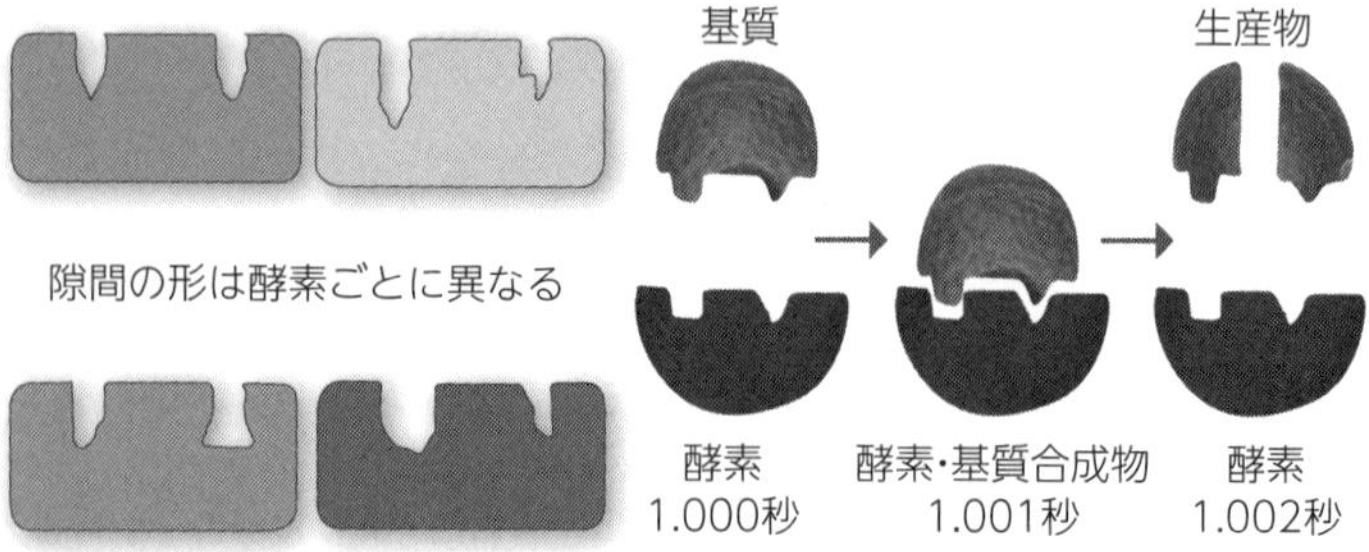

■基質特異性と酵素の働き

鍵が基質と言えます。ひとつの決まった基質が特定の鍵穴の酵素の中に入ることができ、そして、驚くほどのスピードで化学反応を起こします。その反応とは、大きく分けると、物質と物質をくっつける「合成」と、物質を切り離す「解体」です。

⑵ 老人になるとよく眠るのはなぜか

年寄りは暇があれば寝ていることが多い。ベッドの中のみならず、椅子に座っていてもうつらうつらしています。夜は夜でさっさと寝床に入り寝てしまいます。１日の多くの時間は眠っています。その理由は、酵素のバッテリーチャージが必要だからです。減少している酵素を生産して補充しなくてはなりません。

①酵素は睡眠中に産生される

人間は年をとればとるほど潜在酵素の量が減ってくることはすでに述べました。酵素は生命活動（代謝）の源です。だが、代謝酵素は年月とともに少しずつ減っていきます。その酵素の補充には睡眠しかありません。１００歳を越えた老人はほとんど一日中寝ています。つまり、潜在酵素がきわめて少なくなり、四六時中バッテリーをチャージしなければならないからです。そして、眠る時間が多くなってきた老人ほど死は近いと言えます。

②アルツハイマーは酵素の補填で改善する

アルツハイマーは脳の海馬の萎縮によって起こります。記憶が悪くなり、アセチルコリンを分解する酵素のコリンエステラーゼが多く出て、アセチルコリンが減少してしまいます。その結果アルツハイマーになるわけです。

1997年、日本のメーカーが製造したアリセプトという医薬品は、アセチルコリンエステラーゼの阻害剤です。これを飲むとアセチルコリンの分解が少し遅くなりますが、これは一時的な効果しかなく、1年も経つと効かなくなります。しかし、このやり方は本質的にアルツハイマーを治療する方法ではありません。なぜアセチルコリンエステラーゼが多く出るかという根本的な問題を少しも解決していないからです。

根本は、アセチルコリンの減少と同時に、そのアセチルコリンを活性化するコリンアセチルトランスフェラーゼという酵素が減少することにより、アセチルコリンが減っていくということを理解する必要があるのです。したがって、根本的にはコリンアセチルトランスフェラーゼという酵素を増やすことがアルツハイマー病を防ぐ最大のポイントとなります。そのためには、消化酵素を温存し、代謝酵素を活性化することこそ最良の方法なのです。つまり、ぼけ防止に最大の効果をもたらすものは、消化酵素がたっぷりと含まれた生野菜とフルーツを食べることにほかなりません。

(3) 肝臓と解毒とグルタチオンペルキシターゼ

肝臓は、血液が体内を循環する前に細菌や毒素を99%取り除く器官です。この仕事は、クッパー細胞という肝臓の内部にある細胞と肝細胞によってなされます。クッパー細胞は特別なマクロファージを使い、毒素を破壊し無毒化する働きがあります。

このマクロファージの解毒効果は強烈で、肝臓の門脈で0・01秒という速さで無毒化します。

ところが、この過程でマクロファージが食べ、処理した時に生じるのが活性酸素です。活性酸素は悪玉細菌を退治する白血球や単球（マクロファージ）の武器ですが、その返す刀で正常細胞も傷つける両刃の剣的物質です。毒素破壊はよいとしても、想像以上に正常細胞破壊も強い。つまり肝臓の毒物が多いと活性酸素も多くなり、そのため肝臓は傷めつけられるのです。

こういった毒素を退治するエースがグルタチオンです。グルタチオンの役割は肝臓に生じた活性酸素を取り除くことです。クッパー細胞で破壊処理しきれなかった小さな分子を胆管に排泄し、無毒化するのがグルタチオンです。

肝臓は解毒の第1段階と第2段階でグルタチオンを活性化させ解毒しますが、そのグルタチオンを活性化するのがグルタチオンペルオキシターゼという酵素です。

5 酵素阻害物質

体内に酵素が少ないことは疾病のリスクを大きく高めますが、酵素は十分あっても、その働きを阻害する物質があるのも大きなリスクです。

(1) 酵素阻害物質とは何か

酵素の働きを阻害する物質を食すと、病気になったり早死にします。酵素の働きが著しく低下するからです。酵素の力が低下すると、消化が悪くなるし代謝も円滑に行われません。体内は活性酸素だらけになります。つまり、生命活動が著しく低下するのです。

それゆえ酵素阻害物質は摂ってはいけません。やむを得ず体内に入れる場合でも、できるだけ少量にすべきです。酵素阻害物質が体内に入ると、特に膵酵素への弊害はすさまじい。

さて、酵素阻害物質にはどのようなものがあるでしょうか。

○重金属（ヒ素、水銀、カドミウム、鉛、アルミニウム、銀、すずほか）
○生の種（あらゆる種、玄米など）
○人工薬剤（化学合成の医薬品）

○農薬
○サリン、ＶＸ
○動物性発酵食品（チーズ、ハム、ウインナー、ベーコン、イカの塩辛、燻製食品など）
○白砂糖や白砂糖を使った菓子、チョコレート
○動物性タンパク質（カゼインタンパクが最悪、ほかにオボムコイドなど）
○タバコ
○異物（硬貨など）
○トランス型脂肪酸（マーガリン、ショートニング、ファットスプレッド）

主なものを順に説明しましょう。

まず「重金属」ですが、言わずと知れた猛毒であることは論を待たないでしょう。「森永ヒ素ミルク事件」「水俣病（水銀）」「富山イタイイタイ病（カドミウム）」など、大きな公害事件の直接的な要因は人間にとって猛毒の重金属でした。

次の「生の種」は想像しにくいですが、種は〝種の保存〟のため強力な酵素阻害剤を糖に持ち、種内の物質を酸化させせないようにしています。玄米も同様です。玄米は稲の種です。

「人工薬剤」はもともと酵素阻害効果を利用して作用させているものが少なくありません。それゆえ長期間飲み続けることは大きなリスクになります。例えば抗生物質のペニシリンは、細菌の細胞膜の酵素阻害作用を行い細胞膜が構成物質により形成されないので、細胞は裸の状態となり死滅します。一時的に病原菌を死滅させるには絶大な効果を発揮しますが、使い続けていると体内の有

用な作用をする細菌まで殺してしまい、これがさまざまな疾病の要因になるのです。ペニシリンのみならず抗生物質の多くはこのような作用をするのです。

「農薬」は言うまでもありません。毎日食べる農産品の中に残留農薬がどれだけあるかは大きな問題なのです。微量だからといって安全ではないのです。

「サリン」は「オウム・地下鉄サリン事件」で知られていますが、これを吸引してしまうと、拡張する伝達物質（アセチルコリン）を阻害するため筋肉が収縮して、すぐに窒息死してしまいます。

「動物性食品」ほかの食品群は前述の物質ほど毒性は強くありませんが、これらの食品も酵素の活性を阻害するものです。「白砂糖」の酵素阻害力は想像以上に強く毒と言ってもよいものです。

(2) 酵素阻害物質を摂り続けるとなぜ膵臓がんになるのか

例えば10円玉のような異物を誤飲してしまうと、いつかは大便と一緒に排出されますが、これが小腸に入った際に、膵酵素が消化目的で出現します。しかし、いくら膵酵素を十二指腸に発射し続けても分解されず溶けません。それでも膵酵素は分泌し続けます。ストックすべてを使ってでも消化しようとします。やがて膵酵素は涸渇します。それでも膵臓は酵素を出そうとします。その結果、膵臓の外分泌腺は2倍3倍と腫れ上がり、それががん化していくのです。

10円玉の誤飲は特異な例ですが、ほかの酵素阻害物質に対しても膵臓は上記のような作用をします。つまり、酵素阻害物質は膵臓を過度に働かせ、その結果膵臓が疲弊し、やがてがん化していくのです。膵臓がんの多くはこうした酵素阻害物質が要因になっています。

上記のように生の種も酵素阻害物質であるとしましたが、次のような種は例外で、食べても酵素は阻害されません。イチゴ、キュウリ、キウイフルーツ、トマト、ナス、オクラ……これらは種のサイズがあまりに小さく酵素阻害作用を発揮しないのでそのまま食してもよいでしょう。これに対して、スイカ、メロン、ブドウ、桃、ミカン、レモン、柿、大豆、小豆、玄米、生アーモンド、生ナッツなどの種はそのまま食してはいけません。

⑶ 種の持つ酵素阻害作用の解除法

大豆、小豆といった大きな種の場合、アメリカの文献では12時間以上の浸水でアブシジン酸（ABA）は解除されるとしています。玄米の場合は17時間以上の浸水が望ましいでしょう。ゴマ、枝豆、アーモンド、ピーナッツ、ナッツなどは生の場合、アブシジン酸などの酵素阻害剤が存在しますが、炒ったり、茹でたり、蒸したりして加熱すれば、酵素阻害作用は解除されます。ただし、枝豆は茹でても2分の1〜3分の1の酵素阻害剤が残っているとされます。そこで枝豆の場合は2度茹でを推奨します。ピーナッツは生の場合、やはり4時間の浸水後に空炒りします。アーモンド、ナッツ、ひまわりの種も同様です。

⑷ タバコによる酵素阻害作用

タバコの中には３００種類以上の炎症を起こす猛毒が入っています。タバコを吸うと、その毒素を処理するために、白血球の好中球が出現し、その毒素を食べまくります。その結果、エラスターゼという酵素を産出します。このエラスターゼという酵素が出た時は、肺の繊維性タンパク質のエラスチンを産生し、肺気腫になっていきます。また、好中球の死骸からは活性酸素が生じます。タバコの病気へのリスクというのは、直接煙を吸引する肺が機能低下したり、血流を阻害するだけでなく、一番大きなリスクは酵素の活性を阻害することにあるのです。

(5) 酵素阻害剤に匹敵する悪い行為（コーヒー浣腸の害）

代替医療を実践している医師や治療家で、コーヒー浣腸その他による腸洗浄を患者さんにすすめる人がいまだにいます。しかし、コーヒー浣腸は体には絶対よくありません。私が腸洗浄をすすめない理由は以下の通りです。

○1日一定量しか産生されない酵素を大量に捨ててしまうのが浣腸である（特にコーヒー浣腸）
　これは酵素阻害剤を摂取すること以上に酵素を失う。そのため寿命が大幅に短縮する
○コーヒー浣腸で大腸を洗浄しても便秘が治るわけではない。むしろ普通の排便ができなくなる
○大腸の腸内細菌叢が正常になるわけではない。むしろ悪玉菌が増える
○全身の細胞便秘（細胞にこびりついた宿便）がなくなるわけではない
○全身のビタミン、ミネラルのロスがすさまじい
○腸は常に下痢状態と同様になる。このことはよい栄養吸収を阻害する
○腸管免疫の低下。全体の70％もある腸管の免疫力が大きく低下する

アメリカ酵素栄養学の権威 Dr.ママドゥは、「コーヒー浣腸は長く続けると危険だ」とはっきり警

告しています。「やってもせいぜい2か月に1回が限度で、それよりもファスティングのほうが必要かつ効果的である」と述べています。

〔ある大腸がんの患者さんの例〕

この患者さんは毎日のように腸洗浄を行っていました。腸をきれいにすれば、がんは転移しないで済むと思っていました。しかし、手術の9か月後、肺に陰影が写っていました。その後の検査で、転移性肺がんと判明しました。患者さんはそのフォローのため、私のクリニックを受診しました。

その患者さんは、いくつかの療法（免疫療法など）でいったんは良くなりましたが、徐々に悪化し、その後入院して亡くなりました。こういったコーヒー浣腸の失敗例はじつは少なくありません。がんを患った人は、腸洗浄でかえって免疫を低下させてしまうようです。便は食事の内容をよくすれば自然と正常に出るものです。その努力をせず、コーヒー浣腸でごまかしてしまうのはよくないばかりか、特に大切な酵素を大量に捨てるわけだから、これは大きな問題です。

第6章

食養生による病気治し

1 医療としてのファスティング（断食）

西洋医療においても、ファスティングは「メスのいらない手術」として絶大な効果があることが報告されています。このファスティングを私は医療の第1ステップとして位置づけており、多くの患者さんに指導して、実際にその効果は驚くほどです。ほぼファスティングだけで完治した慢性病さえあります。なぜ、ファスティングはそれだけ効くのでしょうか？　また、ファスティングを実施すると病体はどのようにして改善に向かうのでしょうか？

1 ファスティングは病気治療の第1ステップ

本書で言う「ファスティング」＝「断食」とは、主として病気の治療を目的として何日も行うものです。いわゆるダイエットや健康法としてももちろん有効ですが、私は医療行為としてのファスティングは大変効果的であることから、多くの患者さんに指導しています。

一般的なファスティングは、水と少量の塩だけで何日も過ごすやり方です。よく「ジュースだけの断食」「玄米スープだけ」というのもありますが、これは本当の意味でのファスティングではありません。軽い食事だけの場合は「ハーフ・ファスティング」（半断食）と呼ぶようにしています。水のみ（＋少量の塩）のファスティングをやった人では、俳優の榎本孝明さんが有名です。彼は1か月間「水断食」を実行しました。万が一何かあるといけないということで入院しながらのファスティングでしたが、時々採血をして、各種の身体のデータに異常がないかを見ていたそうです。

その結果は、データに全く異常がないばかりか、すべてのチェック項目で最高によい結果だったそうです。断食前に比べて断食後の大きな変化は、体調がすこぶるよくなったことと、大便の量と質の改善！　便が全く臭くない。紙にも付かないような大便が何筋も何筋も出たそうです。「食べていない」のにです。ファスティングとはどういうものかを知る人であれば、その理由は簡単にわかるでしょう。

今の世の中、生活習慣病だらけです。それは前述したように、食生活が飽食になったせいであることは間違いありません。具体的には肉、卵、乳脂製品、油物、甘い物の食べすぎです。これらの食品を過食する人の病気の特徴は、細胞の質がきわめて悪いことです。ナチュラル・ハイジーンでは、これを「細胞便秘」と呼んでいるほどです。

食物をエネルギー源にしているのだから、「食べて治る」ようにすべきなのに、「食べなければ治る」というのはいったいどういうことでしょうか。

2 ファスティングの効果——海外からの報告

ファスティングは、なんとなく東洋医学・東洋思想、精神修行といったイメージがありますが、じつは、西洋医学でも大きく注目されているのです。

(1) ファスティング理論

ファスティング理論を現代医療に紹介したのはアメリカ人医師ジョエル・ヒューマンです。彼は「ファスティングは単なるダイエット目的でなく、あくまで医療としての療法である」とし、著書『Fasting and Eating for Health』でこう述べています。

「**ファスティングはあらゆる病気の治療として取り入れるべきである**」

(2) 2012年、米国「ファスティングはがん細胞を弱体化させる」

最近は外国でのファスティングの効果の報告が相次いでいます。

2012年2月9日、米国ワシントンで「ファスティングはがん細胞を弱体化させる」という研究が医学誌『Science Translation Medicine』で発表されました。

がんに罹患しているマウスに絶食させたところ、腫瘍が弱体化し、化学療法の効果も上がったとする研究結果が掲載されたのです。この研究レポートでは、「**人間でも同様の結果が出るかどうかはわからず、安全性も不明だが、がん治療の効果を高める研究に有望な道が開けるかもしれないと研究者らは期待している**」と締めくくっています。

　論文を発表したのは南カリフォルニア大学のバルター・ロンゴ教授（老人学、生物科学）らです。彼らは、２００８年に「絶食は正常細胞を化学療法から守る」とした研究成果を発表しています。ただし、このときの発表では1種類のがんと1種類の化学療法薬に限定されていました。

　ロンゴ教授のチームは、絶食によってがん細胞が脆弱になることを示すため、がんの種類を「乳がん」「悪性黒色腫」「神経膠腫」「ヒト神経芽細胞腫」に広げ、マウスで実験しました。その結果、すべてのがんで、絶食と化学療法を組み合わせた場合は、化学療法だけの場合よりも生存率が高く、腫瘍の成長が遅く、さらに（または）腫瘍の転移の程度が低かったのです。２０１０年には、乳がん、尿路がん、卵巣がんなどの患者10人を対象にした研究で、化学療法の前2日間と後1日間に絶食した場合、化学療法の副作用が少なかったとする自己申告データが報告されています。

　ロンゴ教授は「**がん細胞を打ち負かす方法は、がん細胞を狙い撃ちする薬を開発することではなく、正常細胞だけが直ちに順応できる絶食などで極端な環境をつくり、がん細胞を混乱させるということなのかもしれない**」と述べています。

　これは画期的な研究です。何千億円も投入して開発している抗がん剤や分子標的薬よりも、単に「絶食」したほうが効果が高い、ということなのです。医薬品会社にとっては悪夢のような研究結果かもしれません。しかし、ファスティングは効果があることは科学的に論証できることです。

⑶ ファスティングに注目するロシア

近年、ロシアがファスティングに注目しています。ロシアでのファスティングの研究は、1953年にモスクワ第一医科大学精神科診療所のユーリー・ニコラエフ医師が始めました。

ニコラエフ医師は、精神病患者に対し絶食（ハーフ・ファスティング）を15日間行いました。すると、患者の症状が大幅に改善し、なかには社会復帰した患者もいました。その後いろいろなパターンでファスティング療法を試みたところ、25～40日間のハーフ・ファスティング治療が有効であることがわかりました。

1995年になって、ファスティング療法は国からも認定され、ゴリャツンクス診療所がロシアにおけるファスティング療法の中心クリニックとなりました。ゴリャツンクス診療所の平均ファスティング期間は12日間。病歴の重い人ほど長くし、3週間以上のファスティングを実施した例もあったそうです。

その結果は――精神病のみならず、リウマチ、2型糖尿病、内分泌疾患、関節炎などの病気で著しく効果があったそうです。一般病院では満足な治療効果がなかった患者がこの診療所に来てファスティングすると、ほぼすべての症例で改善効果があり、その件数は1万件以上とのことです。

ロシアの事例を紹介したのは、順天堂大学加齢制御医学講座の白澤卓二教授です。2012年6月、NHK『BS世界のドキュメンタリー 絶食療法の科学』でその内容が紹介されました。

３ファスティングの人体への作用と医療効果

ファスティングは、体の細胞を質のよい健康な細胞に入れ替え、新品の健康な細胞にできる唯一の方法かもしれません。

代謝行為のひとつ「入れ替え、再生（新生）、解毒、排泄」はファスティングをやるとスムーズにできます。それゆえ、大便にもかなりの量の崩壊した細胞が抜け落ちてきます。ファスティングしていても大便がしっかり出るのは、その細胞が排泄されるからです。

代謝がスムーズにいくことでさまざまな疾病が改善されていきます。私の経験からもファスティングだけで完治した症例は多く、その効果は抜群です。

(1) ファスティングはがん治療に効く

がん細胞の場合は、細胞がアポトーシス（細胞の自殺）して便となって抜けていきます。アポトーシスして崩壊し自殺した細胞が肝臓に入り、胆管→十二指腸→大腸へと行き、便となって排泄されるのです。したがって、ロンゴ教授の症例にもあるように、がんに対しては大変効果的です。

私は現在、ファスティングをしないがん治療は成り立たないとさえ考えています。ファスティングしないとアポトーシスがスムーズにいかないからです。ちなみにアポトーシスの反対はネクローシス（壊死）です。これは「汚く処理された細胞」ということです。

人間は1秒間に50万個、毎日1000億〜1兆個近くの細胞が崩壊し、同時に新生（再生）されていきます。細胞の崩壊・再生の繰り返しのなかで、体内によい物を入れれば、再生された細胞の質はよくなりますが、悪い物を食べ続けると細胞の質は当然悪くなります。

この仕組みを知れば、細胞の質を最もよくする方法はやはりファスティングしかありません。ファスティングによって体内に何も入れなければ、新生された細胞はよい質を保ったままだからです。

それゆえに、ファスティングの内容も重要です。水と塩（梅干し）だけのファステティングが最も効果的ですが、これはなかなか長期間続けられません。したがってファステティングを数日間続けた後、低カロリーの物を少量だけ摂取するハーフ・ファスティングに切り替える必要があります。問題はそのハーフ・ファスティングの内容です。がんが治るか治らないかはこの内容によって決まると言っても過言ではありません。

よいハーフ・ファスティングの基本は、「梅干し＋生野菜＋フルーツ」です。これはかなりの期間続けられるし、がんに対して最も効果的です。がん細胞が好きな食べ物は単純炭水化物です。これを激減させれば、がん細胞を兵糧攻めにして弱体化させることができるのです。しかも、ほかの細胞の栄養として「梅干し＋生野菜＋フルーツ」（いずれも酵素がたっぷり含まれている）が与えられ、生命活動を維持することは十分可能なのです（これらには複合炭水化物も含まれている）。

(2) ファスティングは糖尿病を根本から治す唯一の手段

糖尿病は2型でインスリン抵抗性ならば、ファスティングないしハーフ・ファスティングをしっかりやるしか完治への道はありません。なぜなら、細胞の中にある脂肪細胞（悪玉）や毒素が多すぎて起こっている病気だからです。それを解除する唯一の方法がファスティングです。

糖尿病患者は、脂肪細胞や重金属の多い細胞がはちきれんばかりで、インスリンは膵臓から正常に分泌されているものの、細胞の入り口のドアはかなり開きにくくなっています。

そういったタイプの糖尿病の場合は、何があっても細胞の中の脂肪細胞を排泄するしか手段はありません。いわば乗客を速やかに降ろし、電車内の満員状態をゆるめることしかないのです。

ファスティングやハーフ・ファスティングをしていくと、脂肪細胞はどんどん抜け落ち、いつの日か細胞は正常化していきます。そうすると、グルット4やグルット2といった糖を中へ入れる反応物質が再び作動し、ドアは速やかに開き、糖が速やかに中に入ることができるようになります。インスリンという駅員は増員されなくてもドアは簡単に開きます。乗客（糖）は簡単に車両（細胞）の中に入ることができます。

これができる唯一の手段こそファスティングです。薬は全く不要です。この作業をせず、相変わらずの美食を続けていると、治ることがないばかりか、糖尿病は悪化していきます。外からインスリンという駅員を増やしても、はちきれんばかりの乗客は相変わらず車内にいるのだから、インスリン注射でドアが開いたとしても、かえって問題をこじらせるだけの因子になるしかありません。

しかし、今の世の中、なぜか医師は簡単にインスリンを打ちたがります。なぜなのか――おそらく次に挙げる理由からでしょう。

まず、いまの糖尿病の医療に「原因を解除する」医療体系がないことです（最初にカロリー制限の食事指導はしますが）。次に「目先の有利さ」のみを優先する体制の医療がまかり通っていることです。さらに「インスリン注射をすれば一生患者をつかまえられる」という利益優先の考えがないとは言えないでしょう。

〔完治した糖尿病患者（60代、男性）の例〕

5年前に糖尿病になり、3年前からインスリンを打ち始めました。インスリンを打っても血糖は200㎎／dL前後でそれほど下がらず、体調もよくありませんでした。眼がかすむようになったし、腰は痛いし、風邪はひきやすいし、いつもだるいといった症状が続いていました。

彼は友人の紹介で鶴見クリニックを受診。身長170㎝、体重76kg、血糖値265㎎／dL、Cペプチド2・0（0・5〜2・5までが正常値）、HbA1cは8・6（正常値は6・0〜4・0の間くらい）と高かった。Cペプチドが正常なら、インスリンは自身の膵臓のβ細胞から十分出ています。

そこで私は、インスリン注射を中止させ、同時にファスティング・メニューを提示しました。糖尿病の場合、水分のみのファスティングをやや長くし（ただし、梅干しだけは食す）、あとはハーフ・ファスティングにします。また、食物繊維のサプリメントも併用しました（これがないと善玉菌だらけにならないし、便が出にくくなる）。また、水素サプリ（カプセルの中に水素と抗酸化成分がつまっているもので、この水素は3か月抜けない）やDHA製剤（オメガ3系脂肪酸がないと細胞膜はよくならないため）などを併用しました。

彼はみるみるスリムになり、同時に血糖値も全く正常となりました。インスリンを打っていないのに、14日目に早くも80前後の血糖となりました。３か月経っても血糖は80前後でかつＨｂＡ１ｃは5・6まで下がりました。体重は58kgとなりました。

また、あれだけいろいろとあった不定愁訴は全くなくなっていました。いやな腰痛も肩こりも消え、だるさもなくなり、眼も急激によくなっていきました。

初診から1年ほど経過した時点では、体調は絶好調です。インスリン注射を中止してかつ完治した典型的な症例です。

(3) ファスティングは細胞便秘を防ぐ

ナチュラル・ハイジーンが「細胞便秘」という言葉を使っていると述べましたが、じつは「細胞便秘」という医学用語はありません。しかし、この表現は実態を表現するのに適しています。細胞の質の善し悪しが健康か否かを決めるからですが、細胞便秘している細胞が多い人はもちろん不健康であり、病人のうち細胞便秘者ほど症状が多い。いろいろな場所の痛み、コリ、張り、しびれ、冷え、不眠、吐き気などは細胞便秘の結果です。細胞便秘をより具体的に表現すると、「脂肪細胞と毒的ミネラル、および糖化物（ＡＧＥ）その他の合体」と言えます。

人間は加齢とともに少しずつ細胞の中が汚れていきます。細胞は常に新陳代謝されてきれいだと考えられていたりしますが、そんなことはけっしてありません。細胞は少しずつ悪しき物がこびり付くようになり悪い細胞になっていくのです。特に美食家と過食者の細胞便秘はひどい。

細胞の汚れがひどくなり、細胞の中に大事にしまわれていた「核」まで侵されていくことがあります。細胞核には生命の根本とも言えるDNAが格納されています。このDNAまで破壊されたら、そこの細胞の臓器が「がん」の状態になります。がんは細胞の核がやられた時に起こるのです。

したがって、細胞をクリーンにし、汚さないようにしなくてはなりません。いわゆる肉食や砂糖の多い食事、脂肪の多い食事、糖化物の過食は細胞を汚してしまいます。細胞便秘をもたらすものは、何と言っても食事内容です。

①あらゆる病気は細胞便秘によって引き起こされる

ファスティングを上手にやると、ほとんどの病気はよくなっていきます。糖尿病など生活習慣病の多くがみるみる改善していきます。人間は年を取れば取るほど、また病気が重いほど100兆個もの細胞が便秘していきます。これを改善していく唯一の方法はファスティングです。

細胞便秘とは、細胞膜の質が悪いし細胞内も毒素が多い細胞のことです。悪い細胞とは、「脂肪細胞」と「毒的ミネラル」と「糖化物」がほとんどです。この悪い脂肪細胞は、悪玉アディポサイトカインというホルモン様の物質を発射し、人間を病気にしていくことは先に述べた通りです。脂肪細胞だけでなく、悪い細胞に意外に入っているのが重金属です。特にアルミニウムや水銀、ヒ素、鉛、カドミウムはこの細胞内に微量にこびりついていたりします。また、白砂糖のショ糖も入っていることが多い。そして見過ごせないのが糖化物です。

TNF-αは悪玉のアディポサイトカイン（免疫に関与する特定のタンパク質）で、これが体の中に出現すると、糖尿病にもがんにも白血病にも何にでもなるとされています。

そのアディポサイトカインのひとつであるＰＡＩ−１は血栓を飛ばす物質で、脳梗塞、心筋梗塞、肺梗塞その他の梗塞を起こす因子です。また、アンジオテンシノーゲンは高血圧を生じさせ腎機能を悪化させる物質です。このように細胞便秘＝脂肪細胞＝悪玉サイトカインの存在は、あらゆる病気につながっていくのです。

②がん患者の細胞はすべての細胞が悪い

「○○がん」というと、その部位にだけ注意を向けていることが多いようです。「私は右乳がん」というと右の乳房に気を取られる。しかし、右の乳房が顕著に悪いけれども他の細胞はよいわけではない、ということを知らねばなりません。

どのようながんであろうと、がんが顕在している部位の細胞だけが悪化しているのではなく、他の部位の細胞も悪いことが多いのです。このことはがんばかりではありません。ほかの病気についても言えることです。

特に重い病気の人ほど全身の細胞の質は悪い。つまり細胞便秘が強い状態であるということです。肥満の病人もそうです。それゆえ、重い病気の人、肥満の人は細胞便秘を解除すべく、ファスティングやハーフ・ファスティングをやりながら質のよい食品やサプリメントを摂取する必要があるのです。

⑷ファスティングは「メスの入らない手術」

どんな治療法よりも優れていて、しかも誰でもその気になればすぐできるということ、またその効果は絶大だという点で、また手術も医薬品も不要であるという点でも、ファスティングあるいはハーフ・ファスティングは最高の治療法でしょう。

フランスの栄養学界では、ファスティングのことを「メスの入らない手術」とさえ呼んでいます。人間は一定期間食物の体内への供給を停止すると、体内に蓄積していた栄養を消費してエネルギー化します。この時、体内の栄養が続く間は食物を摂取しなくても生命は維持できます。水のみのファスティングでは一般的に1か月以上は餓死しないとされています。体内に貯蔵していた脂肪を小出しにしてエネルギー源にしているからです。

人間がファスティングして多くの病気に効果があるということは大昔から数多く語られています。ファスティングが効くのは、人間は消化吸収することがない状態の場合は、体に溜まった細胞毒素（主に脂肪細胞であるが、多くの重金属や悪しき糖化物その他の毒性物質）が大便となって排泄されるからです。細胞内に詰まった毒素（細胞便秘）が抜け落ち、同時に細胞が新品化していくことで肉体は驚くほどよみがえるのです。

病気治療のほか、ファスティングには人体にとって多くのメリットがあります。

○精神（宗教）修養
○ヘルスケア
○ダイエット
○デトックス
○美容

⑸ ファスティング中の宿便と好転反応

人間は1日に1000億～1兆個もの細胞が崩壊して、新たにそれだけの量が新生しています。ファスティングを実行すると次の経路で大便が出ます。

崩壊細胞 → 全身の細静脈 → 肝臓 → 胆管 → 十二指腸に入る → 空腸 → 回腸 → 大腸 → 結腸 → 直腸 → 肛門 の経路です。このファスティング時の大便は「宿便」と呼ばれるものです。したがって、水しか摂取しなくても内視鏡で大腸には何もなくても便は出ていきます。これは壊れた細胞が便となっているからです。

①宿便は細胞がアポトーシスして崩壊した排泄物

「ファスティング中に内視鏡を腸に入れて見たが、宿便などはない」という医師がいます。それは「細胞崩壊した物が抜け出していく」ということを知らないからです。確かに小腸・大腸の中を見ても、ファスティング中には宿便らしき物は見えません。しかし、ファスティングを続けると、便が大量に出ることは確かです。それはなぜでしょうか。理由は次の通りです。

太りに太った毒素細胞（脂肪細胞）がどんどん自然に抜け落ち（アポトーシス）、それが全身中の細静脈に入った後、肝臓に集められ、それが胆管から十二指腸に入り、大腸に行き、大量の便となって排泄されるからです。

このほか、一部は「汗」になって出ていくし、また「尿」としても排泄されていきます。いわゆる「細胞便秘（毒素細胞＝脂肪細胞や重金属、糖化物その他）」がファスティングを実施することによって、アポトーシスをして崩壊物となり排泄されるのですが、それが「宿便」です。

②好転反応はなぜ出てくるのか

ファスティングをすると、早ければ1日、普通は2～4日で好転反応というものが出てくることが多い。好転反応とは、次のような症状を指します。

○吐き気、嘔吐
○足の冷え
○頭重、頭痛
○倦怠感
○背痛、腰痛
○めまい
○口臭　ほか

もちろんこれらすべての症状が出るわけではないし、人によって強い弱いという差はあります。しかし、いずれにしてもこのような反応が出ることがよくあります。こういった好転反応が出てくる原因は、細胞がアポトーシスし、崩壊した細胞の毒素が多いからです。アポトーシスは、ネクローシスとは違って、きれいに抜け落ちた崩壊物のことを指します。毒素細胞の中身はほとんどが脂肪細胞ですが、一度入ったら抜け出ないとされる糖化物質もファスティングで出てくるし、重金属も排泄されます。これは、全身の細静脈に抜け落ち流れ出て肝臓に集合します。この時、アポトーシスして出た細胞こそ毒素の塊のような崩壊物です。これらが抜け落ちる際に、その毒素によって炎症反応が強く出てきます。これが好転反応なのです。症状の強い人は細胞内の毒素的物質がより多いのです。また、いわゆる細胞便秘が強くある人ほど好転反応はより強く出てきます。

細胞便秘の「細胞」とは、つまるところ「毒素の多い細胞」であり、具体的には脂肪細胞や重金属、糖化物質その他が加わった細胞です。このような細胞は、慢性病や難病の人に多いのです。この細胞がファスティングなどで抜け落ちて排泄される時は、この毒素が全身に蔓延し炎症を起こすわけです。

③好転反応の解除法

好転反応はすごく嫌な症状です。ひどい場合は吐いたりもします。全身が一時的に炎症を起こすからです。毒素細胞が抜け落ちてしまえば消えてしまう反応ですが、好転反応の症状自体も極力減らしたいものです。そうでないとせっかく効果が上がっている治療が途中で挫折しかねないからです。そこで、好転反応の症状を軽減する方法を紹介しておきます。

○足温を行う（これはけっこう効く）
○抗酸化で抗炎症のサプリメントを摂取する（良質の水素やビデンスピローサ、春ウコン、梅肉エキスなど）
○ホルミシス効果のあるサウナに入る（ホルミシス効果については後述します）
○温泉に長く浸かる

⑹ファスティングによるさまざまな有効作用

人間は食物を食べることによって生きていることは間違いないでしょう。食べなければ生命活動が維持できません。食べることによって肉体（細胞）を作り、エネルギーを供給していきます。しかし同時に、食べることは体内にさまざまな弊害をもたらしていることも事実です。例えば、糖化物を食べるとあらゆる不調をきたし、動物性食品を食べ過ぎると体中にアンモニアの残留物（窒素残留物）が蔓延し、高ＧＩ食、特に砂糖菓子を多く食すと胃腸内は腐敗だらけになります。

また、体内でエネルギーを燃やすことは何がしかの酸化をもたらすことですから、活性酸素（フリーラジカル）が生じて、これもありとあらゆる病源になっていきます。酸化はサビであり腐敗であり、老化し、病気になり、やがて朽ちていく（死んでいく）。人間は生まれた瞬間から、このようなプロセスで生涯を送るようになっているのです。

そこで、無病で長寿のためには抗酸化な生活が求められますが、食生活を含めた日常生活そのものが酸化活動ですから、酸化しないのは無理です。どのように工夫努力しても酸化し、活性酸素は生じます。だからこそ、体内に蓄積された毒素をいったん排出し、細胞自体をクリーンにしていく必要があり、ファスティングがその最良の方法なのです。赤ちゃんのような瑞々しい細胞になるわけではないにしても、かなりクリーンな細胞に戻すことはできます。

①活性酸素の減少

ファスティングを長く行うと、体中の細胞が新生されよい質の細胞が多くなっていくのですが、この時、ほとんど酸化しない条件下で細胞の新生が行われます。つまり活性酸素の害にさらされません。ファスティングにおいては活性酸素が働かないか働きにくいのです。活性酸素は出る量が大変少なくなるようです。

②ミトコンドリア系エネルギーの産生

第２はエネルギー効率が圧倒的によくなることです。解糖系エネルギーよりミトコンドリア系エネルギーのほうが比較にならないぐらいエネルギー産生を行います。解糖系が作り出すＡＴＰというエネルギー物質は２分子ですが、ミトコンドリア系エネルギーでのＡＴＰ産生は何と38分子です。つまり19倍も多いし、かつクリーンです。

ファスティングを行うと、ケトン体エネルギーが作動し、ミトコンドリア系が活性化することが知られています。

③がん細胞のアポトーシス

第３はがん細胞のアポトーシス（自殺化）です。がん細胞のアポトーシスは、細胞内にある遺伝子のあるメカニズムにスイッチが入ったときに起こります。数日間ファスティングし、ケトン体のエネルギーになるとこのスイッチが入ります。このスイッチは、ファスティングでなくてもかなり低カロリーの酵素食（ハーフ・ファスティング）でも押されると考えられますが、しっかりとアポトーシスのスイッチが押されるためにはファスティングがベストです。

④サーチュイン（Sirtuin）遺伝子の活性化

第４の利点は長寿遺伝子（サーチュイン遺伝子＝サー２遺伝子）が活性化されることです。北極に近いグリーンランドに棲息する細菌はサーチュインがしっかりと存在しているそうです。一方、赤道直下にいる細菌はこれが全く活動していないという。過酷な環境で生活している生物ほどサーチュインは活性化されるのです。サーチュインが働く条件、それは過酷な条件＝ファスティングを数日間続けると確実にそのスイッチがオンされると考えられます。

⑤炎症の軽減

第5の利点は症状の改善とCRP反応の正常化です。ファスティングすると毒が抜けていき細胞が新品化します。同時に、炎症反応のCRPが驚くほど正常化します。これは私のクリニックを受診してファスティングした患者さんのすべてで確認できたことなので間違いないことです。つまり「ファスティングは炎症を軽減する（取る）」最善の方法とも言えます。

さらに、より積極的な利点としては、体中が抗酸化物質で満たされることです。脳はブドウ糖によるエネルギーを止め、ケトン体によるエネルギーを使うようになります。ケトン体によるエネルギーによって、ミトコンドリアのエネルギー回路がしっかり回るようになり、あらゆる細胞が活性化していきます。

4 酵素入りファスティング法

私は、この素晴らしい治療法である「ファスティング」を私なりにアレンジした方法で推奨しています。

(1) 梅干しファスティング

それは「梅干しファスティング」です。そもそもファスティングが必要な人というのは、がんや脳疾患、心疾患でも、病気を抱えているすべての人は胃腸に強い炎症を起こしているものです。胃腸炎を起こしていろいろな病気に派生しています。

そこで、胃腸の炎症を取り除きやすいものとしては、胃腸では強酸性であり吸収してアルカリ性になり、かつよい塩分の入っている食物が理想です。その理想の食物が「梅干し」です。また、梅干しは短鎖脂肪酸そのものでもあります。

具体的には、梅干し1個を朝と夕にし、水は適宜飲むといった断食を6〜8日行うとよいでしょう。この梅干しの塩分は1個でせいぜい2〜4g、1日に4〜8gなので全く問題ありません。梅干しは1日に2〜3個まででよいでしょう。

このぐらいの断食を実行すると、エネルギー産生はケトン体によって行われます。ケトン体をエネルギー源とする体内エンジンの働きは、体調を著しく改善していきます。ケトン体については後述しますが、とにかく症状はびっくりするぐらいよくなり、大便が多く排泄され臭くなくなります。

(2)「梅干し＋フルーツ少量＋大根おろし」のハーフ・ファスティング

次に行うのは「梅干し＋フルーツ少量＋大根おろし」のみによるハーフ・ファスティングです。朝に夕にこれを食すとじつに効果的です。

少量のフルーツは抗酸化物質の塊です。生野菜おろしも大変よいでしょう。酵素とファイトケミカル、ビタミン、ミネラルはこの生野菜おろしでもよく摂れます。

どんな病人でも、最初の6～8日間は「梅干しファスティング」、その後は「梅干し＋フルーツ少量＋大根おろしのハーフ・ファスティング」で、ほとんどの病気は大きく改善していきます。

(3) 酵素ファスティングによる体の変化

前述のような好転反応が出る場合もありますが、酵素ファスティングでよく出現するのは次のような改善事項です。

○大便量増大、大便の無臭
○小便量増大、小便の無臭
○汗をしっかりかく
○空腹感を覚える

○呼吸楽（イビキ改善）
○睡眠深く、目覚めすっきり
○痛み軽減
○こり激減
○その他の症状改善
　このように、多くの症状が改善していきます。がんは、ファスティング療法によって進行しなくなることが多いのです。その理由は、毒素が抜け、体に新品の細胞が多くなりますが、その（よい）細胞にはがんが転移しないからです。また、新品のよい細胞が多ければ活性酸素が放出されにくくなり、がん細胞自体がアポトーシスする傾向になります。それゆえ、がん治しで第1にしなくてはならない治療法はファスティングおよびハーフ・ファスティングです。

　転移がんや進行がんなど、かなり重篤のがんの人は、波状的に（水と梅干しだけの）ファスティングを行うとよいでしょう。1回ぐらいのファスティング（6〜8日間）ではがんのアポトーシスも限定的だからです。

〔ファスティングが著効した例（60歳、女性）〕

　歯周病がひどく、歯科医院に行きました。歯科医師は患者さんの歯周病があまりにひどく、口の中が腫れ上がっているのに驚きました。膿をメスでかき出そうとしたのですが、思いとどまり、私のところに電話してきました。

「メスでかき出したりしたらよくないですよね」

「もちろんです。そんなことをしたら炎症がものすごく出て、ネクローシス（壊死）であまりの痛さに夜も眠れなくなりますよ。恨まれますよ」

「では、どうすればいいんでしょうか」

「それはファスティングしかありません。ファスティングすると、その腫れは自然に縮小しておさまっていきます」

そうして私はファスティングのメニュー（酵素サプリも加えた）を教えました。30日間のかなり厳しいファスティング・メニューでした。歯科医師はそれを患者さんに教え、また数日分の抗生剤を処方しました。患者さんはそれを忠実に実行しました。

その後の経過は瞠目に値するものでした。8日目に便器が詰まるかと思えるほどの大量の排便があり、25日経って再び歯科医院を受診したら、腫れは当然おさまり、歯周病自体もほぼ治っていたのです。

5 ファスティング中のエネルギー源

(1) 代謝エネルギーを切り替える仕組み

さて、水しか飲まないファスティングをした場合、エネルギー源はどこから来るのでしょうか。そのプロセスを解説すると次のようになります。

①第1ステップ――グリコーゲンの燃焼（解糖系）

ファスティングを始めると、まず体のメカニズムが一挙に切り替わります。最初に、肝臓に貯蔵されたグリコーゲン（グルコースの長連鎖）がグルコースに分解され、血液中に入りエネルギー源となります。グリコーゲンの量には限りがあります。肝臓でせいぜい100g、筋肉で250～400gしかありません。グリコーゲンのエネルギーは8～13時間で涸渇してしまいます。

②第2ステップ――タンパク質による糖新生（タンパク系）

ほぼ1日以内に肝臓のグルコースがなくなり涸渇すると、次にタンパク質のアミノ酸が糖の代わりとなってエネルギー源になります。これを「糖新生」と言います。タンパク質による糖新生は主に肝臓で、一部腎臓で行われますが、他の臓器では行われません。このエネルギーも長くは続きません。

③第3ステップ――ケトン体によるエネルギー（ミトコンドリア系）

体内にはタンパク質は大量にあるのに、なぜ糖新生が早く終わるかというと、生物は体のタンパク質の半分も消費するとすぐに死ぬからです。そこで、次に脂肪のエネルギーに切り替える機構があるのです。タンパク質での糖新生が短時間に終わり、その直後（同時に）から脂肪酸からの糖新生に切り替わります。そのエネルギー源は「ケトン体」です。ケトン体は血液脳関門（ＢＢＢ）を通るため脳のエネルギーとなります。

このケトン体のエネルギーは、脂肪細胞(中鎖脂肪酸)から出現するものです。それゆえファスティングをしっかり実施すると、細胞便秘していた細胞（脂肪細胞、糖化物その他）は抜け落ち、その結果痩せていくのです。

⑵ファスティングでケトン体がエネルギー源になる

このように、ファスティングを行うと①〜③の3つのエネルギー回路が動きますが、①の解糖系は2分子のＡＴＰ（アデノシン3リン酸）しか作りませんが、先述したように③のミトコンドリア系は38分子と19倍も多いのです。したがって、ファスティングはこのエネルギー回路を動かすことになり大きなエネルギーを得ることができます。

ファスティングを行うと、通常半日〜1日でケトン体がエネルギー源になります。人間はケトン体によるエネルギー化で生きていけるのです。しかもこのエネルギーのほうが健康になります。水だけで1か月も生きていけるのは脂肪が燃えてケトン体がエネルギーとなっているからです。それ

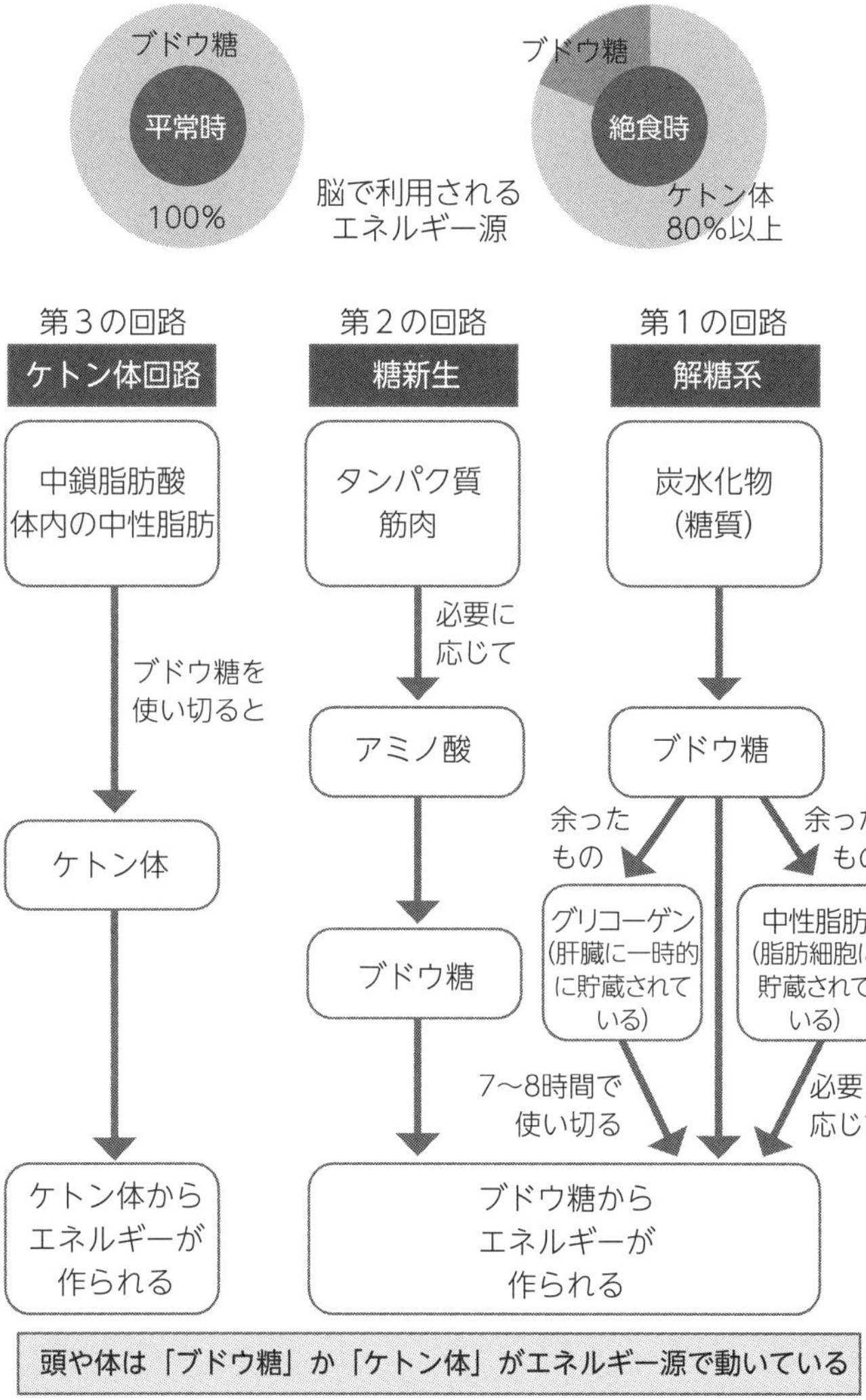

■3つのエネルギー回路
出典：『体が生まれ変わるケトン体食事法』白澤卓二著（三笠書房）

ゆえ脂肪太りしている人ほど、ファスティングのみで長く生きられることになるというわけです。

ファスティングならば理論上、3か月半は生存できると言われていますが、一般的にはここまでやるのは危険であり、よくて1か月でしょう。タンパク質や脂肪をファスティングで燃焼しつくしたら人間はエネルギーが涸渇して死にます。それが最長3か月半ということですが、その間、何も食べなくても生きていられるという仕組みがあることに驚きます。

ファスティングの目的は、①→②→③とエネルギー回路をまわし、このケトン体によるエネルギー源を得ることにあります。これによって、体内に余分に蓄積された脂肪を燃焼させることができ、生活習慣病を大きく改善することができるのです。

6 注目のエネルギー「ケトン体」

ケトン体エネルギーは先にも述べましたが、もう少し具体的に説明します。

ファスティングで糖が使われた後、糖新生とケトン体によってエネルギーは得られますが、糖新生のエネルギーはきわめて早く終了し、すぐにケトン体エネルギーで生きることになります。ケトン体には次の３つがあります。

○アセト酢酸
○３‐ヒドロキシ酪酸
○アセトン

この３つのケトン体の中でエネルギーになるのは「３‐ヒドロキシ酪酸」のみです。ここから産生されるエネルギーはブドウ糖よりはるかに大きく、ファスティングで１か月以上も生きられるのは３‐ヒドロキシ酪酸のおかげです。

(1) ファスティングがケトン体エネルギー産生をもたらす

ケトン体によるエネルギーは次のパターンの食事でもたらされます。

○ファスティング（水＋塩のみ）
○糖質制限食（脂肪食または脂質＋タンパク質）

ファスティングが驚くほど効果的なのは、やはり3－ヒドロキシ酪酸によるところが大でしょう。3－ヒドロキシ酪酸は血液脳関門を通り、脳のエネルギーになるし、脳細胞を大幅に改善するため、記憶力がよくなったり頭の回転がよくなったり、脳の不定愁訴（めまい、頭痛、頭重、不快感）が取れたり、よいことずくめです。

脳波もそれゆえ改善されます。3－ヒドロキシ酪酸が脳に入るとα波が増えることは東北大学医学部の研究チームによって確認されています。α波はリラックスしている時に現れる脳波です。ちなみに緊張している時はβ波、イライラしている時はγ波、ノンレム睡眠の時はδ波、深いリラックスやレム睡眠時はθ波の脳波となります。

もちろん改善していくのは脳だけではありません。全身がよいほうに改善していきます。ファスティング、あるいはハーフ・ファスティングは、ときどきはぜひ実施してみてほしいと思います。初めてのときは不安もあるでしょうが、まず3日ぐらいから始めてみるとよいでしょう。

ファスティングの最中、よほど肉体を使う仕事でないかぎり、エネルギー不足でダウンしてしまうなんてことは絶対にありません。空腹感はもちろんありますが、普通の仕事はなんの苦痛もなく続けられるものです。そして、1週間～1か月と序々に増やしていけば、体内の脂肪が燃焼し、ケトン体をエネルギー源とした生命活動の状態になっていくのです。

⑵ インスリン作用が正常であればケトン体の悪影響はない

一般に糖尿病者はケトン体がきわめて多く出現して、体の中は強酸性（ケトアシドーシス）となり早々に死に至るとされています。だからケトン体には悪いイメージがつきまとっていました。しかし、これはあくまで糖尿病性脳症の場合であって、インスリンが膵臓から正常に出ていれば悪影響は全くないことがわかっています。

脂肪酸と違ってケトン体は水溶性であり、特別な運搬用のタンパク質の助けがなくても肝臓からすべての臓器に運ばれます。もちろん脳にも入っていきます。

ケトン体は細胞内で再びアセチル−ＣｏＡに戻され、ＴＣＡ回路（呼吸の主要な代謝経路）で代謝されてエネルギー源となるのです。

⑶ 胎児は絨毛で作られたケトン体を主なエネルギー源とする

新生児のケトン体を測定してみると、成人の基準値が76μmol／L以下に対して、全例１００以上の高値なのは、意外ですが事実のようです。幼児でもケトン体値は３００〜４００を示し高い値なのです。では、胎児は？　となると、さらに高いと考えられます。

妊婦の血中の高コレステロールや中性脂肪が、絨毛という場所で積極的にケトン体に変換していることによるらしいのです。ケトン体が悪い物質ならば、胎児も幼児も生きられないことになります。しかし、けっしてそんなことはありません。

7 「糖質を制限してケトン体エネルギーへ」の問題点

(1) 単純炭水化物と複合炭水化物

最近やたらと目にし、とても気になるのは、「糖質を制限し、ケトン体エネルギーにしよう」ということを主旨として書かれた書籍です。これらの書籍に共通する骨子「糖質は基本的に何でも悪い」「タンパク質や脂質を摂るほうがよい」という主張には驚きを通してあきれ果てます。糖質が悪いはずはありません。

糖質で問題なのは「単純炭水化物」です。「ブドウ糖」「果糖」「ショ糖（ブドウ糖＋果糖）」の3つが単純炭水化物といわれる分子の小さい炭水化物です。これらを直接摂取すると、吸収が早過ぎていきなり血糖が180㎎／dLにも上昇するからです。この単純炭水化物は高GI食であり、高GI食が問題なのは、第4章に詳述している通りです。

しかし、だからといって炭水化物＝悪い栄養素ではありません。「複合炭水化物」ならむしろ長所がたくさんあります。複合炭水化物には以下のようなプラス面があります。

○糖がゆっくりと吸収される（当然ブドウ糖となって吸収されますが、その際ゆっくりと少しずつ吸収されます。このことがきわめて重要な性質なのです。ブドウ糖単独ではいきなり吸収さ

れるから問題なのです）

○抗酸化なファイトケミカルやビタミン、ミネラルが多い
○毒素物質の吸着と排泄の効果
○善玉菌のエサとなり善玉菌の作用を促進（ビタミンB群の合成、酵素の産生、免疫強化）
○短鎖脂肪酸の生成

複合炭水化物を食すと、ゆっくりと消化されたブドウ糖は小出しにゆっくりと吸収されます。ブドウ糖や果糖が悪いのではなく、単独で摂るから悪い栄養素になるのです。この5つのプラス面を見るだけで、いかに複合炭水化物が必要な物質であるかがわかります。

⑵ 糖質制限の問題点

今、糖質制限食（＝脂肪食中心）にしようとしている人がとても多いようです。前述のような間違った内容の書籍の影響によるものですが、ファスティングやハーフ・ファスティングでケトン体を作り出すパターンならばよいのですが、そうでない糖質制限食は大変危険です。

単糖	五炭糖	キシロース、アラビノース、リボース、デオキシリボース
	六炭糖	ぶどう糖、果糖、ガラクトース、マンノース
オリゴ糖	二糖	還元糖：乳糖、麦芽糖　　非還元糖：しょ糖
	三糖	ラフィノース
多糖	ホモ多糖	でんぷん、セルロース、グリコーゲン、キシラン、キチン
	ヘテロ多糖	コンニャクマンナン、寒天

炭水化物の分類

最も問題なのは、糖質制限食が嵩じたやり方による「ケトン体療法」です。ケトン体食をすすめる医師が指導する「脂肪＋タンパク質オンリー食」の内容を知って、私は唖然としました。肉とかハム、ベーコン、卵だらけだったからです。つまり、動物性タンパク主体の食事です。ここには抗酸化な栄養素は全く存在しません。

(3) スカベンジャー

抗酸化な栄養素、すなわちファイトケミカルやビタミン、ミネラル、そして酵素が入らないとなると、いったい活性酸素はどうやって除去しようというのでしょうか。病気は最終的には活性酸素によって生じていきます。したがって、どのような方法であれ、活性酸素を退治していくことが重要になります。食事で活性酸素を除去する物質は「スカベンジャー」と言われる物質を含む食物しかありません。スカベンジャーとは「お掃除人」のような物質であり、ファイトケミカル、ビタミン、ミネラル、酵素がそれに相当します。そして、スカベンジャー物質はフルーツと生野菜に最も多く存在します。これらを食べずして活性酸素を退治することは至難の業というものです。

このふたつの食物ほどではありませんが、雑穀入り玄米ご飯、漬物、キムチ、納豆、海藻、芋、煮豆といった食品もスカベンジャー効果をもたらすものです。質のよいアミノ酸、ゆっくり吸収する糖質、良質な脂質、ビタミン、ミネラル、ファイトケミカルなどがバランスよく存在しています。これらの多くは複合炭水化物であり、人間には大変プラスとなるものです。

「複合炭水化物にもブドウ糖や果糖はあるじゃないか」という反論もあるでしょう。確かにそうですが、複合した形で食せば一気に吸収されません。血糖も急上昇しません。またブドウ糖や果糖の量自体少ない。ゆっくりと吸収されれば悪い状態にはならないのです。すなわち病気になることもない。それゆえ、複合炭水化物に存在するブドウ糖や果糖はむしろ人体に有利に働くのです。

⑷ 脂肪、タンパクによるケトン体食での失敗例

ケトン体食の元になるということで、「脂肪食＋タンパク食」でがんを治そうとして失敗した人は相当多いのではないかと思います。というのは、私のクリニックに来る患者さんから、「糖質制限食」「ケトン体食」の相談件数が多いことを考えると、世間的にはかなりの数に上るだろうと思います。

では、「脂肪食＋タンパク食」によって、実際にはどのような結果になっているのでしょうか。

〔乳がん手術後の患者（48歳、女性）の例〕

右乳がんを手術（切除）した後、ケトン体エネルギーがよいと聞き、「脂肪食＋タンパク食」の食生活に切り替えました。食事は、肉や加工肉、卵、ココナッツオイルなど。

ココナッツオイルはけっして悪い食品ではありませんが、他のものが悪い。このような高タンパクな食事では、腸の腐敗と腸内でのアンモニア生成は免れない。この人は「抗酸化なし」の食生活を続けた結果、1年半後に転移がんが多発して私のクリニックを受診したのです。

〔糖尿病患者（70歳、男性）の例〕

この人も糖尿病はケトン体食で治ると、「高タンパク＋脂肪」の食事を少量にして摂ることを医

師に指導され実践してきました。摂取カロリーは控え目にし、1日に1200~1300kcalぐらいでした。その結果、確かに血糖値は下がりました。200mg／dL以上だった血糖値は80mg／dLにまで下がりました。ところが、違う面でいくつも困ることが出てきました。ケトン体食療法2年目に入って次の障害が出てきたのです。

○眼の障害（白内障と網膜症）
○腎不全（クレアチンが少しずつ上昇）
○大腸がん
○足のしびれと椎間板ヘルニア

こういった症状が次々に現れました。抗酸化物質（生野菜やフルーツ）を食さない生活だから、このような疾病を多発するのは当然の帰結です。この患者さんはその後、他の医療機関で透析を始めることになりました。

(5) ケトン体食=動物性タンパク食ではない

結局、炭水化物を排除して動物性タンパクのみのケトン体エネルギーで生きるのは大変危険な行為です。

人間が体を悪くする食物は、むしろ動物性タンパクです。特に肉と卵白、牛乳、チーズの害はおそろしいものです。ケトン体が出るからといって、このような動物性タンパクオンリー食では、短期間でさまざまな疾病が出現してしまい、死に直結するとても危険なことだと言わざるをえません。

２　食養生における薬効食品の活用

人間の健康はまさに「何を食べるか＝食養生」にかかっているといっても過言ではありません。よい物を食べれば体は自然によくなっていくし、悪い物を食べれば健康を害し病気になっていきます。本項では、単に健康を維持するだけでなく病気治しに直結する食品について解説していきます。

1 プロバイオティクスの活用

人間の消化器官（口腔、食道、胃、肝臓、膵臓、胆のう、十二指腸、小腸、大腸、直腸、肛門）にはいろんなバクテリアや酵素が分布していますが、それぞれの器官で、バクテリアの種類と酵素の種類が違います。

一方、酸素とバクテリアは相性があって、例えば小腸には酸素があり、大腸には酸素がありません。大腸には枯草菌やビフィズス菌が多く、これらの菌は酸素をたくさん消耗します。

消化器官の最重要部分は小腸です。小腸は人間の体のなかで一番活動的な器官です。食物を分解して栄養を吸収するところです。この部分は腫瘍が少ない。十二指腸も腫瘍は少ない。つまり「小腸がん」や「十二指腸がん」は少ないのです。大腸はこれに比べると腫瘍ができやすく、大腸がんの罹患者も多い。一番腫瘍が多く見られるのは胃です。これは、食物と同時に酸素も入ってきて、胃の中の酸素は活性酸素になり胃がんの要因になるからです。

円滑な消化のためには、消化器官がきちんと機能することが重要ですが、そのためには、特に腸内で適切に働く乳酸菌やビフィズス菌などのバクテリアがしっかり存在する、つまり腸内細菌がバランスよく、善玉菌優位であるということが重要なのです。なぜ重要かというと、体外から食物といっしょに入ってくる酵素は十分でなく（酵素たっぷりの食物だけではない）、したがって、体内で酵素を産生するためには、バクテリアによるプロバイオティクスがどうしても必要だからです。

人間の体自体は少ししか酵素を作れません。酵素を作るのは、食物とバクテリアの働きなのです。どんな酵素ができるかは、どんな食物を摂取しているかによります。

田舎のよい食物を食べて生活していた人が、都会に出てファーストフードのハンバーガーを食べると下痢してしまいます。なぜなら、体内にあるバクテリアがハンバーガーをよい食物として認識できず、腸内のバクテリアから消化酵素が産生されません。消化酵素が産生されないと消化されませんから下痢になるのです。したがって、体内に多種多様なバクテリアがあればいろんな食物に対応できる消化酵素ができますから、体内にバクテリアが豊富であればあるほどよいのです。

2 腸内フローラをよくしていく

消化器官のひとつである小腸の働きはとても重要です。小腸の働きがどれぐらい大きなものであるか――これはまだ謎の部分がたくさんあり、前述のように小腸には酸素が多く、大腸には酸素が少ないとか、十二指腸、空腸、回腸の役割分担、加えてそれぞれの酵素がどういう働きをしているかなど、酵素栄養学は本当に興味が尽きない世界です。

小腸で面白いのは、蛇腹みたいになっているのは空腸に多いことです。これを引き伸ばすと10ｍ以上あります。縮めても３ｍあります。大腸の1・5ｍの倍はあるのです。大腸には１㎠に１兆個のバクテリアが棲息しています。空腸は１㎠に１０００個あるというのですが、これは縮んだ状態なので引き伸ばすと数倍になります。胃酸は強酸なので胃内のバクテリアはほとんど死滅するというのですが、それでも１㎠に１００個はいます。このようなバクテリアおよび消化酵素が、体内でどのような働きをしているかはまだまだ知られていないことが多いのです。

(1) ピロリ菌は病原菌なのか

バクテリアは乳酸菌などよい働きをしてくれるものもあれば、食中毒などを起こす病原菌などもあり、すべてのバクテリアが人間にとって有用とは限りません。しかし、食事や呼吸などでさまざまなバクテリアが体内に侵入し、それらが病原になるリスクがあったとしても、バクテリアはむやみやたらと殺菌したりしてはいけないのです。よくピロリ菌が胃がんの原因だと言われていますが、胃の中はピロリ菌だけではありません。いろんなバクテリアが棲息しています。

ピロリ菌が胃がんの原因とされているのは、2005年にノーベル賞「医学・生理学賞」を受賞したバリー・マーシャル博士（オーストラリア）による「ヘリコバクター・ピロリ菌の発見と胃炎、胃・十二指腸潰瘍における役割」の研究結果からですが、それ以来、ピロリ菌保菌者に対して、除菌をすすめる医師が多くなりました。

しかし、よくよく考えてみれば、日本人の成人男子の70％はピロリ菌保菌者です。すると7割の人が胃がんになってしまうことになります。これはどう考えてもおかしい。ピロリ菌はもしかすると、他の重要な働きを担っている菌かもしれません。

今、ピロリ菌を除去するのに薬が使われていますが、本当にピロリ菌を除去していいのか、あるいはピロリ菌と一緒に他の有用な菌も殺しているのではないか。そうしたことも研究しなくてはなりません。単に薬で除去する、というのは危険な医療行為かもしれないのです。マーシャル博士も、「ピロリ菌に感染したからといって必ずしも病気になるわけではない。逆説的な話だが、ピロリ菌を排除しようとする体の免疫反応の強い人のほうが潰瘍などが起こりやすい」と述べています。

さらに、「強い抗生物質を使うと人体に有用な細菌まで殺してしまうので、薬で除菌治療した人の20％は下痢をする」と言っています。

⑵ 腸内環境をよくするプロバイオティクスとプレバイオティクス

胃や腸内環境を整えるには、なんといってもバクテリアの働きによるプロバイオティクスしかありません。そのためには、前述のようにむやみやたらと殺菌せず、生きた菌を食べ物と一緒に摂取することが一番です。現代人はバクテリアが不足しています。殺菌、除菌、抗菌されている物や食べ物があまりに多いのです。加工食品はファーストフードのほとんどは殺菌、除菌食品といっても過言ではありません。必然的に体内のバクテリアは少なくなっています。

したがって、意識して有用菌がたくさん含まれている食品、例えば乳酸菌が多い漬物とか（豆乳）ヨーグルト、納豆などの発酵食品を摂ることです。あるいは、乳酸菌そのものをサプリメントとして摂取するのもいいでしょう。（牛乳原料の）ヨーグルトはカゼインがあり問題なので、豆乳のヨーグルトのほうがよい。豆乳と乳酸菌は相性がよく、乳酸菌の培地には最適です。

また、体内に棲息している有用なバクテリアが増殖しやすくするプレバイオティクスの働きも必要です。例えば、大腸に棲息しているビフィズス菌を増やすには、ビフィズス菌そのものを体外からサプリメントとして入れることよりも、ビフィズス菌が好むオリゴ糖を食べれば、自然と体内のビフィズス菌が増殖していくようです。最近は甜菜由来のラフィノースのように質のよいオリゴ糖も出ています。

このように「プロ」「プレ」のバイオティクスを活用することで、腸内フローラをよくして、バクテリアの働き＝酵素の働きを活性化させていくことが重要です。

3 乳酸菌の力

腸内環境をよくするための有用菌には、乳酸菌やビフィズス菌などいろいろありますが、いわゆる善玉菌の代表格である乳酸菌が腸内にどれだけ多く棲息しているか、あるいは、乳酸菌が生きている発酵食品をいかに摂取するかが重要になります。

(1) 哺乳類には乳酸菌が必須

これは、ヒトが哺乳類動物だからです。人間は生まれるとすぐに母親のおっぱいを飲みます。おっぱいの乳首には、母親の乳酸菌がたくさん付着しています。赤ちゃんは母乳とともにこの乳酸菌も摂取します。これはとても重要な行動で、この初乳のときに母親からいい乳酸菌をもらうことで、赤ちゃんは一生の「健康資産」をもらうことになります。これはどういうことかというと、初乳時に体内に入れた乳酸菌は、発酵〜増殖〜死滅を繰り返し、一部は死滅して排泄されますが、腸内には常にこの乳酸菌の子孫が留まっています。初乳のときの乳酸菌には母親からの有用な免疫機能などの遺伝子を受け継いでいて、これが生涯にわたって体内に棲息していることになり、つまり「健康資産」を受け継いでいることになるのです。

しかし、母乳を飲むのは長くてもせいぜい2年です。これ以降は、母乳摂取時の乳酸菌は入りませんから、食物による乳酸菌の摂取が必要になります。自然の食べ物にはなんらかのバクテリアが付着しているし、その中には乳酸菌もいます。こうして体内には常に乳酸菌が棲息しているのです。

乳酸菌は多種多様な働きをしてくれます。

まず、腸内細菌叢（腸内フローラ）を大きく改善します。栄養素の消化吸収力を促進し、アミノ酸やセロトニンなどの有用な物質を生成するとともに、免疫力を高める働きをします。免疫力が高まれば、いわゆる難病や細菌性・ウイルス性疾患に大きな効力を発揮することができます。例えば、呼吸器へのウイルス感染に対しては、乳酸菌が直接ウイルスに関与して、ウイルスが宿主の細胞の受容体に付着するのを防ぐのです。

さらに、乳酸菌の効用は、体内で硫化水素やアンモニアの生成を抑制するとともに、カルシウムなどミネラルの吸収を助けるほか、人間の精神的なものにまで及ぶのです。

これら多くの有用な働きは、がん、糖尿病、高血圧、アレルギー性疾患など、現代医学では難治性と言われる生活習慣病や慢性病の防止・抑制に貢献するものとして、その活用が世界中で期待されています。

人間の体内にはビタミンを作ったり、病原菌やウイルスの感染から体を防御するバクテリア（乳酸菌も含む）が存在し、その数は、人間の全細胞数の１００倍以上に達します。このバクテリアなしで人間は生存することができません。

したがって、抗生物質や殺菌剤などで病原菌を殺菌すると有用な働きをするバクテリアも死滅してしまうのです。しかしながら、すべてのバクテリアを許容するほどの免疫力は人体にはありません。そこで、「菌には菌を」――乳酸菌などの有用菌を優位の状態にしておけば、病原菌や病原性ウイルスの感染や増殖を防ぐことができます。抗生物質を使わなくても、病原菌や病原性ウイルスからの防御は可能なのです。このほうが人体への負担はなく、前述のようなプロバイオティクスのさまざまな働きを期待することができます。

(2) 乳酸菌発酵食品

乳酸菌を摂取する一番いい方法は乳酸菌発酵食品を食べることです。身近にあるものとしては、糠漬、キムチなどの漬物やヨーグルトですが、「乳酸菌が生きている」ことが前提になります。乳酸菌が死んでしまっている発酵食品では意味がありません。当然のことですが、なぜこんなことをわざわざ述べるかというと、スーパーマーケットなどで市販されているこれらの食品のほとんどは菌が死んでいるか、菌の活性を抑えているものばかりです。というのは、生菌が活性して発酵が進むと、その食品の質的変化が生じます。漬物ならば、味や風味に酸味が出たり、変色したりします。これこそがプロバイオティクスなのですが、そういうことを知らない消費者からは「この商品は変質している」とクレームになったりします。そのクレームを避けるため、スーパーもメーカーも「発酵していない発酵食品」を販売しているということなのです。

ある焼き肉店のキムチがあまりに酸味がなく物足りないので、私はその焼き肉店の経営者に言いました。「ここのキムチ、全然酸味がないね」と。すると、酸味のあるキムチを出すとお客様から「腐っている」とクレームになるというのです。こんな実状なので、本物の美味しい漬物を食べて乳酸菌を積極的に摂取しようとすれば、専門店で買うか自分で漬けるしかないかもしれません。

また、乳酸菌の死菌からも有用な物質が産生されているので、「死菌でも健康によい」という人もいます。しかし、腸内で消化吸収などに働くプロバイオティクスは生きた菌でしかできません。プロバイオティクス効果による健康づくりや病気治しには、生きた乳酸菌をどれだけ摂取できるかにかかっています。

(3) どのような乳酸菌か

乳酸菌については生菌か死菌のほかに、「どのような乳酸菌か」ということも重要です。

乳酸菌はその形状によって大きく分けると「球菌」と「桿菌」があります。文字の通りで、球菌は丸い形をしているし、桿菌は棒状の形をしています。このうち球菌はもともと体内に多く宿している菌です。代表的なのは「エントロコッカス(腸内の球菌)」です。糞便由来の球菌であることから、「糞腸球菌」と呼ばれたりします。この菌はふだんは悪さをしませんが、免疫力が低下していたりすると感染症の原因になったりする菌でもあります。

乳酸桿菌は学術分類では「ラクトバチルス属」と呼ばれ、球菌よりも大型で発酵力も強い。この菌は善玉菌として体内に宿してはいますが、その数は少ないことから、乳酸桿菌は意図して多く摂取したいものです。

私が注目しているのは、中国科学院の金鋒教授がモンゴルの大草原で発見した「NS乳酸菌」です。

金教授は採取した数々の乳酸菌をその特徴や機能性ごとに分類していて、医療や食養生で活用する場合にとても便利です。例えば、糖類やコレステロールの分解力にすぐれたものとして「ラクトバチルス・ファーメンタム」、タンパク質の分解に抜群の力を発揮する「ラクトバチルス・ヘルベティクス」などがあります。

また金教授は、その著書『乳酸菌革命』(評言社)によると、培養を続けていると菌そのものの力がだんだん弱くなっていくことから、年に数回は現地に行き、野生の活力ある乳酸菌を採取しているということです。それらの野性味ある菌は発酵のスピードが速いのが特長で、特に小腸で活躍してくれることが重要だと言います。

ところで、さまざまな企業が乳酸菌サプリメントやヨーグルト、あるいは「乳酸菌入り○○」といった健康食品を販売していて、その菌数「○○億個配合」などと喧伝していますが、それはほとんど意味がありません。サイズが小さい菌や死菌、失活している菌が数億個、数十億個入っていたとしても、乳酸菌としての能力を発揮できないのでは意味がないからです。若々しい活力あふれる大型の菌であれば、その数が少量でも、培地(食物)の分解力=発酵力があるのであっという間に大量に増殖するのです。金教授は「老人が1万人いても生殖力は期待できない。ひとりの若者のほうが勝る」とわかりやすく比喩します。乳酸菌サプリメントを選ぶ際には、こうしたことも検討する必要があるでしょう。

4 大豆食品の効用

(1) 沖縄が長寿だった理由

沖縄県はかつて長寿で有名でした。女性は2010年までずっと平均寿命は第1位を続けていました。一方、男性は1999年まで第1位が続いていました。ところが、2000年に突然26位に落ちてしまいました。沖縄県民としてはあまりにショックで、このことを「二六ショック」と言っています。2位や3位に下がるならまだしも、いきなり26位に落ちるというのは、いったいどうしてでしょうか。

沖縄では、1970年代後半に入ってきた「マクドナルド」などのハンバーガーが原因だという人が多いようです。マックが沖縄に出店したからといって、ハンバーガーを多く食べなければよいのですが、そうもいかないのが人間なのでしょう。それが直接の原因かどうかはわかりませんが、沖縄県の男性の平均寿命が下がってしまったことは確かなようです。

それまで何十年も、沖縄県の平均寿命は男女ともに1位でした。私の盟友で、沖縄県に小児科医として26年間も勤務していた竹谷徳男先生に、「なぜ沖縄の人が長寿だったか」を聞くと次の答えが返ってきました。

「沖縄県人は豚肉を多く摂っているからなどという人がいるが、とんでもない。本土の人が言うほど豚肉は多くはないですよ。何より第1に挙げられるのは、超粗食。本当に少食で、ほとんど2食とちょっとで、1回の量はみんな少ないですよ。その内容がすばらしい。海藻（昆布やもずくほか）が多く、かつ大豆の発酵食品がじつに多い。第2に主食が雑穀米を炊いたもので、しかも1杯も食べないほど少ない。パンなどまず食べない。第3に間食や夜食をしない。第4に必ず日光浴をする。第5によく運動（ウォーキング）をする。これなら健康になるに決まっていますよね」

下の表は1996年までのホルモン依存性がんの5か国の比較表ですが、竹谷先生がかつての沖縄県民の食事内容を指摘したように、この時代までは、沖縄はじつにがんが少ないことがよくわかります。一方、スウェーデンやアメリカといった先進国はホルモンがんが多いことが一目瞭然です。沖縄が長寿だった要因をもう一度まとめると次の通りです。

○粗食（少食）
○海藻が多い

平均余命の世界順位	国・地方	平均余命	年間がん死亡数（人口10万人当たり）			
			乳がん	卵巣がん	前立腺がん	大腸がん
1	沖縄	81.2	6	3	4	8
2	日本	79.9	11	3	8	16
3	香港	79.1	11	3	4	11
4	スウェーデン	79.0	34	10	52	19
18	米国	76.8	33	7	28	19

ホルモン依存性がんのリスク（1996年）
出典：世界保健機構1996、厚生労働省1996のデータに基づく

○大豆摂取量が日本一多い
○日光によく当たる
○運動（よく歩く）
かつて長寿世界一と言われていた沖縄県民が長寿だった時代には（１９９９年までの男女。平成22年の国勢調査では、男性は30位、女性は３位）、大豆食品の摂取量は世界一であり、そのため乳がん、前立腺がん、大腸がん、卵巣がんといったホルモン依存性がんは大変少なかったのです。

この表を見てみると、沖縄のみならず、日本や香港など大豆食品を多く摂っている国や地方の人達はホルモン依存性がんが少ないことがよくわかります。

かつての沖縄の人たちが食べていた大豆食品の量はイソフラボンにして１日70㎎ぐらいだそうです。スウェーデンは沖縄の１００分の１も大豆を食べていません。

特によい大豆食品はやはり納豆です。その理由として次のようなことが挙げられます。
○酵素が生きていること（ナットウキナーゼ）
○食物繊維が多いこと（納豆は２・６％　豆腐は０・２％）
○ビタミンK2（メナキノン‐7）ほかジピコリン酸、リゾチームといったユニークかつ有効な栄養素に満ちていること
○抗菌活性作用が強いこと
○腸で有益菌を増やす力が強いこと
○イソフラボン（ゲニステイン）が豊富なこと

〔大豆食品に含まれているイソフラボンの量〕

○納豆　1パック（50g）　65mg

○豆腐　半丁（50g）　75mg

(2) 大豆発酵食品がホルモンがん（特に乳がん）を予防する機序

大豆消費量の多い国では、乳がんによる死亡者が少ないことがわかっています。やはり大豆消費量の多少は間違いなく乳がんになるか否かを左右する因子であると思われます。特に発酵したもの（納豆ほか）を摂ることは、乳がんといったホルモン依存性がんを予防するには大切なことなのです。

イソフラボンが多いのが大豆発酵食品の特徴です。イソフラボンのひとつであるゲニステインの多い食品を摂取することでホルモン依存性がんは抑制されるのですが、その機序は次の通りです。

(ア)がん細胞は正常細胞ならば、組織ができた時点で増殖は止まる。もしがん化した場合はチロシンキナーゼと呼ばれる酵素の働きが活発化して、がんが促進されることが知られている。

(イ)ゲニステインはがん細胞が出現するときに、このチロシキナーゼの働きを抑制する働きを持っている。そのためがん化しない。また、ゲニステインはがん細胞が成長するために必要な血管の新生も抑える。

(ウ)もうひとつの機序はイソフラボンが擬似エストロゲンだということ。この「擬似」というところにがん抑制の秘密が隠されているようである。

5 味噌の効能と有効成分

日本人にとって味噌はまさに「ソウル・フード」。味噌汁、味噌漬け、味噌炒めのない食生活はあり得ません。日本人が世界最長寿である要因のひとつに発酵食品の摂取があると思いますが、その代表格が（生）味噌です。この最も身近にありほぼ毎日食している食品には、いったいどんな効果があるのでしょうか。

(1) 味噌の有効成分

納豆とともに大豆を主原料とした味噌は大変優れた食品です。生で食す（キュウリやセロリなど生野菜につけて食べる）、あるいは50℃のぬるま湯で溶いた味噌汁は特におすすめです（50℃のぬるま湯ならば酵素活性は失われない）。

味噌（特に生の味噌）には優れた薬効成分がたくさん入っています。例えば、アミノ酸、イソフラボン（アグリコン）、セリルトリプトファン（ペプチド）、メラノイジン、α-リノレン酸エチルエステル、サポニン、ビタミンE、レシチン、酵素（ただし生の味噌）などです。

イソフラボンはいわゆるホルモン性のがん（乳がん、子宮がん、前立腺がん、肺がん、卵巣がん、膀胱がんほか）の予防効果があります。

　セリルトリプトファンには血圧を下げる力があります。

　メラノイジンも血圧を下げる力を持ち、繊維的物質として排便を促し、便量を増加させ有害金属を吸着して排泄することから注目を集めています。ホルモン性がんのみならず、胃がんや肝臓がんの予防にもなります。このメラノイジンは腸で善玉菌を増やす効果もあります。メラノイジンは生の大豆にはほとんどなく、発酵させて味噌にすると産生されてくる物質であり、難消化性物質なので、ほとんどは便となって出ていきます。そのため、NaCl（塩）の排泄、有害金属の排泄、腸内善玉菌のエサなどになり、これらの効能効果に寄与しています。

　α-リノレン酸はがん予防に、サポニンは高脂血症・動脈硬化・肝臓障害の改善効

イソフラボン（味噌では吸収の良いアグリコン型になっている）	IGF-1の抑制により、 ホルモン性がんの予防 エストロゲンの正常化 更年期障害の改善
レシチン	血中コレステロール低下 動脈硬化予防 認知症予防
ビタミンE	抗酸化力
サポニン	過酸化脂質の生成防止 肝臓庇護
コリン	脂肪肝抑制 老化防止
メラノイジン	大便増量 血圧正常化 コレステロール正常化 腸内善玉菌増多

■味噌の効果

果があります。

ビタミンEは抗酸化力のエースであるし、レシチンはやはりコレステロールの正常化と痴呆防止効果があります。その他ビタミンB2や酵素（生の場合）も多い。

生味噌の味噌汁1回の摂取量に含まれる塩分量は〝塩っぽい〟割には少ない量しか入っていません。

(2) 味噌はがんの予防になる

大豆の発酵食品（生味噌や納豆）を多く食べていた沖縄の人たちは、乳がんのほか、ホルモン依存性がんになりにくかったというのは先に述べた通りです。イソフラボン（アグリコン）の効果は大変なもので、胃がんや大腸がんの予防になるというのは次ページの図表のデータで明らかです。

ここでは、胃がん、乳がん、大腸がんの予防になるというデータを載せておきますが、その他、前立腺がんにも効果的というデータもあります。ほかにも、生味噌が腸内を善玉菌優位にすることで肝臓がんの予防

食品名	塩分 (g/100g)	1回に食べる量 (g)	塩分量 (g)
梅干し	20.6	中1個（10）	2.0
うるか	17.5	大さじ1（10）	1.8
イカの塩辛	11.4	大さじ1（10）	1.4
塩サケ	8.5	1切れ（70）	5.7
たくあん	7.1	3切れ（30）	7.1
イワシ丸干し	6.1	中2尾（40）	7.4
味噌汁	0.8	1椀（150）	1.2
炊き込みご飯	0.5	1膳（150）	0.8

▓1回の摂取量に含まれる塩分量

※一般に塩分の濃いものは1回の摂取量が少なく、塩味の薄いものは摂取量が多いことがわかる

出典：みそ健康づくり委員会資料より

にもよいのです。

(3) 生味噌は血圧を下げる

塩分の多い生の味噌を食すということががんのリスクを軽減させるのは意外だと思われるかもしれませんが、さらに生味噌を食すと血圧も下がります。

メラノイジンにはACE（アンギオテンシン変換酵素）阻害作用があり、難消化性繊維としての役割に、塩化ナトリウム（塩分）を吸着して排泄する作用が強いからと考えられます。それゆえ、日本人は塩の摂取量が多いわりに血圧は低いのです。

メラノイジンは先述した通り、乳酸菌を増殖させる効果もあり、大便が出やすくなるというデータもあります。また、腸で胆汁酸と結合し、コレステロールを多く排泄させ、血中コレステロール値を低減させます。

結局のところ、日本人の民族食（ソウル・フード）である味噌の効果は絶大であると考えられます。た

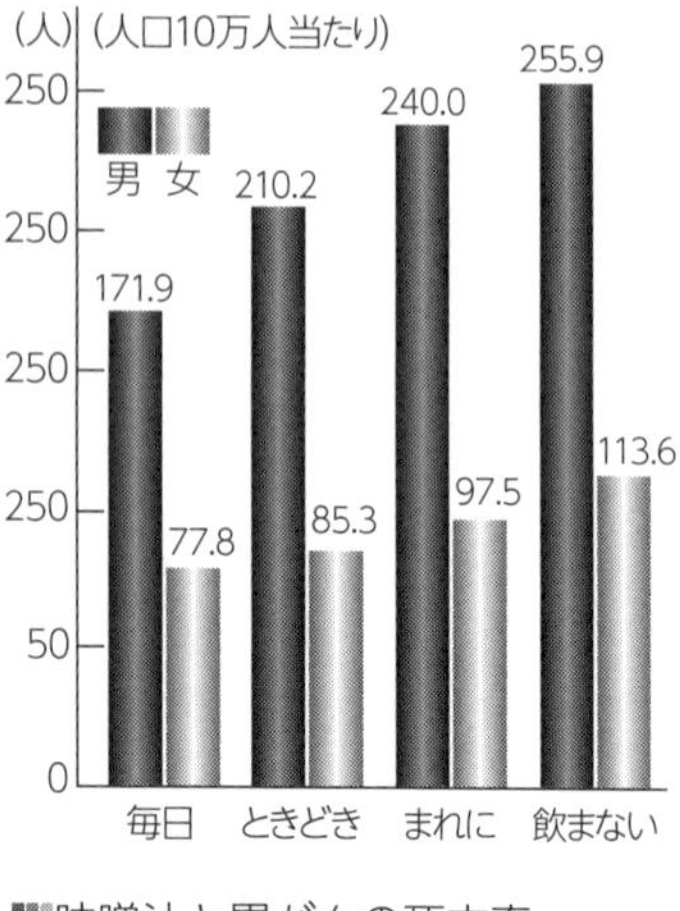

■味噌汁と胃がんの死亡率
出典：みそ健康づくり委員会

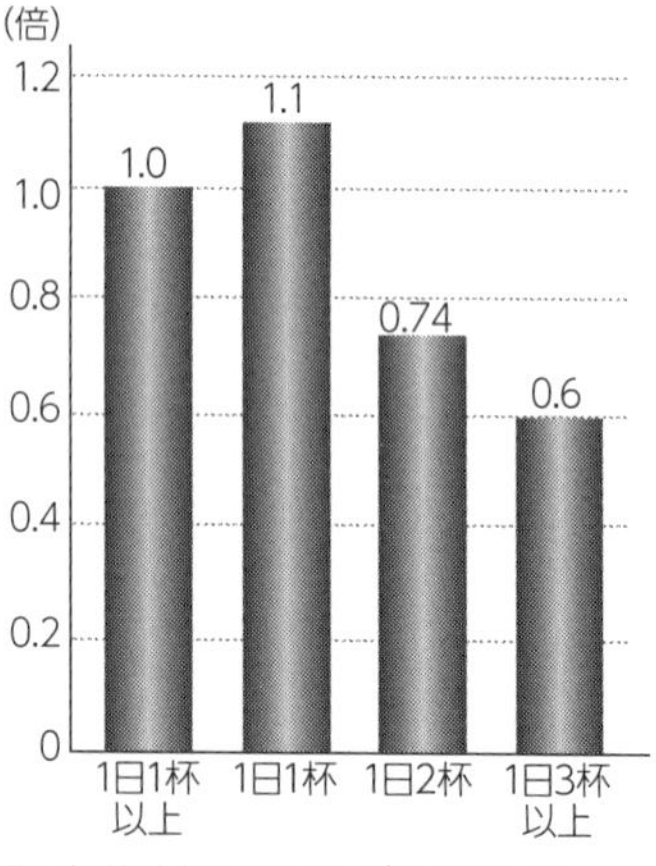

■味噌汁摂取と乳がん発生率
出典：国立がん研究センター

だし、「生味噌」ということを念頭に入れておく必要があります。防腐剤処理や加熱処理をした味噌では、酵素活性がないので、前述のような効果は期待できません。スーパーなどで味噌を買う場合は「無添加・生味噌」という表示がされているものがよいでしょう。そうでないものは、麹酵素や乳酸菌・酵母といった微生物の活性が失われています。

余談ですが、私は食養生における薬効食品のなかで、糠漬けやキムチを推奨していますが、これらも当然、無添加のものでなければ薬効はありません。無添加のものには酵素活性があり乳酸菌などの微生物も生きていますから、プロバイオティクスの効果が期待できるのです。しかしながら、現在スーパーマーケットなどで売られている漬物類のほとんどは酵素や微生物を殺したもの、つまり殺菌したもので、薬効食品であるどころか「有毒食品」と言ってもよいほど化学物質を使用しています。

酵素を摂取する、あるいはプロバイオティクス効果を期待するのであれば、必ず無添加のものを選ぶことです。

⑷ 生味噌は健康サポーター

味噌、特に生の味噌は健康保持に大変有効な食材です。スティック野菜に付けて食すか、冷や味噌汁（またはぬるま味噌汁）にして飲んだりするとよいでしょう。

味噌にもさまざまなものがありますが、私が特に評価しているのは岡田発酵工房の味噌です。安政２年（１８５５年）に作られた味噌蔵の菌を今も使っているのです。「重要無形文化財」に指定されているため、通常は年に1度行われる保健所の監察を免除されています。
この鍛え抜かれた菌の味噌は最高のプロバイオティクスなのです。発酵菌が胃で死なずに腸へ行き、腸の中で善玉菌として大繁殖します。この160年生き続けた菌を使って、2〜3年しっかり発酵させた味噌はいつまで経ってもカビが発生しません。味噌にある乳酸菌がいかに強い菌であるかを物語っています。そして、その旨さは〝究極の味噌味〟です。このようなよい味噌はドレッシングにも最高です。

〔ぬるま味噌汁の作り方〕
(ア) 生味噌を用意
(イ) 切った野菜を鍋に入れ、ぐつぐつ煮る
(ウ) (イ)が煮えたら氷を入れ、75度になったら(ア)の生味噌を入れて溶く
要は生味噌の発酵をなんとしてでもそのまま生かしたいので、この作り方となる。

〔ドレッシングの作り方〕
(ア) よい味噌（生味噌）
(イ) フラックス油またはエゴマ油
(ウ) 黒酢またはもろみ酢
(ア)〜(ウ)を混ぜ合わせる。それぞれの量は適宜好みで。

6 納豆の効能と有効成分

納豆も日本人（特に東日本の）にとってソウル・フードみたいなものです。ご飯に味噌汁、納豆、漬物だけで立派な食事になるし、栄養バランスとしてもよい。

(1) 100℃でも死なない強い納豆菌

納豆菌は強い菌です。１００℃でも死滅しません。また、納豆１ｇの中に10～１００億個もの菌がいて、われわれ日本人はこれを千年以上にわたって生で食べています。こんな食品はほかにはありません。昔ながらの納豆菌を食べているという安心感と健康への期待感、そして健康志向の現代においては時代の要求として納豆に期待がかかっています。

納豆の魅力は、まず「納豆菌」と「ナットウキナーゼ（酵素）」、そして納豆菌が作る「作用物質」です。

ヨーロッパやアメリカでは、納豆は放射能除去物質として知られています。旧ソ連時代のチェルノブイリ原発事故の時には、納豆や味噌がたくさんソ連に持ち込まれました。

しかし、納豆がなぜ放射能物質を除去するのかはわかっていませんでした。後にジピコリン酸の力と判明しました。放射能物質に限らず、納豆は解毒効果がとても高いのです。酒でも酢でも総じて発酵食品は解毒効果が高いのですが、大豆の発酵物である味噌、そして納豆は最も解毒効果が高いのです。

江戸時代の食べ物事典『本朝食鑑』にも、「納豆は食をすすめ毒を消す」と記されています。昔は抗生剤などなかったから、食中毒だけでなく結核でも肺炎でも、納豆くらいしかないという経験の中で、「納豆は毒を消す」という経験則の知識が生まれ、かなり幅広く納豆の毒消し効果が用いられたようです。けがをするとその部位に味噌を塗ったりしていました。

実際、納豆菌は病原性大腸菌やO−157、ピロリ菌もかなり抑えます。納豆には血栓溶解作用もあり、血栓は一種の異物だから体内の異物を取り除くということでは広い意味で解毒効果です。

現代人は放射性物質や食中毒菌だけでなく、環境汚染化学物質など怪しいものがいっぱい体の中に入っています。それゆえに納豆の価値は高いのです。

(2) 長寿食

納豆は明治の初期に「ベジタブル・チーズ」という名前で世界に紹介されています。以後、東洋人（主に日本人、韓国人、中国人）だけが食べている神秘的な〝薬剤〟として世界的に関心が高まっています。血栓溶解酵素ナットウキナーゼや骨粗鬆症を防ぐビタミンKなどが、日本人の長寿体質を支えてきたということで、納豆は健康長寿食としても世界から注目されています。

ナットウキナーゼは世界中に知られていて、そのサプリメントもアメリカや中国で大人気です。

(3) プロバイオティクス、プレバイオティクスの機能をともに持つ

納豆があると乳酸菌は大きく増えます。乳酸菌はあまり生命力が強くないものが多く（前述のNS乳酸菌は例外的に大変強い）、お腹の中で乳酸菌を増やそうとしていくら乳酸菌製剤を飲んでもなかなか増えません。でも、そこへ納豆を入れると急激に増えます。

乳酸菌と納豆菌が同時に存在すると、乳酸菌の増殖率が条件によっては２桁（数十倍）も増えます。したがって納豆を漬物やキムチといっしょに食べるのは、乳酸菌を大きく増やすために大変よいことになります。つまり、プロバイオティクスであり、同時にプレバイオティクス効果もあるのです。

(4) 納豆の効能

納豆を食べていろいろな症状が改善したり、病気が治ったりしたという報告は数限りなくあります。それだけ納豆に含まれている有効成分が多いのだろうと思います。その効能や有効成分の主なものを以下に紹介します。

①ロングフライト症候群の防止

飛行機などで長時間座っていると、特に足の血行が悪くなり、足の静脈にできた血栓が肺に飛んで、肺塞栓とか肺梗塞を起こして倒れるのが「ロングフライト症候群」です。乗客だけでなく、パイロットもなりやすい症状です。

そこで、ナットウキナーゼの入ったサプリメントを投与し、約３００例のデータを調べたところ、足が浮腫む、いわゆる「エデマ」がほとんど抑えられたとの報告があります（ナットウキナーゼの

研究者として知られる倉敷芸術科学大学・須見洋行教授）。

②網膜中心静脈閉塞症の改善

眼底出血で急激に視力低下した男性に、毎夕納豆1パック（各100g）を内服薬と止血剤点滴と一緒に食べさせたところ、10日後くらいには視力が回復しました。退院後、1週間に2日納豆を摂り続けさせたら2か月後には正常化したそうです。また、網膜動脈分枝閉塞症でも、納豆食で1週間後には改善が見られたそうです。

③ナットウキナーゼの血栓溶解力は薬以上

血栓症には尿から採った「ウロキナーゼ」が血栓溶解剤として用いられますが、納豆1g（3〜4粒）で通常処方の約1600Iuにも相当し、1パック（約100g）では、発作直後の危篤状態に与えられる約20〜30万Iuにも相当します。しかも、ウロキナーゼは持続効果が4〜20分と短く、そこで点滴をするのですが、ナットウキナーゼは食後2時間で効果が現れ、4時間をピークに8時間以上も持続します。これはナットウキナーゼが活性を保ったまま胃から腸に到達し、じっくりと吸収されるからです。

血栓溶解作用のある食品はいろいろありますが、納豆ほど強い効果を示すものはありません。

血液には血を固まりやすくする働き（凝固作用）と血栓を溶かす働き（線溶活性）があります。血を固める働きと溶かす働きはバランスがとれていれば問題はありません。もし、血管が切れたら、フィブリノーゲンというタンパク質が血小板や血液凝固に働く複数の酵素によってフィブリンという不溶性の繊維に変わって止血し血管を修復します。修復すると、不要になった血栓はプラスミンという人の体内では唯一血栓を直接溶解する酵素となり、分解されます。

ナットウキナーゼは、このプラスミンに非常によく似た性質を持ち、血栓（フィブリン）を直接溶解するのです。またプラスミンは、プラスミノーゲンというタンパク質がプロウキナーゼから作られるウロキナーゼやｔ－ＰＡの働きで活性化してプラスミンに変わりますが、ナットウキナーゼはこのプロウキナーゼやｔ－ＰＡの活性を高める働きもあります。つまり、ナットウキナーゼは、直接血栓を溶解する働き、他の線溶系を活性する、という二重の働きで血栓を強力に防止してくれます。（※ｔ－ＰＡ＝トランス・プラスミン・アクティベーター）

高齢になると、一連の血栓溶解系の酵素の産生が悪くなり血が固まりやすくなります。心筋梗塞や脳梗塞などの梗塞の予防には、普段から納豆を食べ、ナットウキナーゼの効果を発揮させるとよいでしょう。

④血栓を溶解する納豆のビタミンK2

血液凝固にはいろいろな要因が働きますが、ビタミンK2もそのひとつです。しかし、ビタミンK2をいくら摂っても血栓ができやすくなるという心配は全くありません。血栓の予防には、血栓溶解力が十分あるかないかが問題となるのです。

納豆の機能性を科学的に明らかにした倉敷芸術科学大学・須見洋行教授の実験では、納豆を摂ると2～4時間後をピークに血中ビタミンK2濃度は高まり、その効果は長時間続き、１００ｇも食べたら48時間後でも食べる前の9倍以上の濃度を示したのです。さらに血液凝固―線溶系に変化はありません。

ただ、ワーファリンという血栓予防薬を飲んでいる人は、ビタミンK2が薬の効果を抑えるので、納豆は食べてはいけません。しかし、納豆には骨粗鬆症予防効果がありますから、ワーファリンなど初めから飲まず、毎日納豆を食べたほうがよいのではないでしょうか。そうすれば心臓病にもなりにくくなります。もし薬を飲むならワーファリンではなく、小児用バファリンにしたほうがよいでしょう。

ビタミンK2は微生物が作るビタミンです。食品では納豆に圧倒的に多く、他の食品の何百倍も含まれています。腸内でも腸内細菌がビタミンK2を作っていますが、腸内細菌が悪玉菌になるとビタミンK2の量が減ります。逆に、納豆を摂っていると納豆中のビタミンK2や腸内でK2を生産する菌が増えていくのです。

⑤血液サラサラ効果

近年、納豆を食べ続けると動脈硬化や高脂血症が改善されるというデータがいくつも出てきています。納豆のにおいの成分「ピラジン」や納豆菌が作り出す抗菌物質の「ジピコリン酸」、女性ホルモン様物質と言われるほどの「イソフラボン」などにも、血栓を作る元となる血小板凝集抑制効果が強くあることがわかってきています。これらの効果によって血液はサラサラになるのです。

⑥血圧低下作用は最強

納豆を食べ続けている人からよく聞くのは「血圧が下がった」「正常化した」ということです。臨床的にも降圧薬が不要になったという報告は多い。大豆には、アンジオテンシンという変換酵素阻害作用があるので、血圧が下がるのでしょう。

⑦骨の強化・骨粗鬆症の予防

納豆菌はビタミンK_2（メナキノン−7）を作りますが、ビタミンK_2は骨粗鬆症を予防することで話題になっている物質です。骨にカルシウムが結合する際にオステオカルシウムというタンパク質が糊の役目を果たします。このオステオカルシウムを作るのにビタミンK_2は必須なのです。

疫学調査では、納豆を食べない人は食べる人より、60歳以上の骨粗鬆症患者はそうでない人より、血中のビタミンK_2濃度が低いことがわかっています。

納豆に含まれているイソフラボンは女性ホルモン様物質であり、閉経後の女性の骨粗鬆症の予防に役立ちます。女性ホルモンは骨から過剰にカルシウムが溶け出すのを防ぎます。

また大豆タンパクは、牛乳タンパク（カゼイン）よりカルシウムの尿中排泄が低いことも指摘されています。牛乳にはリンが多く、小腸でリンがカルシウムと結合すると不溶性となりカルシウムが尿に多く排泄されます。

納豆菌が大豆のタンパク質を分解して作り出す納豆の旨み成分のポリグルタミン酸が、カルシウムの吸収を助けていることもわかっています。納豆のカルシウムはイオン化しています。つまり、納豆は骨粗鬆症の効果的な予防食となるのです。

⑧抗菌・溶解作用

納豆に含まれているジピコリン酸は、抗菌作用のほかに抗放射能活性があります。ジピコリン酸は熱にも強く、昔は海軍が抗生剤の代わりに納豆を研究していたくらいです。納豆菌は胃潰瘍や胃がんの原因となるピロリ菌の殺菌効果もあります。

解毒に働く物質としては、リゾチームという溶菌酵素があることが最近わかってきました。リゾチームは、細菌の細胞壁を分解する働きがあり、人の涙や唾液、鼻汁などいろいろなところにある物質です。風邪をひくと鼻汁が出るのは殺菌のためにリゾチームが出て菌を殺すからです。これまで納豆にリゾチームが見つからなかったのは、熱に弱くpH6で安定し、酸にもアルカリにも弱かったからです。

⑨抗がん作用

大豆イソフラボンは、穏やかな女性ホルモン様作用とともに抗酸化作用があります。これも大豆で摂るより、大豆を発酵させた納豆で摂るほうがはるかによい。

アメリカ人は日本人の15倍も前立腺がんが多いし、乳がんも多い。その予防として、納豆が注目されています。また、納豆独自の抗がん作用としては、1967年に金沢大学薬学部の亀田幸雄教授がマウス実験で確かめています。有効成分の本体はまだ不明ですが、納豆の抗がん作用は大豆の持つ抗酸化作用と納豆菌の抗がん作用とがあいまって、原料の大豆よりはるかに強力です。

納豆菌はカタラーゼを作り出します。これが活性酸素を除去するので、この効果が抗がんにつながるのではないかと考えられます。

これらのほか、納豆には抗炎症作用、アレルギー抑制作用、美肌作用があることも指摘されており、また、ビタミン、ミネラル、酵素、アミノ酸も豊富です。セレンなどは納豆から摂るのが一番よいでしょう。

⑩納豆を選ぶ

品質のよい納豆とそんなによろしくない納豆の違いは大きい。よい納豆は「むろ」に入れてしっかりと発酵させて作られたものです。

例えば、１７０５年創業の岡田発酵工房の蔵の菌を種菌として、大豆を２日間室《むろ》に入れて発酵させた納豆は飛び抜けて高品質です。また、藁《わら》に大豆を入れて４日間室で発酵させたものも優れた品質の納豆です。「うちの米うまいよ」というキャッチフレーズのお店（東京都三鷹市）の納豆は、本物中の本物で、岡田発酵工房の納豆と双肩するものです。ライスマーケットプロデューサーである明平行正さんが太鼓判を押しているもので、彼は本物を作ったり、本物商品しか取り扱わないこだわりのある人です。

これらの納豆とスーパーで売られている納豆の違いは何か――それは菌の働きの強さです。スーパーで売られているものは工業的に無理矢理に早く発酵させたり、納豆菌が入った調味料に漬けただけのものもあるのです。

本物の納豆をぜひ一度食べてみるといいでしょう。その違いに驚きます。本物は、食べて美味しく、そして体によい働きをしてくれるのです。

7 食物繊維の摂取

昔、テレビコマーシャルで「タンパク質が足りないよ！」というフレーズがよく流れていました。タンパク質過多の今の時代、こんなフレーズは当然消えていくべきものですが、これに代わって「食物繊維が足りないよ！」というフレーズが流行ればいいなと思います。というのは、それだけ食物繊維の摂取が大きく減少しているからです。

厚生労働省の「国民健康・栄養調査」によると、日本人の食物繊維摂取量は戦後一貫して減っており、1955年に比べて現在は3分の2程度です。このことは、生活習慣病に大きく影響してくることになります。

(1) 食物繊維の定義と種類

食物繊維はかつて「植物の細胞壁を作っている成分で、人間の体では消化できないもの」と定義されていました。しかし、この定義はその後何度も修正され、現在では「小腸までの過程で消化されずに大腸に達する食品成分」をまとめて「食物繊維」と呼ぶようになりました。また「第六の栄養素」とされ、現代の医学や栄養学ではきわめて重要なものとして論じられるようになっています。

①不溶性（難溶性）食物繊維

食物繊維は「セルロース」「ヘミセルロース」「リグニン」の３種類に分類されます。いずれも植物の細胞壁を作っている成分で水に溶けにくい。一般に「難溶性の食物繊維」というと、この３種類を指します。

②水溶性食物繊維

植物細胞の内側にある成分の新しいグループに「ペクチン質」「植物ガム」「粘質物」などがあります。こちらは「水溶性食物繊維」として扱われています。海藻や藻類の細胞には「アルギン酸」「寒天」「カラギーナン」など特有の繊維が含まれています。さらに、動物性の「キトサン」も水溶性食物繊維に加わりました。

⑵食物繊維の主な作用と効果

食物繊維の１日当たり目標摂取量は20～25ｇ（１０００ｋcal当たり10ｇ）とされています。私は30～40ｇが理想だと思っています。そうでなければよい大便がしっかり出るはずがないからです（１９９４年第5次改訂「日本人の栄養所要量」で初めて設定された）。しかしながら、現在の日本人の食物繊維摂取量は平均16ｇで少ない。

「第六の栄養素」なので主役的な扱いはされませんが、以下のように、食物繊維の有用な作用はとても多い。これらを見るだけで、食物繊維を摂取することがいかに重要なことかがわかります。

〇便の構成要素となり便量を増大し便秘を防ぐ

○発がん物質や有害菌、有害物質を吸着し体外に排泄する
○消化管の働きを活発にする
○糖の吸収速度を遅くし食後の急激な血糖値上昇を防ぐ
○唾液分泌を増す（咀嚼が多い場合）
○胆汁酸を吸着し体外に排泄する
○コレステロールの余分な吸収を防ぐ
○ナトリウムの過剰を防ぐ
○腸内での有用菌（善玉菌）のエサとなり有用菌を増やし腸内環境を改善する
○胃袋がいっぱいになり過食しにくくなり、そのためカロリー制限できる
○粘性の食物繊維ほど小腸に分泌される膵液と胆汁の液や酵素の量を多くする
○腸の蠕動を活発にし、内容物を速やかに移動させる
○水溶性食物繊維は短鎖脂肪酸をつくり、これがありとあらゆる作用をする

①不溶性食物繊維の作用と効果

不溶性食物繊維を多く摂ると、保水性が高いため水分を多く吸収し、カサが増すことにより腸脳反射により腸蠕動が増し、便量は大変多くなります。不溶性食物繊維は便秘解消にもってこいの物質であり、同時に憩室も痔も静脈瘤の防止にも貢献します。

不溶性食物繊維には下記のような疾病に有効に働く作用があります。

便秘、がん、憩室、感染症、肥満、高脂血症、虫歯、心疾患、高血圧、裂孔ヘルニア、脳卒中、

動脈硬化、高脂血症、痔、静脈瘤、虫垂炎、心臓病、甲状腺病　など。

②水溶性繊維の作用と効果

水溶性食物繊維は、主にコレステロールや胆汁酸を吸着し、腸内からの吸収を抑制して血清コレステロール値を低下させたりコレステロール胆石を予防したり、糖質の胃腸内滞留時間を延長し、小腸からの吸収を阻害し、血糖値上昇を防ぎインスリンの節約作用をもたらし、糖尿病の予防となります。その他、肥満・高脂血症、高血圧の予防にも効果があります。

水溶性繊維は粘性があり、消化吸収を遅らせたり阻害する働きが強くあります。余分な脂肪や発がん物質などの有害物質を吸着して便に捨てる働きがあります。

また、ビフィズス菌などの善玉菌を増やし、発がん物質を作る悪玉菌を抑え、腸内細菌叢のバランスをよくする働きもあります。善玉菌は水溶性繊維を発酵させ短鎖脂肪酸という有機酸を作ります。有機酸は身体の免疫力を刺激し、大腸壁の細胞を正常に増殖させます。さらに、有機酸は腸内を酸性にするため、アルカリ性で活発に働く悪玉菌(ウェルシュ菌や大腸菌)が繁殖するのを抑制します。

その他、水溶性食物繊維はコレステロールを含む胆汁酸や食物中のコレステロールを吸着して便に排泄したり、コレステロールや中性脂肪の消化管からの吸収を抑えたり遅らせる働きもあります。このような働きから、主にコレステロールの値を改善し、高脂血症や虚血性心疾患、胆石（コレステロール結石）の予防となります。また水溶性食物繊維は食物をくず湯のようにしてしまい、吸収がゆっくりであるため、血糖も上がりにくくします。インスリン・スパイクにもなりません。

これらの作用以上に注目したいのは、水溶性食物繊維が短鎖脂肪酸を作りだすことです。

③排便、その他の効果

日本人の平均便量は200g／日前後ですが、300～400gが望ましいとされています。しかし、私は400～500gが理想だと思っています。500gでもよいでしょう。

理想の便は、太くて長い形でしっかりし、においはいわゆる便臭程度で臭くなく、あるいはまったくにおわず、やや水に浮き、排便回数は1日2～3回が望ましいでしょう。

食物繊維はこの排便に大きな効果を発揮します。

また、食物繊維は小腸の粘膜を保護します。ダイオキシンなどの有害物質は脂肪に吸着させ、脂肪の排泄を促進させるので、脂肪組織も小さくなります。食物繊維によるミネラルの排泄促進は不思議ですが選択的です。例えば、玄米にはフィチン酸があり、ミネラルを吸着しすぎるのではないかと言われていますが、12時間以上水に浸けてから悪い物質のみを吸着し、必要以上にミネラルは吸着しないことが経験的にわかっています。

⑶ 大腸がん予防には食物繊維

WHO（世界保健機構）が大規模調査で裏づけているにもかかわらず、2000年をすぎても「食物繊維は大腸がんのリスク軽減には関係ない」という欧米の疫学調査報告が相次いだのには驚くばかりです。しかしWHOの「国際がん研究機関」による大規模調査で、やはり「食物繊維を多く摂る人ほど大腸がんになりにくい」ことがわかったのです。

この大規模調査は、1992年～1998年にかけ、イギリス、フランスなど欧州8か国で約

52万人（25〜70歳）を対象に行われ、この期間中１０６５人が大腸がんになりました。
食物繊維の摂取量別に５群に分け、
ａ：最多の１日あたり平均摂取量は31・９ｇ
ｂ：最小の12・６ｇ
を比べると、ａ群では大腸がんになる率がｂ群に比べて25％も低く、他の３つの群でも６〜24％低かった。つまり、食物繊維は大腸がんには有効だったのです。
１９８０年代には「食物繊維は大腸がんとは無関係」という研究発表がありました。この発表はひどくでっち上げられた内容でした。Ｔ・コリン・キャンベル教授の著書によると、発表者は「食物繊維の中に抗がん物質が存在しているか？」と、食物繊維の分析を行ったそうです。食物繊維を分析したところで当然抗がん物質はあるはずもなく、それで無効にし、「大腸がんの予防にはならない」と結論づけたのだそうです。これほどひどい研究発表はないでしょう！
食物繊維にがん予防効果があるのは、食物繊維そのものが大便という毒の吸着素であって、大便を多く出したり腸内細菌を善玉にしたりするからよいのです。食物繊維の薬効成分を分析して探すほうがどうかしています。西洋医療の分析一辺倒の学者は、何でも分析しないと気が済まないのですが、それにしてもお粗末です。
２０００年をすぎても、このような発表内容と同様の調査発表がなされましたが、つまるところ、恣意的に屁理屈を並べ立てているだけのものでした。

⑷ 食物繊維の糖尿病への効果

糖尿病は軽いうちは運動や食事で改善する病気ですが、ほうっておくと大変なことになります。私は、糖尿病の患者（2型）には、まずファスティングをすすめています。しかし、ファスティングはすぐにできない人もいますから、そういう患者には食物繊維を多く含む食事に切り換えるように指導します。食物繊維が多ければ、食後の血糖値の上昇が抑えられ、1日の平均血糖や尿に含まれる糖の値も下がります。これは食物繊維によって、食べ物から身体に入った糖を処理する能力を取り戻したことになります。いろいろな食物繊維の効果を比較してみると、粘性の高い食物繊維の効果が高いことがわかります。

英国農業研究委員会の研究員・ジョンソンとジーが、グアーガムやカルボキシメチルセルロースという、水に溶かすとゼリー状になる素材を加えたときのブドウ糖の吸収実験をしたところ、吸収速度が明らかに遅くなりました。粘性の高い食物繊維は、糖分が小腸の粘膜にたどり着くのを邪魔するのです。また、粘性が高い水溶液の中では、デンプンが消化酵素で分解されるのも遅くなり、体の中にブドウ糖が吸収されるのが遅くなります。

ところが、セルロースのように粘性の低い食物繊維にも、食後の血糖の上昇を抑える作用があることがわかってきました。これは酢酸の作用によるものです。

細菌はセルロースをあまり早く分解できませんが、それでも少しは分解できます。そうすると、分解によって酢酸が少しずつ産生され、大腸の壁から吸収されて、大腸から肝臓へ行く血管に入ります。セルロースはなかなか分解されませんから、酢酸は長時間にわたって少しずつできていきます。この効果は糖尿病の予防になります。食物繊維→善玉細菌→酢酸・酪酸・プロピオン酸（短鎖脂肪酸）による作用が糖尿病予防のキーワードとなります。

糖尿病の原因の大半は、「過食」「高GI食ならびに糖化食」「低繊維食」です。まず食べる量を減らすとともに、高GI食を低GI食に切り換えたり、糖化食を止めたり、低繊維食を高繊維食に切り換えたりするとどうでしょうか。糖尿病にはまずならないと断言できます。

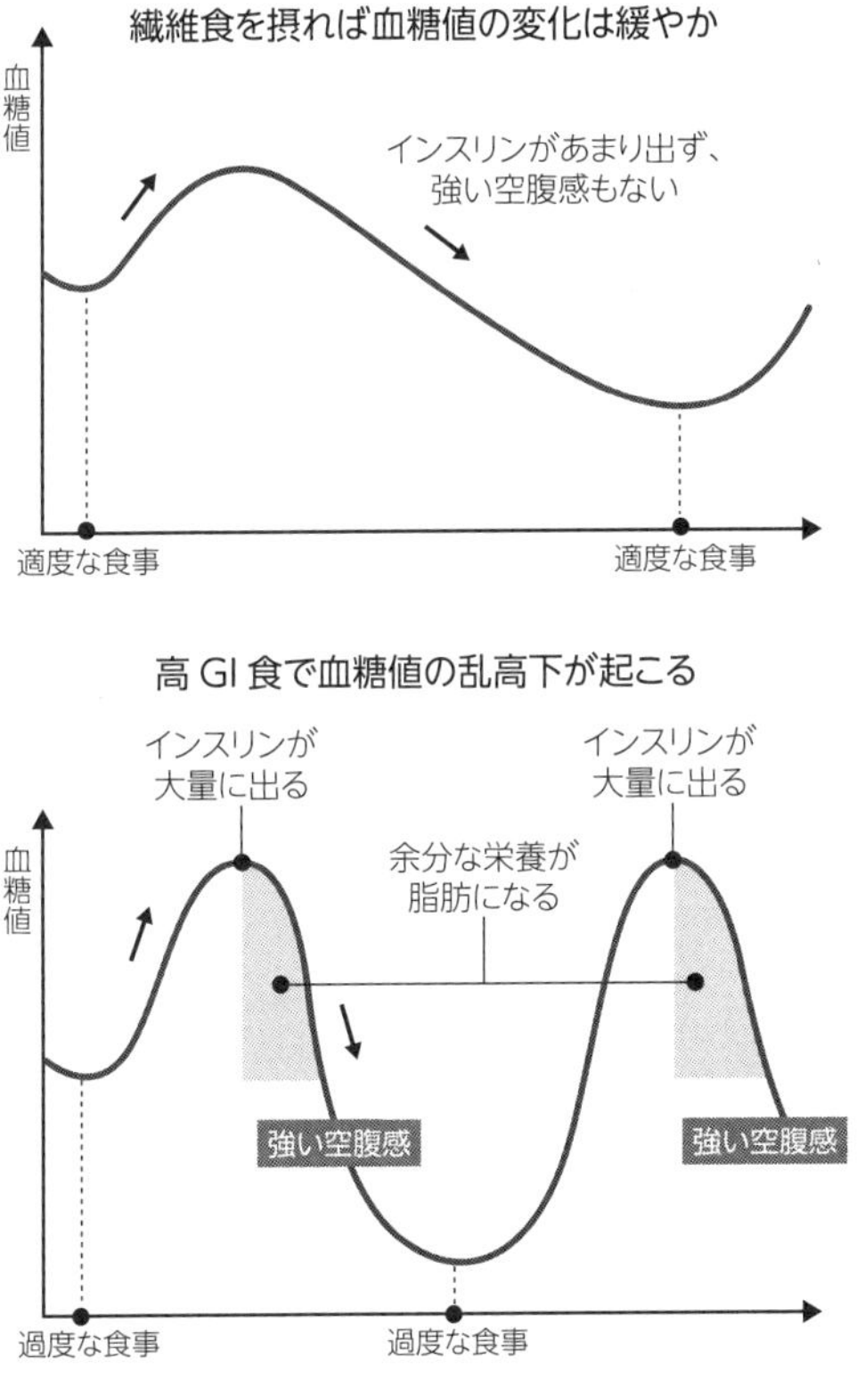

■糖尿病患者の血糖値の変化

8 摂取すべき油

(1) 栄養素の最新トピックス「油脂」

近年になって油脂ほど注目され、価値を見出された栄養素はないでしょう。その真実が少しずつ明らかになるにつれて、以前は悪いと考えられていたものがよいとされたり、そのまた逆説も出たりと、巷の健康オタクも加わりなかなかの議論百出です。しかし、やっと議論も煮詰まってきて、油脂の真実が判明し確立したようです。本書は油脂を論じることが主旨ではないので、ここではその要点を列記しておきます。

○脳は水分を除くとその60％は油脂でできている
○ＢＢＢ（血液脳関門）を通る油脂はＤＨＡのみである（脂肪酸は直接通らないため、脳の大半の油脂は炭水化物の代謝による）
○全身に１００兆個ある細胞（以前は60兆個とされていた）の細胞膜の70％はリン脂質という脂質でできている
○細胞膜の５％はコレステロール、５％はビタミンＥ、20％はタンパク質でできており、脂質が大半である

○細胞膜の働きは
・ドア（細胞に入ってよいものだけ確認して入れる）
・郵便受け（細胞宛に送られてきたメッセージを受け取る）
・活性素材のストック（細胞膜を作っている脂肪酸はプロスタグランディンの原料となる）
・防壁（不審な連中の侵入を防ぐ）
○プロスタグランディンという局所ホルモンが細胞膜から出てくる
○プロスタグランディンはオメガ3系列とオメガ6系列（1グループと2グループがある）の2系列3タイプがある
○オメガ3とオメガ6のバランスで健康は維持される
○オメガ3系列は、α-リノレン酸、EPA、DHAへと代謝される
○オメガ6系列は、リノール酸、ジホモガンマーリノレン酸、ガンマーリノレン酸、アラキトン酸へと代謝される
○オメガ3系列は拡張、オメガ6系列は収縮に向かう
○脂肪細胞からアディポサイトカインが出現する（善玉のアディポサイトカインと悪玉のアディポサイトカインとが出る）
○悪玉のアディポサイトカインは
・TNF-α……糖尿病、がん ほか
・PAI……血栓（脳梗塞、心筋梗塞）

・アンジオテンシノーゲン……高血圧
・IL−6……白血病
といった病気に直結する（超悪玉はTNF−α）
○肥満で脂肪細胞が増えると悪玉サイトカインが出現する
○アディポネクチンには、動脈硬化の抑制、脂肪の燃焼、アンチエイジング、抗がん効果がある
○リノール酸（オメガ6）とα-リノレン酸（オメガ3）のバランスは1：1が望ましい（4：1でもよいとされる）
○リノール酸対α-リノレン酸油脂が10対1以上、場合によっては50：1、100：1などになった場合、がんや喘息その他あらゆる病因になる
○アレルギーの原因のひとつにリノール酸過剰がある
○トランス型油は水素を添加した油脂や加熱（天ぷら、フライ、ほか加工食品）で出現する性質の悪い油脂である
○トランス型油はプラスチックを食しているようなものと思ってよい
○2016年7月、アメリカはトランス型油脂（マーガリン、ショートニング）の販売を禁止
○甘い菓子もおおむねトランス型油脂を使っている
○インスタント食品はトランス型のリノール酸油脂が使われていることが多く、要注意である

(2) リノール酸（オメガ6）とα―リノレン酸（オメガ3）のバランス

次に挙げるのは病気につながる油脂です。

○トランス型

○酸化油脂

○リノール酸が多い油（α―リノレン酸が相対的に少ないもの）

	リノール酸：α-リノレン酸の比が10：1以上
発がん	促進
アレルギー過敏症	促進
血栓症疾患（心筋梗塞・脳梗塞）	促進
脳出血	起こりやすい
脳神経機能	悪化
炎症	促進
生理	不調

■リノール酸の過剰は有害になる

	リノール酸：α-リノレン酸の比が同じかα-リノレン酸の割合が多い場合
発がん	抑制
アレルギー過敏症	抑制
血栓症疾患（心筋梗塞・脳梗塞）	抑制
脳出血	予防
脳神経機能	向上
炎症	抑制
生理	順調

■α-リノレン酸が多いときは健康になる

重要なのは、第1に油脂を摂りすぎないことと、次にその内容のバランスです。リノール酸の多い油よりもα-リノレン酸の多い油を摂れば、病気のリスクは低くなります。

(3) リノール酸(オメガ6油) 過剰は心筋梗塞やホルモン性のがんに関与している

リノール酸は必須脂肪酸ですが、α-リノレン酸と比べて、存在比が30:1以上になるとあらゆる病気につながります。特に心筋梗塞・脳梗塞やホルモン性のがんの発病に関与しています。存在比が100:1となるとまず何らかのがんになります。特に近年患者数が急増している乳がんになりやすい。

〔リノール酸の多い油〕

○サラダ油
○大豆油
○コメ油
○ヒマワリ油
○紅花油
○ゴマ油
○グレープシード油
○コーン油　など

※ただし、ゴマ油は酸化しにくくよい点も多々あり、時々は使いたい油である

(4) トランス型油脂の害

マーガリン、ショートニング、ファットスプレッド、コンビニにある菓子の大半、菓子パン、パン、クッキー、スナック菓子、チョコレート、フレッシュミルク、ケーキ、パウンドケーキ、何度も加熱した油、天ぷらの衣、フライの油などが、トランス型油脂が含まれる食品です。

トランス型油脂はほとんどプラスチックと同様の構造で、プラスチックを溶かして飲んでいるものといっても過言ではありません。そして〝猛毒〟です。ショートニングはマーガリンの粉を指し、ファットスプレッドはマーガリンをクリーム化したものを指すため、いずれもプラスチックと同等です。それゆえ、パン好き、ケーキやスイーツ好きはがんになりやすい。特に乳がん、肺がん、子宮がん、卵巣がん、大腸がんになる危険性が高い。

〔リノール酸（やトランス脂肪酸）が隠されている加工食品〕

○マーガリン
○コーヒーフレッシュ（ミルクの代用品）
○インスタントラーメン
○マヨネーズ
○ドレッシング
○クッキー
○インスタントのカレールー
○一部の冷凍食品、総菜

○菓子パン
○ドーナツ
○アイスクリーム
○チョコレート
○洋菓子
○揚げ物料理（天ぷら、フライ、唐揚げなど）
○スナック菓子（ポテトチップスなど）
※『スンナリわかる脂肪の本』（丸元康生著、主婦と生活社）より

⑸ よい油（α-リノレン酸油＝オメガ3）

○フラックス油（亜麻仁油）
○エゴマ油
○DHA、EPA製剤（アオザ、パワーツナ、ルテインプラス）
これらは比較的よい油ですが、酸化した油は当然絶対によくないし、摂りすぎもよくありません。日常の食生活で意外と酸化した油を摂っていることがあるので、気をつけねばなりません。
○フラックス油からのDHA転換率
この率が1％ぐらいで意外と悪いので、フラックス油のみならずDHAサプリメントも摂りたいものです。

9 塩はどのくらい摂るとよいか

「塩」ほど評価の分かれる物質はありません。医学界やナチュラル・ハイジーンでも、アメリカの栄養学界でも、「塩は病気の元凶」のように言います。

昔、断食などを指示し、アメリカで食事指導をして評判になり有名になったゲルソンにいたっては、減塩を通り越して「塩はゼロにする必要がある」として、そのような指導をしていました。そこまで極端でなくても、たいていの医師も栄養士も「塩は減らせ」と普通は言います。

ところが、「塩は多くてもよい」と主張する人も少なくないのです。戦前・戦後を通じて大食養家であった桜沢如一は「塩は体を収縮させ、エネルギーを与え、体を温かくする」として、塩をかなり多めに摂らせることを指導しました。

⑴ よい塩と悪い塩

これら正反対の説、いったいどちらが正しいのでしょうか。その議論の前に、まずは次のことを知っておく必要があります。

○塩には「よい塩」と「悪い塩」がある

○よい塩は有機物がなく、かつミネラルが豊富な塩である。ミネラルが豊富に含まれているかどうかは、塩の摂取にとって重要である。次の2種類がよい塩である

- 海水を天日干しにして製造した自然塩
- 岩塩でもよい（大昔は海底だった場所で岩塩が採れる）

○悪い塩は「精製塩（塩化ナトリウムのみの塩）」と「有機物が混入した塩（粗塩）」

精製された塩にはミネラルがほぼありません。それによりエネルギーが全くと言ってよいほどありません。また、塩に有機物が混入しているとそれが酸化します。粗塩は漬物などで使って発酵させると、その有機物質は消え飛び、乳酸菌などよい菌だらけとなるので漬物は食べられます。しかし、粗塩そのものは食さないほうがよい。有機物の酸化によって毒性を持つからです。

もし、それでも粗塩を使う必要がある場合は、１００℃以上の高温で焼くことです。そうすれば有機物の毒が消えます。

(2) アメリカで発表された調査と実験報告

「塩は高血圧の主たる原因物質である」ということは、多くの人が信じています。間違いではありませんが、以下のことから、私はこのことにかなり懐疑的でした。

アメリカのダール博士は、塩の摂取量と高血圧の因果関係を日本のいくつかの地方で調べました。１日30ｇの食塩を摂っていた秋田県人は40％もの人が高血圧を発症していたということと、塩を摂っていないエスキモーの人は血圧が低いということから、食塩を摂ると血圧が上がると決めつ

けたのでした（事実は、エスキモーの人々は魚から充分塩は摂っていた。調味料としての塩がなかったにすぎない）。

ところがこの報告が出てから、良識あるグループはダール博士を批判しました。「調査がいい加減である。1日30g以上塩を摂っている県でも血圧の高くないところがいくつもあり、塩と血圧は無関係ではないか？」というわけです。そこで再調査をしたダール博士はその事実を認め、「塩と血圧は無関係、血圧に関係あるのは白米」と発表し直したのでした。ところが、いったん「血圧の犯人は塩」と発表したことは決定的でした。その後の発表など誰も少しも耳に入らず、加速度的に全世界の人々は、塩が高血圧の犯人ということを認識し頭にインプットしてしまったのです。

もうひとつの実験というのは、アメリカのメーネリー博士が行った実験です。その実験は次のような内容でした。

10匹のダイコクネズミに1日20～30gの食塩を与えました。あまりの塩の量の多さでのどが渇いたダイコクネズミが水を欲しても、その水は1％の食塩を入れた食塩水でした。そういった塩だらけにしたダイコクネズミの血圧を半年にわたって計り続けたという実験でした。

この1日20～30gの食塩は、ダイコクネズミの通常の1日摂取量の何と20倍もの量だったそうですが、その結果、高血圧になったダイコクネズミはなんと4匹だけであり、残りの6匹は正常であったのです。これだけ過酷な条件下にもかかわらず6匹ものネズミが正常であったのを本当は高く評価すべきであったのに、この結果をメーネリー博士は逆に「塩は高血圧の原因」と決めつけ発表しました。

人間が毎日200g（例えば10g×20倍）の塩を摂取したらどうなるでしょうか。高血圧どころかあらゆる病気になってしまいます。真っ先に行われる恒常性の反応は血液pHの正常反応ですが、それが間違いなく破たんするに違いありません。

この無謀な実験は、実験などというものではありません。このでたらめな実験を昔の食養家の一倉定は強く批判しています。一倉定は『正食と人体』（致知出版社）の中で次のように述べています。


何と妙な話ではないか。血圧の上がった4匹のことだけが問題視され、血圧の上がらなかった6匹はまったく無視されてしまったのである。こうした細工が、どこで行われたか知らないが、そのために「塩を摂ると血圧が上がる」ということになってしまったのである。インチキ極まる話ではないか。


これとは別に、私には実験そのものに、いろいろな疑問が生まれてくるのである。通常の20倍の塩というのを、人間に当てはめてみると、1日10gが通常だとしても、その20倍だから、200gということになる。こんなに多量の塩分を、6か月どころか1日でも摂れるものではない。もしも1日100gずつ2日も摂れば、3日目には欲にも得にも体が受け付けない。無理に摂れば吐いてしまう。これは、後述する私の塩の過剰摂取の人体実験からして間違いない。生物体とはこういうものである。

神の与えたもうた自然治癒力は身体防衛力を持っており、こんなベラボウなことを絶対に受け付けないからだ。だから、この実験にはどこかに何かのウソかカラクリがある。

もしも、これが本当ならば、ネズミは人間とは違った生理を持っていることになる。すると、こうしたネズミを実験に使っても、人間には適用できないということになってしまう。

このパラドックスを、どう解けというのだろうか。


一倉の指摘はもっともです。人間が２００ｇ／日の塩を摂取すれば、高血圧どころか難病・奇病になってしまい、急死するかもしれません。これらのネズミたちが半年も生き、病気にならなかったことは不思議なくらいですし、こんな条件で４匹しか血圧が上昇しないのは、逆に言えば、塩と血圧が無関係であることを実証していることにほかなりません。

とにかく、こういったおかしなことから、戦後になって塩が突然高血圧の犯人となり、さらに悪者の代表になってしまっただけでなく、西洋医学の分野でも塩が高血圧の原因として認定されてしまったのです。その結果、医者という医者は、高血圧の患者に「減塩しなさい」「減塩しなさい」と言うようになってしまいました。

⑶　塩に関する故事・エピソード

私が塩はそんなに悪い物質ではないと考えていたもうひとつの理由は、以下の故事やエピソードがあり、塩こそ人間にとって大事なものではないかと思うからです。
○古代の人々は、塩のある所に群れを成して村を作った（食物の保存のため）

○海から遠い地域に住む人は塩を貴重品として扱った
○ローマ時代の兵士の給料は塩であった。そのことから、Salt（塩）がSalaryとなり、給料のことをサラリーと呼ぶようになった
○6世紀頃の砂漠の商人にとっては、塩は金と同じほどの価値があった
○ルイ16世の時代、塩の税が高くなりそれが不満となってフランス革命の引き金となった
○1930年頃のインドでは、英国が塩に高い税をかけたので、マハトマ・ガンジーは自分達の手で塩を作ろうといって遠い海岸まで「塩の行進」をした
○中国・前漢書『食貨志』には、「夫レ塩ハ食肴之将ニ酒ハ百薬之長ナリ」と記されている。この意味は山海の珍味がいくら沢山並んでいても一番最高の食べ物は数々のご馳走ではなく、塩こそ最高のまさに大将と呼ばれるものである。酒も同様、百薬の長であるという意味（もちろん現実的には、酒は毎日大量に飲んではいいわけはありませんが……）
○「敵に塩を送る」という言葉は塩の大切さを表わす。この言葉は、武士道精神の美談として語り継がれている。戦国時代、武田信玄は今川氏と北条氏の連合軍により「塩止め」にあい、大変困ったが、そのとき長年の仇敵上杉謙信は信玄に同情し、このときばかりは塩を送って救った。当時、塩ほど大事な生活必需品はなく、この話は美談として現代に語り継がれている。
○忠臣蔵のもともとの原因は塩だった
○マタイ伝による福音書「あなた方は『地の塩』である。もし塩の効き目がなくなったら何によってその味が取り戻されようか。もはや何の役にも立たず、ただ外に捨てられて人々に踏みつけ

られるだけ。あなた方は世の光である」
○マルコ福音書「塩はよいものである。しかしもし塩の味がぬけたら何によってその味が取り戻されようか。あなた自身の内に塩をもちなさい。そして互いに和らぎなさい」
○アメリカ南北戦争終結の最大の要因となったものは塩であった

(4) 塩の利点

塩は人間にとってとても重要な物質です。以下によい塩（塩＋微量のミネラル）の利点を挙げました。

①よい塩は筋肉の動力源
すべての筋肉は塩の浸透圧の力で動く。塩が失われるときわめて強い脱力感が起こる。特に心筋に至っては、塩が失われると心肥大を起こし心不全となったり、心房細動や不整脈となったりする。よい塩は心筋には欠くことができない。

②よい塩は神経伝導に関係
ありとあらゆる生理機能は神経の伝導により起こるが、塩がその原動力である。

③胆汁の生産に関与
胆汁は脂肪やタンパクの消化に重要な働きをする消化液であるが、それを作るのはよい塩である。

④**よい塩は消化作用をつかさどる**

消化液も同様、よい塩が関与している。

⑤**体温保持作用**

よい塩は体温の保持作用がある。冷え性の人の尿には塩はほとんどなく、それゆえ、冷え性は塩不足（陰性）ということが言える。

⑥**身体のpHの調節**

Na（ナトリウム）は最強のアルカリ化力のミネラル。体液の酸性化を予防する。

(5) 塩分の欠乏と過剰

塩分が極端に欠乏すると次の症状が出現します。

○筋肉のけいれん
○無気力、易疲労、脱力感
○顔色蒼白
○食欲不振、味覚異常
○低体温、冷え性、低血圧
○循環不良、月経困難症、子宮筋腫、子宮脱、易感染症
○心、肝、腎の機能低下

○腸の蠕動低下＝便秘、消化不良
○めまい、貧血
○筋力低下、乏尿
○脱腸、内外痔核
○全身の筋肉痛
反対に塩分過剰の場合は次の症状が出現します。
○浮腫
○急性高血圧
○妊娠中毒症（妊婦）
○生理痛（月経のある女性）
○がん細胞増大（がん患者）
○動脈硬化亢進
○骨粗鬆症（これは強く出る）
○腎機能悪化
○心臓病（心筋梗塞、狭心症）

⑹ 適切な塩の摂取量とは

さて、冒頭述べたように、適切な塩の摂取量については諸説ありますが、ひとつだけ明確であるのは、肉体労働者で発汗の多い人とデスクワークで発汗が少ない人とでは、その適切な摂取量は大きく違います。私がすすめる適切な摂取量は次の通りです。

○肉体労働者やスポーツをよくする人など発汗量が多い人の場合　10〜25g／日

○デスクワークが多く汗をあまりかかない人の場合　6g／日

○がんや難病（リウマチ、膠原病、その他）の人の場合　3〜4g／日

○生活習慣病（腎臓、心臓、呼吸器系疾患、糖尿病、高血圧など）の場合　3〜5g／日

前述のように塩分は摂りすぎても欠乏しても、体によくない影響を及ぼします。したがって、塩は多すぎても少なすぎてもだめですが、実際の食事は塩分が多いものがたくさんあるので、やや少なめにしたほうがよいようです。

特に塩分過多だと、浮腫や高血圧、動脈硬化のリスクが高まります。動脈硬化が起こるとあらゆる病気につながります。

塩分過多で高血圧になるのは、細胞内と細胞外のミネラルイオンの組成に塩の成分がかかわっているからでしょう。次の図を見ると、細胞の内外にどのミネラルが多いかがわかります。

(7) 細胞内外のミネラルイオン

主な細胞内ミネラルはカリウム（K）、マグネシウム（Mg）です。細胞外ミネラルはナトリウム（Na）です。ナトリウムは細胞内にも少しありますが、その多くは細胞外に存在し、カルシウム（Ca）も圧倒的に細胞外に多いミネラルです（細胞内の約1万倍）。ナトリウムとカルシウムは細胞外に

多いうちはどうということはありませんが、なんらかの作用で細胞内に入ってしまうと異常をきたします。

これらのミネラルが細胞内に入って起こることは「れん縮」です。細胞が強く縮むのです。このれん縮が血管の細胞で起こった時に血圧が上昇します。

また、細胞外にナトリウムが増えるとホメオスターシスとして細胞内の水分が細胞外に浸出します。細胞内部はこの時、非常に収縮すると同時に水分をほしがる反応（口渇）が起こり、脳の口渇中枢を刺激します。その結果、大量に水を飲むことになります。細胞内外に水があふれ、これが浮腫となります。

問題は、こういったナトリウムとカルシウムが本来あるべき細胞外に対し、割合としてあってはいけない細胞内に増えてしまうことです。これらは糖化物質と一緒になって増加していきます。これが細胞毒となって細胞破壊につながるのみならず、細胞核まで冒してしまう。細胞の核が破壊されたら、そこで「発がん」となります。

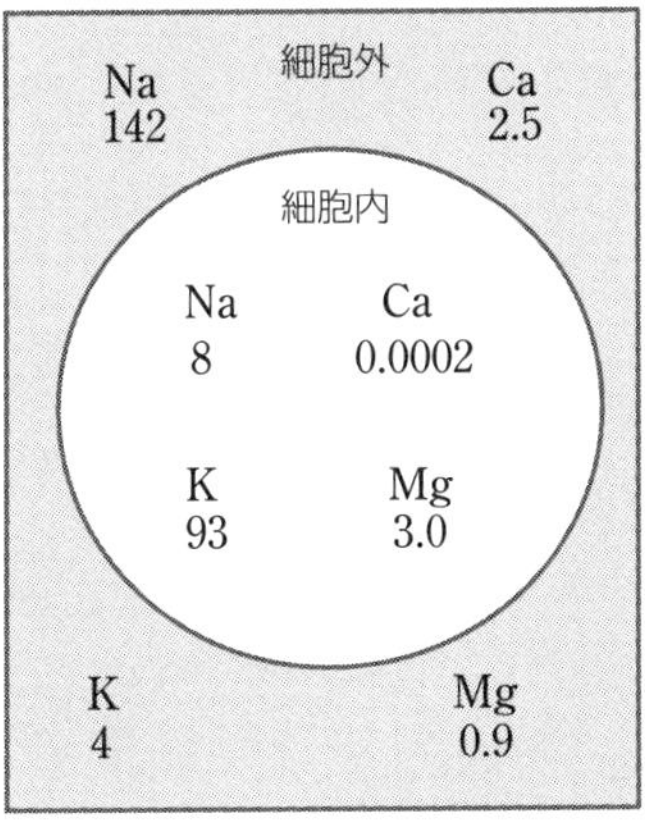

また、ナトリウムは、意外ですが全身の30％は骨に存在しています。つまり、ナトリウムの過剰摂取は骨もおかしくするのです。すなわち骨粗鬆症の原因となります。

また、ナトリウムが過剰になると、細胞の内部にあまり入ってはいけない細胞外ナトリウムが侵入し、細胞収縮→動脈硬化が起こります。

細胞外のミネラルが細胞内に侵入すると、図のように血管が収縮し、血圧が上昇したり動脈硬化を起こすわけです。それゆえ、やはり塩分の過剰摂取は問題があります。

なお、細胞外液のもうひとつのミネラルであるカルシウムでも全く同様な現象が起こります。ナトリウム以上かもしれません。降圧剤にカルシウム拮抗剤があるのはそのためです。

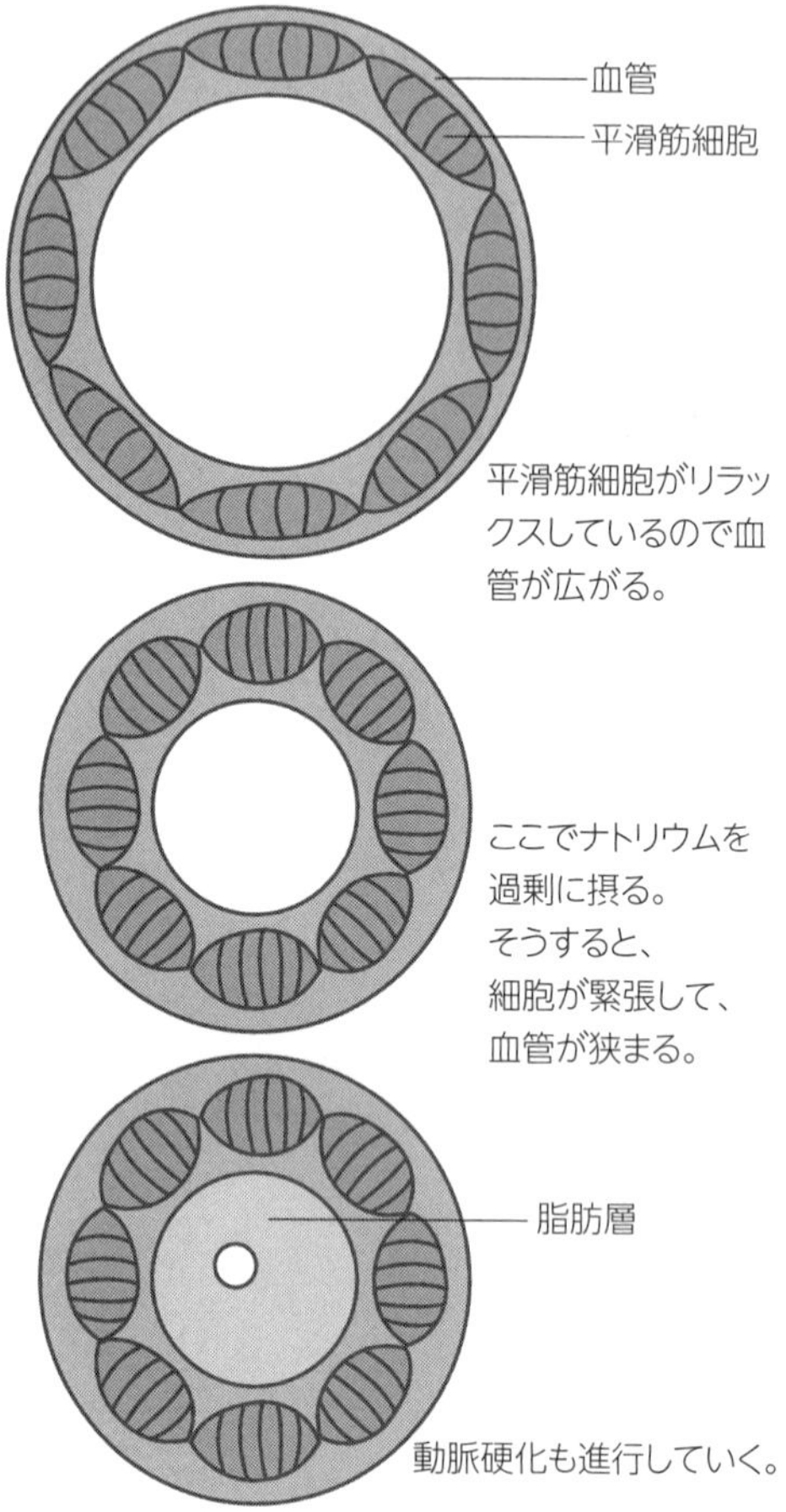
血管
平滑筋細胞
平滑筋細胞がリラックスしているので血管が広がる。
ここでナトリウムを過剰に摂る。
そうすると、
細胞が緊張して、
血管が狭まる。
脂肪層
動脈硬化も進行していく。

血管が狭まるメカニズム

⑻ ナトリウムの働き

塩分過剰＝ナトリウム過剰は病気のリスクを高めますから、塩分摂取はできるだけ少なめにしたほうがよいでしょう。その認識をしたうえで、ナトリウムの重要な働きについて述べます。

ナトリウムの体内存在率はおよそ0・14％、重さでみると、体重60kgの成人で80g程度になります。

ナトリウムの主な役割は、酸・塩基のバランス維持と緩衝作用の主要因子としての作用、その他体液浸透圧の調整、体液の異常喪失の防止であり、ナトリウムは必須のミネラルです。特に神経伝達物質として重要な役割をしているし、体温を上げたり、食欲を増しエネルギーの元になるミネラルです。

ナトリウムは通常、塩化ナトリウム（塩）や炭酸ナトリウム（重曹）として細胞外の体液に分在しています。

○細胞外の高ナトリウム（Na^{+}）と高カルシウム（Ca^{+}）

○細胞内の高カリウム（K^{+}）と高マグネシウム（Mg^{+}）

この濃度を維持し、細胞膜を通してナトリウムポンプを形成しています。

ナトリウムの神経刺激伝達に関しては、神経細胞膜を通して細胞の外にあるナトリウムイオンと内液に溶けているカリウムイオンが入れ替わり、その時、電気的変化が起こり、神経細胞の軸索を介して神経伝達が行われるのです。この神経伝達機構は、細胞外ミネラルの最良のバランスから生まれます。

⑼ 食品（梅干し、味噌、醤油、漬物）の塩分

梅干しは1～2g／個も塩があります。しかし、殺菌力や腸内細菌叢の正常化、短鎖脂肪酸の原料となるなど、食養生にとっては大変効果的な食品です。そこで、次のような対策をとって摂取するとよいでしょう。

① コップの水に、梅干し1個を入れ、30～60分浸けて塩を抜く

② 梅肉エキスを代用する（粒ならば6～9粒×3回／日）100g中の塩分は8・7mg

③ ①＋②の併用でもよい

私はファスティングは「梅干し」＋「水」をすすめています。梅干しに強い殺菌力（主として悪玉菌に対して）と同時に腸内細菌の善玉菌増加を期待するからです。ファスティング時の梅干しは2個／日程度なので、塩分は2～4g／日であり問題ない量です。しかし、通常の食生活で日に3個とか4個食すのは塩分過多になります。梅干しは毎日摂ってもよい食品ですが、塩分過多になりやすいので前記のような対策が必要になります。その点で、梅肉エキスはきわめて塩分が少ない食品です。

味噌も塩分の多い食品ですが、メラノイジンやイソフラボン（ゲニステイン）、ペプチドなどが多量に含まれており、塩分摂取のマイナス面よりもプラス面が多い。

納豆も味噌同様によい食品ですが、醤油をかけ過ぎないようにしたい。しかし、納豆と醤油は大変相性がいいので醤油をかけないのは現実的でないかもしれません。そこで、次のようにすれば塩分をかなり減らすことができます。

○納豆に黒酢をかけて混ぜる
○仕上げに醤油をほんの少しかける
普通の酢は「陰性」で体温上昇効果はありませんが、黒酢は「陽性」なので体温が上昇します。したがって、酢を使うならば黒酢のほうがはるかによいでしょう。普通の酢を飲んだ場合と黒酢を飲んだ場合の比較をサーモメーターで見ると、前者は30分後でも体温上昇はなかったけれども、後者は手足の温度がブルーからレッドに変わりました。それぐらい違うのです。

ちなみに醤油は塩分が多いので、食養生のときは減塩のものにしたほうがよいでしょう。

漬物は食物繊維が多く、生きた菌も多いので(殺菌されていない漬物の場合)、日々食べたい食品ですが、食べすぎて塩分過多にならないように注意したい。

「味噌」「醤油」「漬物」は日本人にとってソウル・フードです。この食品を食べない日はないと言っ

塩	1 cc	小さじ　1/5
醤油	5 cc	小さじ　1
減塩醤油	10 cc	小さじ　2
甘味噌	20 g	大さじ　1
辛味噌	10 g	小さじ　2
ドレッシング	60 g	大さじ　4
バター	50 g	大さじ　4
マヨネーズ	40 g	大さじ 2 +小さじ 2
ケチャップ	30 g	大さじ　2
ウスターソース	10 g	小さじ　2

※小さじ= 5 cc　大さじ= 15 cc

■食塩 1 g の目安

てもよいでしょう。味噌は、味噌汁、味噌漬け、味噌味の煮付け、味噌鍋、醤油はありとあらゆる料理の味付けに欠かせません。漬物は各家庭の冷蔵庫に必ず入っているように、これらの食品は必須です。したがって、どうしても塩分摂取過多になりやすいのです。食養生に際しては、こうしたことにも留意していく必要があります。

主な食品の食塩1gの目安を示しましたので参考にしてください。

⑽ 血圧を下げるのに最善のこと

血圧を下げる薬（降圧剤）を日々服用している人が少なくないようです。しかし、本当に血圧を下げたいのであれば、対症療法的に薬を服用することはおすすめできません。重要なことは、ナトリウム、カリウム、カルシウム、マグネシウムの4種類のミネラルのバランスをとることです。

人間の身体の体液（血漿）の組成は海水にじつによく似ています。その海水のミネラルバランスを大きく逸脱させないためにも、海水の組成の自然塩が人体に不可欠なのは当然なわけです。

塩を摂ってうまくいく方法は、マグネシウムを多く摂ることです。そうすれば、塩を摂っても血圧は上がりにくいし、その他の害も消えていきます。なぜなら、細胞内にあるマグネシウムが細胞内ナトリウムを追い出すからです。その結果動脈硬化を改善し、浮腫をとり、血圧を正常化させ、頻脈を改善するのです。

そのためには、

○第1に食事からの塩分摂取をできるだけ少なくすること。

○第2に、カルシウムとマグネシウムの摂取を心がけること――具体的には野菜や果物を多く摂取すること（自然の形のまま摂ること）。
○第3は、ビタミン、ミネラルなどの栄養素のロスを最小限にとどめる調理をすること。ひとつひとつの食品の持ち味を生かせば調味料は少なくすることができます。
○第4に食物繊維の多い食品を摂取すること。
これらを総合すると、「よい塩」や「よい発酵食品（味噌、醤油、漬物）」を摂り、トータルで塩分の摂取を少なめにしていくことです。

⑾ 私がすすめる塩

本項の最後に、私がすすめるミネラルが豊富な塩を紹介します。
①オーストラリアの天日塩に100年経っても抜けないオキソニウム水素を入れたもの：多量のミネラルと抗酸化力の効果が期待できる
②雪塩：宮古島の海水塩で、マグネシウム、マンガンなどのミネラル含有量が世界一（ギネスブックに登録）
③イヤシロソルト：ミネラルたっぷりの海水天日塩を竹の中に入れて焼いたもの
④宗谷の塩：ミネラルの多さは雪塩に次ぐ
⑤天塩
⑥海の精

⑥能登の塩、輪島の塩
⑦モンゴル岩塩
⑨シママース
⑩キ・パワーソルト
これらはいずれも市販されているものであり、まだまだ多くの「よい塩」があると思いますが、高血圧の人だけでなく、健康な人でも塩分過多にならないように気をつけたい。

3　物理化学的方法

食物養生には直接関与しませんが、病気治しにとても効果的なアプローチであり、食養家の方々も知っておいたほうがよい知識として「ホルミシス効果（微量放射線による症状改善効果）」があります。がん細胞は42℃になると死滅することがわかっています。ホルミシスで体温を上げていくとがん治療にも大きな効果を発揮するのです。

1 ホルミシスの素晴らしい効能

⑴ ホルミシス＝微量放射線とは何か

放射線は「人体に多大な害を及ぼす」などと悪く言われていますが、微量ならむしろ健康を促進することは、１９８２年アメリカで、トーマス・Ｄ・ラッキー博士によって証明されています。

1970年頃、ラッキー博士はNASA（米航空宇宙局）の要請で、宇宙線（放射線と同等）が大量に（地球上の300〜1000倍）存在する大気圏外に行って、何か月も調査して帰って来る宇宙飛行士の健康調査を行いました。「宇宙線が人間の健康をどのくらい損ねるか？」がテーマでした。

当時は、放射線は微量でも〝危険でおそろしいもの〟と考えられていたため、宇宙飛行士達もきっと健康を害しているだろうというマイナスの想定がNASAにはあったからです。

ところが、どの宇宙飛行士もみな元気になって帰ってきました。しかも健康そのものでした。もちろん、無重力空間で過ごしたことによる筋力の衰えはありましたが、ほかの検査データもすべて正常だったし、さらに言えば、後年みんな長生きであったのです。ラッキー博士はこの事実に驚いて、10年の歳月をかけて微量放射線と健康の関係を小動物を使って調査したのです。そして、1982年にとてつもない発表を行ったのです。

「**微量放射線は人間を健康にし、若返らせ、長寿にする**」

これは、具体的には次のようなことです。

○免疫機能の向上
○身体の活性化
○病気の治癒
○強い体をつくる
○若々しい体を保つ

さらに、次の効果も付け加えました。

○鎮痛効果
○抗菌効果、抗カビ効果

ラッキー博士は、この微量で健康になる範ちゅうの放射線のことを「ホルミシス」と名付けました。「ホルミ」はホルモンと同義語で、ギリシャ語で「刺激する」という意味です。

この発表は画期的なものでしたが、それまでの「微量でも放射線は危険」という定説と正反対の発表であったため、世界中は大騒ぎになりました。当初、多くの学者は誰も信じませんでした。しかし、後に日本の放射線研究の第一人者である服部禎夫氏をはじめとして多くの学者が追試実験を行った結果、ラッキー博士の発表は嘘ではなくその通りだとわかりました。

1989年には「放射線ホルミシス委員会」が発足しました。このホルミシス委員会には、世界中の学者が次々と参加しました。そして世界中で何千もの追試実験が行われ、そのどれもこれもが「微量放射線（ホルミシス）は人間を健康に導く」という内容ばかりでした。

(2) ホルミシスの効果

適量の放射線を浴びた場合、生体によい影響があるというラッキー博士らの報告が示すように、低線量の放射線すなわち低線量ホルミシス効果やその機能がクローズアップされ、治療の分野でも幅広く応用されるようになりました。

その効果や作用機序についてはまだまだ未知数だし、大量の放射線を浴びれば大きなダメージを受けるのは事実ですが、それはあまりにも強すぎるからで、ホルミシス（1万～100万マイクロシーベルトの範疇）なら、むしろ健康になることは数多くの事実が証明しています。

疫学的には、地球上で自然放射線を多く浴びる土地に住む人のほうががんにかかりにくく、寿命も長い。宇宙飛行士は地球の300倍以上の宇宙線（放射線）を浴びて何か月も宇宙空間に過ごす。しかし、彼らはみんな健康で帰ってくるし、その後も長寿だったのです。

こんなことからも低線量の放射線は体にはよいと言われてすでに久しい。低線量ホルミシスがなぜ体によい作用をするかと言えば、まず、低線量放射線には活性酸素を抑制する効果があり、しかもビタミンCやビタミンEとはケタ違いの抗酸化作用があるためです（ビタミンCの1万倍以上の抗酸化力とされる）。DNAに傷をつける活性酸素は、傷ついた細胞の複製の障害となります。細胞膜に過酸化脂質がたまってくると、細胞膜の透過性が低下し、細胞の機能が落ちて機能不全となります。ヒドロキシラジカルが出るとがんになりますが、この物質は抗酸化物質で駆逐されます。

放射線は一種のホルミチン（Hormetin）です。ホルミチンとは、有害量以下で刺激を持つ作用源のことです。ホルミシスは最適条件以下の状態にあると個体に活力と体力の増加をもたらします。

自然放射線の100万倍の放射線でも細胞はDNAを修復することが可能で、自然放射線の10万倍あっても、細胞修復やアポトーシスのメカニズムによって細胞には何の問題も起こらないという歴史的な発表がなされています（2001年、フランス）。

アトピー、喘息、リウマチなどのアレルギーや自己免疫疾患は、「免疫機能放射線のアンバランス」が原因と言われています。これらの免疫機能疾患にも低線量（ホルミシス）が有効とされています。

生活習慣病の原因は、間違った生活習慣（食生活）によって引き起こされ、活性酸素が過剰に増えて発症するものと考えられます。過剰に発生した活性酸素は、体内のコレステロールや中性脂肪を酸化させることにより過酸化脂質に変化させ、血管壁に付着し、血管をもろくしたり、塞ぐなどすることで動脈硬化や脳梗塞などの原因になります。こういった疾患についてもホルミシスは強い予防効果があるのです。

がんや難病の直接の原因は「活性酸素」です。その他のほとんどの病気もダイレクトな原因は活性酸素です。その活性酸素を除去する方法は次の３つです。

(ア)スカベンジャー物質の補給（サプリメント含む）
(イ)腸内細菌の正常化
(ウ)ホルミシス

特に(ウ)の効果は大変なもので、東北大学の坂本澄彦教授は自分の大腸がんリンパ節転移を、自身を何度もホルミシスを浴びせることで完治させたほどです。

このほかにもさまざまな実例が出ています。私のクリニックでもホルミシス装置による末期がんの完治例はたくさんあり、その効果は私自身確認しています。ホルミシスの効果は次の３つであることがわかってきました。

(ア)抗酸化力
(イ)ＨＳＰ効果
(ウ)デトックス

(ア)の「抗酸化力」は前述の通りです。すごい抗酸化力を発揮し、万病の元である活性酸素の除去におおいに貢献します。その抗酸化力は、ビタミンCのなんと1万倍以上です。
(イ)の「HSP」とは「ヒート・ショック・プロテイン」のことで、人間は体温が37・5度以上になって破壊されたタンパク質を修復するのがHSPです。人間は体温が低めだとがん細胞は増殖しやすくなります。特に35度にも低下すると最悪です。それゆえ36・5度に保っているのですが、治療としては37・5度以上にしたい。

そこで使うのがホルミシス付きサウナです。このサウナに入ると体温が速やかに上昇します。その結果HSPが多く出て、壊れたタンパク質を修復するのです。その時がん細胞の提示抗原となり、NK細胞が強烈に出て、がん細胞などをやっつけるのです。
(ウ)の「デトックス」は、β線とγ線が体に当たり1mを通過することにより、アルミニウムやヒ素、水銀、カドミウムといった重金属が汗となって出ることによります。

(3) ホルミシスを病気治療に役立てる

こうしたホルミシスの効果が事実ならば、病気治療に役立てるのは当然です。

そこで私は、ホルミシス効果が期待できる「ホルミシス・サウナ」の開発に着手しました。いわゆる普通のサウナで出る汗はほとんどが「塩」と「水」です。その理由はα線しか出ず3ミリしか入らないためです。ところがホルミシス・サウナは、1m以上も通過するのです。β線γ線が多く出ているため、重金属（カドミウム、ヒ素、鉛、ニッケル、アルミニウム、その他）も汗となって排出されます。つまり、ホルミシス・サウナは重金属や化学物質のデトックスに最適なのです。

2 重曹のキレート作用

『重曹生活のススメ』(岩尾明子著、飛鳥新社)などによって、世の中にかなり重曹の利活用が広まりました。昔は「ふくらし粉」として重曹はよく使われていましたが、それがどういうものか、いつの間にか忘れられてしまいました。岩尾さんはアメリカの家庭での活用のされ方、生活の必需品であることを紹介しました。

重曹＝炭酸水素ナトリウムです。食品添加物としてのベーキングパウダーのほか、掃除用の洗剤や入浴剤、医薬品としては胃薬(胃酸過多用)としても利用されるなど、多方面で利活用されています。

この重曹がすごい作用を持つ物質であることがわかってきました。その作用とは、重曹が農薬その他重金属や油とくっつく「キレート作用」です。塩の30倍以上のキレート力があるとのことです。このすごい力を食養生や毎日の生活に活用してみましょう。その例を以下に挙げます。

〔野菜などの洗浄〕

○ボールに水を入れ、重曹を小さじ1～2入れる

○果物や生野菜につけると残留農薬を軽減できる

○重曹水に25～45分浸けておき、その後水洗いする

〔重曹下半身浴（腰湯）〕

○入浴方法

・上半身たくさん着る　シャツ3枚、ポロシャツ1枚、ウィンドブレーカー1枚

・へそから下、下半身を湯につける

・下半身浴の後、水を入れ37～39度に湯を薄めて入浴する

○効能

・発汗による循環改善

・内臓強化

・気の流れ改善

３水について

今から約35億年前「生命」は水たまりの中で初めて誕生したと言われています。地球上に水が存在したことで偶然に生命が宿ったのです。生命の宿ったこの地球はまさに水の惑星であり「この世は霊と水の国」と言われるようになりました。地球よりわずかに太陽に近い金星は、地表温度は470℃もあり、水分はすべて蒸発してしまい水はほとんど存在しません。また、火星はわずかばかり地球より太陽からの距離が遠いため、地表温度はマイナス60℃の氷の世界です。地球は奇跡的に水が存在できる条件を備えた星でした。

人間の体を見ると、いかに水っぽいかがわかります。全身のうち約70％は水ですが、細胞１個を見ると85％は水であり、これが84％になったら脱水症になり、下手をすると死んでしまいます。

空気（酸素）がなくなると人間は３分以内に死にます。水がなくなると３〜６日で死にます。水は酸素と並んで、生命維持に絶対的に必須の物質なのです。

〔水の体内での作用〕

○物質の運搬

○酵素と栄養素の運搬

○体内のpHの中性化
○電解質と体液の調整
○エネルギー向上
○消化の活性化
○代謝の活性化促進化
○解毒
○排泄の促進
○細胞間の連絡
○全身の機能維持

(1) どんな水が体によいか

このように多種多様な働きをする水ですが、では人間が飲んだり使ったりするうえでどのような水がよいのかは意外にわかっていません。

一般的にはやはり水道水をろ過した水が最も飲まれていますが、水道水はあまり飲みたくない水です。水道水に問題があるのは、塩素を前処理と後処理の2回にわたって入れているからです。塩素が入ることによりとんでもないことが起こります。まず、がんの原因と言われるトリハロメタンが作られる可能性が出てくること。そして、塩素(Cl)がH_2Oと反応し、次亜塩素酸(強力な殺菌剤)と塩酸に分かれるため、強烈に酸化されます。トリハロメタンは相当な毒物です。

ならば塩素を入れなければよいのではと思うかもしれませんが、そうはいきません。なぜなら、塩素を入れないとバイ菌・悪しき菌やウイルスが野放しになる可能性が高くなるからです。こういった理由から、塩素の使用は仕方ないとは言えますが、よいわけでは決してないのです。

そこで求められるのは、水道水の「ろ過装置」となります。家庭で取りつけられるろ過装置はさまざまな物が販売されていますが、質のよいろ過装置を選ばなくてはなりません。そのろ過装置に求められるよい質の水は次のようなものです。

〔質のよい水の条件〕

○においがしない
○無色透明
○病原菌やプランクトン、その他有害物が検出されない
○塩素、トリハロメタンが発生しない
○pHは弱アルカリ性（7・5〜8・5間）
○溶存酸素は多いほうが好ましい
○クラスター（水の分子）は小さいほうがよい
○ミネラルは微量でもあったほうがよい
○体内で酵素活性力が強いこと

水は水素原子2個・酸素原子1個からなる分子量18の単純な物質ですが、アルコールやアセトンなど他の液体に比して非常に特異的な性質を持っています。そして、けっしてH_2Oだけではこの

世には存在しないのです。それゆえ、体によい水は先に列挙した条件が必要となるのです。しかし、クラスターが小さいといってもそれを計る装置がいまだに存在せず、その意味からも、よい水を求めた「ろ過装置」がどんなものがよいかは難しいところです。

いっそのこと H_2O だけの純粋な水がよいのではという人もいますが、何でもろ過してしまい H_2O だけにする目的の水も存在します。逆浸透膜を使ったろ過装置はこういった水の代表です。しかし、このような H_2O だけのいわゆる「純水」は、水本来の目的はほとんど果たせなくなる水です。確かに不純物はないし塩素も存在しない。つまり毒物の一切抜けた水ではありますが、ただそれだけであり、水の本来の機能はほとんど発揮しないのです。

(2) よい水の効果

よい水は、体内に入りマイナスイオンにチャージされやすい特徴を持っています。その意味は、体の中にある細胞や組織の中の潜在酵素の活性化ができるということです。

病気の大元の原因のひとつは、「赤血球のルローによる組織の活性酵素の存在」です。ルローを形成するかしないかは酵素の活性化に尽きますが、それを左右する因子こそ「マイナスイオン化したよい水」なのです。H_2O だけの純水ではこれができません。

〔飲まないほうがよいろ過水〕

それでは、どんなろ過水がよいか、どんなものがよくないか、私なりの見解を述べておきます。

(ア)「アルカリイオン水」またはいわゆる「還元水」

「アルカリ」は陰イオンの塊で「酸」は陽イオンだけ。つまり、この水は陰イオンを飲ませるものので、問題は、この水はpHが強アルカリ性なことです。この水を長く飲むと胃酸はどんどん薄まり、消化がきわめて悪くなるし、下手をすると胃潰瘍にもなりかねません。水はあまりアルカリ性が強すぎてはいけない。

(イ) 完全なろ過水（逆浸透膜水）

いわゆる「純水」という水でH_2Oだけにした水。これは先にも記した通り問題があり過ぎます。ミネラルと酸素をあまり含まず、クラスターも大きいため、水本来の作用はなされにくい。ただし、短期間使用ならば問題はありません。例えば宇宙飛行士が飲む場合はこの水を使いますが、これはやむを得ません。

(ウ) ろ過が不十分な水

塩素や汚いものがきちんとろ過されていないようでは話になりません。毒が混入しかねないからです。

(エ) 溶存酸素の少ない水（湯冷まし他）

溶存酸素は水を美味しくするばかりでなく、血中で酸素運搬をスムーズにし、組織を活性化します。細胞に浸透するためには血中をマイナスイオン化し、それが流れなくてはなりません。そのためには微量ミネラルと溶存酸素が必要です。湯冷ましばかりを飲んでいると、体は酸化しやすくなり、老化しやすい。

〔望ましいろ過水〕

私が理想と考えている水は先に列記した条件にかなった水です。「還元水」なるものも多く出ていますが、pHが10以上と大変アルカリ性が強いので、私は病気治療の食養生では採用しません。

また、9項目の条件を満たしているろ過装置はいくつかは出ていますが、私が推薦するろ過装置は、やはり「πウォーターシステム」の水です。π化した水は9項目のすべての条件を満たしているからです。

πウォーターというのは、1964年に名古屋大学農学部の五島善秋教授、山下昭治博士が植物の研究に取り組むなかで発見したものです。花芽分化の際に重要な働きをするのが植物自体に存在する水であることを突き止め、この生体水に限りなく近い水を「πウォーター」と名付けました。

このπウォーターは二価三価鉄塩から誘導されることがわかっていますが、これを活用して人工的にπウォーターを生成することができるのです。

あとがき

「食養生で病気治し」というと、なんとなく「慢性病」で「長期間の治療」というイメージがあります。ましてやステージ4などの末期がんや転移がんには「適切な治療法ではない」「効果は限定的」と思われるかもしれません。

しかし、現実は、食養生による病気治しは、短期間に効果が顕在して出てくるし、その効果も非常に高いのです。しかも、副作用もなく、完治へと向かっている場合が少なくありません。

日本は現在「病気大国」「医療大国」と言ってよい状況です。国民医療費は42兆円、国民1人当たり33万円もかかっています。さらに介護費は10兆円に上っています。ある製薬会社が開発した抗がん剤が患者1人に年間3200万円もかかることから、このままでは健康保険財政が大きく悪化すると、厚生労働省はそれを半額にしてもらったりしました。

わが国は国民皆健康保険制度のおかげで、誰でも3割の負担で医療を受けられます。高額医療になるとさらに1割程度の負担ですみます。これは大変よい制度だとは思うのですが、この制度は医療を提供する側（医療機関、製薬会社、保険調剤薬局）にとっては〝とてもオイシイ市場〟なのです。常時7割引きのセールが可能な市場ですから、日本だけでなく、世界中の製薬会社がこの市場を狙っています。だから、捏造した試験データで血圧降下剤を売りまくった外資の製薬会社のような会社はこれからも出てくるでしょう。

医療はますます高度化し（本当かどうか疑わしいが）、ますます高額化していきます。高齢化はさらに進展していきますから、このままではわが国は「医療費で滅んで山河有り」になってしまうかもしれません。

食物養生法は、副作用なく人にやさしく、著効があり、完治へと向かい、そしてローコストです。食物養生法を、国も医療機関も人々も積極的に活用していくことが今の時代に何よりも必要なことだと確信しています。

私は薬を使わずに病気の治療を始めて30年近く経ちます。特に東京に出てから（２０００年）の17年間はそれまで使ってきた漢方薬すら使っていません。そして、食養生による医療の効果は本当に瞠目に値します。末期のがんでも治っているのです。

私の治療法は、次の目標を持って行います。

○原因（悪い食物と生活習慣の悪さ）の排除
○腸の中を徹底的に正常化する方法の指導
○活性酸素をことごとく退治するサプリメントの使用
○体温を高めるためのいろいろな方法（特にホルミシス温熱）
○活性酸素を除去できる（細胞のサビを取る）機器の使用（ホルミシス岩盤浴機器、特殊な音響機器等）

○ストレスの解消に向けてのいろいろな方法

この6つの方法をミックスして治療すると、病気の治りは非常によくなります。致死的な病気でなければほぼ100%、たとえ末期がんですら改善するケースが多いから驚きです。がんの全身転移さえも治った例がいくつもあります。ファスティングと食養指導、よいサプリメントの使用が中心ですが、私しかできない神秘的なものでなく、科学的・理論的に証明できるやり方でもありますから、これらの症例は奇跡ではないのです。

もちろん、がんの末期では治らない場合があるのも事実です。しかし、治らなくても抗がん剤漬け治療の何倍も延命するし、QOL（クオリティ・オブ・ライフ）は驚くほど高まります。つまり、寝たきりにならずに生き生きと日常生活を過ごすことができ、かつ延命するので、患者さんや家族にとっては理想の治療生活となるのです。

ところが、薬（西洋薬）を使うと一時的によくなってもすぐに悪化し、寝たきりになることが多いのです。それでも続けていくと、今度は余病（新しい病気）が出てきたり、強烈な副作用にやられたり、短命に終わることが多いので、私は絶対にこの治療法を使いません。

「医療の進歩」と「病気の増大」という矛盾する現代社会の摩訶不思議な状況をみれば、近代医療の限界いや誤謬は明らかです。まずこれを正し、西洋医療でできること、効果のあることをはっきりさせると同時に、原因と結果の大原則に基づき、病気の原因とその根本治療法の追究こそが求められており、その中心になるのは「食養生」なのです。

1998年に私は『新食物養生法』（第三書館）を出版し、2002年に改訂して『現代版食物養生法』（評言社）を出版しました。「新」と「現代」の違いは感覚的に30～40％ぐらいでしょうか。

今回の『食物養生大全』は、改訂というよりは全面書き直しであり、前著2冊の80％以上内容を新たにして、多くのことを加筆しました。その理由は、世界の栄養学を学んできて、どうしても書き加えたい衝動にかられたからです。今回の出版にあたり、私はひとつの方針を立てて執筆しました。本書に追加することは多少あったとしても書き直すことはないほどに情報の精度を高め、長く読まれる本にしたいということです。「大全」の書名に恥じないものであると確信している次第です。

著　者

《参考文献》

『あなたの「からだ」は訴えている』山田豊文（総合法令出版）
『アメリカはなぜ「ガン」が減少したか』森山晃嗣（現代書林）
『医者を見限る勇気』ヴァーノン・コールマン（神宮館）
『「体を温める」と病気は必ず治る』石原結實（三笠書房）
『体が生まれ変わるケトン体食事法』白澤卓二（三笠書房）
『体の冷えを取るとなぜ病気が治るのか』石原結實（文化創作出版）
『血管・血流は若返る！』板倉弘重（メディア・パル）
『原本西式健康読本』西勝造（農文協）
『子どもたちの子どもたちの子どもたちへ』須永晃仁（博進堂）
『子どもたちは何を食べればいいのか』松田麻美子（グスコー出版）
『こんな野菜が血栓をふせぐ』山口了三、並木和子、五十嵐紀子（講談社）
『自然食ニュース』2003年1月号、2014年8･9月号（自然食ニュース社）
『常識破りの健康革命』松田麻美子（グスコー出版）
『食養手当て法』鈴木英鷹（清風堂）
『食養療法』長岡由憲（PHP研究所）
『白澤卓二式100歳まで元気でボケない生き方』白澤卓二（宝島社）
『図解・豊かさの栄養学』丸元淑生（新潮文庫）
『人体のしくみ』鶴見隆史監修（ぶんか社）
『スンナリわかる脂肪の本』丸元康生（主婦と生活）
『生物と無生物のあいだ』福岡伸一（講談社新書）
『正食と人体』一倉定（致知出版社）
『タネをまく縄文人』小畑弘己（吉川弘文館）
『大往生できる生き方できない生き方』安保徹（PHP研究所）
『チャイナ・スタディー』T・コリン・キャンベル、トーマスM・キャンベル著、松田麻美子訳（グスコー出版）
『腸内革命』森下芳行（ごま書房）
『腸内フローラ10の真実』NHKスペシャル取材班（主婦と生活社）
『腸の力であなたは変わる』ディビッド･パールマター著､白澤卓二訳（三笠書房）
『何を食べるべきか』丸元淑生（講談社文庫）
『日本の食革命家たち』太田龍（柴田書店）
『乳酸菌革命』金鋒（評言社）
『100歳まで病気にならないスーパー免疫力』ジョエル・ファーマン著、白澤卓二訳（日本文芸社）

『フィット・フォー・ライフ』ハーヴィー・ダイアモンド／マリリン・ダイアモンド著、松田麻美子訳（グスコー出版）
『放射線ホルミシスの話』藤野薫（せせらぎ出版）
『間違った油のとり方』奥山治美（自然食ニュース 320 号　自然食ニュース社）
『無双原理・易』桜沢如一（日本 CI 協会）
『ライフスタイル革命』ハーヴィー・ダイアモンド／マリリン・ダイアモンド著、松田麻美子訳（キングベアー出版）
『わかりやすい栄養学』吉田勉編（三共出版）
『わが輩は酵素である』藤本大三郎（講談社）
『Colon Health』Norman W. Walker, Ph.D.
『Digestive Enzymes』Rite Elkins, M.H.
『Enrmes Enzyme Therapy』Dr. Anthony j. Cichoke
『Enzyme Nutrition』Edward Howell, M.D.（Avery）
『Enzyme Therapy Basics』W. Dittmar, M.D.
『Fasting and Eating for Health』Joel Fuhrman（St. Martin's Griffin）
『Food enzymes for Health & Longevity』Edward Howell M.D.
『Menopause Without Medicine』Linda Ojeda, Ph.D.
『Oral Enzymes: facts & Concept』M. Mamadou, Ph.D.
『The Enzyme Cure』Lita Lee, Ph.D.
『The healing Power of Enzymes』DicQie Fuller, Ph.D.
『The Karluk's Last Voyage』Robert A. Bartlett
『The LOW-CARB FRAUD』T. Colin Campbell, Ph.D.（BENBELLA BOOKS）
『Tissue Clensing Through Bowel Management』Dr. Beanard Jensen
『Transformation Professional Protocols』Dr. Dique Fulle
『Updated Articlesof National Enzyme company』Dr. Rohit Medheekar
※和書五十音順、洋書アルファベット順

《著者略歴》
鶴見 隆史（Dr. Takafumi Tsurumi）
医療法人社団森愛会 鶴見クリニック理事長
1948年石川県生まれ。金沢医科大学医学部卒業後、浜松医科大学にて研修勤務。東洋医学、鍼灸、筋診断法、食養生などを研究。西洋医学と東洋医学を融合させた医療を実践。米ヒューストンでディッキー・ヒューラ博士などから酵素栄養学を学ぶ。
病気の大きな原因は「食生活」にあるとして、酵素栄養学に基づくファスティングや機能性食品をミックスさせた独自の医療で、がんや難病・慢性病の治療に取り組み、多くの患者の命を救う。
著書『酵素が免疫力を上げる！』(永岡書店)、『スーパー酵素医療』(グスコー出版)、『酵素の謎』(祥伝社)、『酵素がつくる腸免疫力』(大和書房)、『黒バナナ健康法』『朝だけ断食で9割の不調が消える』(アスコム)、『糖尿病、高血圧、肥満はこれで撃退』(悠光社)、『世界の医師が注目する最高の食養生』(小社刊) ほか多数。

食物養生大全

2017年 5月25日 初版 第1刷 発行
2018年11月15日 第2刷 発行

著 者 鶴見 隆史
発行者 安田 喜根
発行所 株式会社 評言社
東京都千代田区神田小川町2-3-13 M&Cビル3F(〒101-0052)
TEL. 03-5280-2550(代表) FAX. 03-5280-2560
http://www.hyogensha.co.jp
印刷 中央精版印刷㈱

ISBN978-4-8282-0587-8 C0077
定価はカバーに表示してあります。
落丁本・乱丁本の場合はお取り替えいたします。